Wissenschaftliche Taschenbücher WTB

Biologie

Rainer Sinz

Chrono-psychophysiologie

Chronobiologie und Chronomedizin

THEORIA CUM PRAXI

Akademie-Verlag · Berlin

DIETER LEUSCHNER
Grundbegriffe der Thermodynamik

V. S. LETOCHOW
Laserspektroskopie

DIERCK-EKKEHARD LIEBSCHER
Relativitätstheorie mit Zirkel und Lineal

WOLFGANG MEILING
Digitalrechner in der elektronischen Meßtechnik
Teil 1: Meßmethodik
Teil 2: Gerätetechnik und Anwendungen

L. I. MIROSCHNITSCHENKO
Kosmische Strahlung im interplanetaren Raum

PETER PAUFLER
GUSTAV E. R. SCHULZE
Physikalische Grundlagen mechanischer Festkörpereigenschaften
Teil I und II

ULRICH RÖSEBERG
Quantenmechanik und Philosophie

ALBRECHT ROST
Messung dielektrischer Stoffeigenschaften

J. V. SAČKOV
Wahrscheinlichkeit und Struktur

WOLFGANG SCHÄFER
Theoretische Grundlagen der Stabilität technischer Systeme

VOLKMAR SCHURICHT
Kernexplosionen für friedliche Zwecke

NORBERT SIEBER
HANS-PETER LEIDHOLD
Einführung in die Datenverarbeitung

HUBERTUS STOLZ
Supraleitung

GERHARD WUNSCH
Zellulare Systeme

Festkörperphysik
Entwicklungstendenzen und Anwendungsmöglichkeiten

Die Schöpfer der physikalischen Optik
Eine Artikelsammlung

HANS-GEORG SCHÖPF
Von Kirchhoff bis Planck

HORST MELCHER
Albert Einstein wider Vorurteile und Denkgewohnheiten

RENATE WAHSNER
Mensch und Kosmos
Die copernicanische Wende

HELMUT FRIEMEL / JOSEF BROCK
Grundlagen der Immunologie

EBERHARD HOFMANN
Funktionelle Biochemie des Menschen
Band 1 und 2

LOTHAR JÄGER
Grundlagen der Klinischen Immunologie

KARLHEINZ LOHS
DIETER MARTINETZ
Entgiftung — Mittel, Methoden und Probleme

JOACHIM NITSCHMANN
Entwicklung bei Mensch und Tier

STEPHAN SCHNITZLER
Pharmakologische Aspekte von Immunreaktionen

DIETER SPAAR
HELMUT KLEINHEMPEL
HANS JOACHIM MÜLLER
KLAUS NAUMANN
Bakteriosen der Kulturpflanzen

EBERHARD TEUSCHER
Pharmakognosie
Teil I–III

MICHAEL THEILE
SIEGFRIED SCHERNECK
Zellgenetik

HEINRICH BREMER
KLAUS-PETER WENDLANDT
Heterogene Katalyse

PETER BIRNER
HANS-JÖRG HOFMANN
CORNELIUS WEISS
MO-theoretische Methoden in der organischen Chemie

WERNER DÖPKE
Dynamische Aspekte der Stereochemie organischer Verbindungen

GÜNTHER EPPERT
Einführung in die Schnelle Flüssigchromatographie

GERHARD GEISELER / HEINZ SEIDEL
Die Wasserstoffbrückenbindung

FALKO H. HERRMANN
MARTINA CH. HERRMANN
Das Hämoglobin des Menschen

HELMUT HRAPIA
Einführung in die Chromatographie

HANS LUPPA
Grundlagen der Histochemie
Teil I und II

DIETER ONKEN
Antibiotika – Chemie und Anwendung

BURKART PHILIPP
GERHARD REINISCH
Grundlagen der makromolekularen Chemie

HORST REMANE / RAINER HERZSCHUH
Massenspektrometrie in der organischen Chemie

Vorschau auf die nächsten Bände:

HORST-HEINO VON BORZESZKOWSKI
RENATE WAHSNER
Newton und Voltaire
Zur Begründung und Interpretation der klassischen Mechanik

GOTTFRIED FRITZSCHE
Entwurf aktiver Analogsysteme
Netzwerke III

CLAUS HAMANN / JOACHIM HEIM
HUBERT BURGHARDT
Organische Leiter, Halbleiter und Photoleiter

WOLFGANG A. KNORRE
Pharmakokinetik
Theoretische Grundlagen und praktische Anwendungen

HASSO MEINERT
Fluorchemie

DIETER MICHEL
Grundlagen und Methoden der kernmagnetischen Resonanz

GERNOT NEUGEBAUER
Relativistische Thermodynamik

VOLKER NOLLAU
Semi-Markovsche Prozesse

JOACHIM SCHUPPAN
Theorie und Meßmethoden der Konduktometrie

JOACHIM SCHUPPAN
Anwendungen der Konduktometrie

VOLKMAR SCHURICHT
Fusionsreaktoren und Umwelt

KURT SCHWABE
pH-Messung

WTB

BAND 217

Rainer Sinz

Chronopsychophysiologie

Chronobiologie und Chronomedizin

Mit 87 Abbildungen und 5 Tabellen

AKADEMIE-VERLAG · BERLIN

Reihe BIOLOGIE

Herausgeber:

Prof. Dr. H. Bochow, Berlin
Prof. Dr. H. Böhme, Gatersleben
Prof. Dr. H. Borriss, Greifswald
Prof. Dr. E. Hofmann, Leipzig
Prof. Dr. J. O. Hüsing, Rerik
Prof. Dr. U. Taubeneck, Jena

Verantwortlicher Herausgeber dieses Bandes:

Prof. Dr. J. O. Hüsing

Verfasser:

Dozent Dr. Dr. Rainer Sinz

Berlin

1980
Erschienen im Akademie-Verlag,
DDR-1080 Berlin, Leipziger Str. 3—4
Lektor: Karl Abel

Lizenznummer: 202 · 100/562/80
Gesamtherstellung: VEB Druckhaus „Maxim Gorki“,
7400 Altenburg
Bestellnummer: 762 404 8 (7217) · LSV 1394
Printed in GDR
DDR 16,— M

Denn — wie unzugänglich für menschliche Logik die Beziehung psychischer Vorgänge zu physiologischen im ZNS immer sein mag — die Aufdeckung funktioneller Parallelen auf beiden Seiten wird in jedem künftigen Deutungsversuch (von naturwissenschaftlicher Seite her) eine wesentliche Rolle spielen müssen.

E. v. HOLST

Die gegenwärtige rasche Entwicklung der Chronobiologie könnte es ermöglichen, Funktionsstörungen des menschlichen Organismus zu identifizieren.

Diese Forschungen sind für die Biologie und Medizin sehr bedeutsam, insbesondere für die Prophylaxe von neuropsychischen und kardiovaskulären Krankheiten.

A. D. SLONIM

Vorwort

Warum ein neues Buch?

Ob wir uns dessen bewußt sind oder nicht, Rhythmik beherrscht unser Leben. Atmen, Laufen, Schlafen, Essen verläuft nach zeitlichen Regularitäten. Im Schlaf-Wach-Verhalten, in periodischen Schwankungen der Körpertemperatur, der Aufmerksamkeit usw. repräsentieren sich Zyklen, die mit Oszillationen des Zellstoffwechsels übereinstimmen. Wie wenig wissen wir von unserem eigenen Wandel, von den Zyklen, die zwischen Geburt und Tod die Dynamik unseres Lebens bestimmen? Keiner ist nach Wochen noch derselbe. Wir entstehen und vergehen nach festgefügtem Produktionsplan, dessen zeitliche Abstimmung mancher Ökonom bewundern dürfte.

Als ständiger Substanzstrom wandeln wir uns und bleiben doch die gleichen, auch wenn kein Baustein mehr derselbe ist. Die Zeitordnung ist mehr als ein formgebendes Skelett.

Zweifellos, ohne Skelettstruktur wären wir ein Häufchen Unglück, aber ohne Zeitstruktur gäbe es weder ein geordnetes Nacheinander noch Nebeneinander, ja es gäbe nicht einmal geordnete räumliche Strukturen und statt der ständig uns erneuernden Zellteilungen mit aufeinander abgestimmten Prozeßschritten bestünde ein einziges metabolisches Durcheinander. Ohne zeitlichen Fahrplan der Funktionsabläufe müßten wir an der nicht abgeatmeten Kohlensäure ersticken, die Nahrung würde uns eher vergiften und verstopfen, da die Enzyme von Leber und Niere nicht zeitgerecht in Funktion träten und die Magen-Darm-Peristaltik wäre eine unkoordinierte Bewegung ohne Transportwirkung. Das Herz würde sich anstrengen, ohne das Blut in Kreisbewegung zu halten und das Gehirn wäre nicht mehr als eine amorphe Masse, weder zur Koordination noch zur Produktion eines Gedankens befähigt. Es wäre — letztendlich — das vollendete Chaos, der im Sinne des II. Hauptsatzes der Thermodynamik wahrscheinlichste Zustand.

Daß es aber nicht so ist und ein im Sinne der klassischen Thermodynamik höchst unwahrscheinlicher dynamischer Lebensprozeß aufrechterhalten wird, verdanken wir der Evolution dissipativer Strukturen. Was es damit auf sich hat, behandeln wir im Mittelteil des Buches. Hier erkennen wir, daß der Lebensprozeß unter bestimmten Voraussetzungen durchaus nicht unwahrscheinlich ist.

Die Annahme der Pioniere der Chronobiologie, daß die Biorhythmik eine Grundeigenschaft des Lebens darstelle, kann in unseren Tagen erstmals mit einer, gegenüber der klassischen, erweiterten Thermodynamik irreversibler Prozesse in Einklang gebracht werden. Diese so vieles vereinfachende und erklärende Erkenntnis der Oszillationen als Ursache und Wirkung von Lebensprozessen ermunterte uns zur Abfassung dieses Buches, das mehr beabsichtigt als eine Phänomenologie des Biorhythmus.

Hauptanliegen der Chronopsychophysiologie

Jahrmillionen befand sich der Mensch in Übereinstimmung mit der Natur und ihren kosmischen Zyklen, die aus den Relativbewegungen von Sonne, Mond und Erde resultieren. Wie bei anderen Organismen sind die seit Jahrmillionen auf der Erde herrschenden geophysikalischen Periodizitäten im Evolutionsprozeß in den Erbanlagen abgebildet, so daß sie im individuellen Reifungsprozeß in den organismischen Funktionen manifestiert und durch Umweltperiodizitäten synchronisiert werden.

„Diese Zeitspanne von vierundzwanzig Stunden, die entsteht durch die regelmäßige Drehung der Erde, an der alle ihre Bewohner teilhaben, tritt im Körperhaushalt des Menschen besonders deutlich zutage ... Sie ist gewissermaßen die Einheit unserer natürlichen Chronologie", schreibt Ch. W. Hufeland im Jahre 1798.

Für die in den Erbanlagen programmierte und über den Stoffwechsel realisierte Circa-24-Stunden-Periodik hat F. Halberg 1954, entsprechend dem lateinischen meridianus (mittägig, nach der Südseite liegend), wortschöpferisch aus circa (ungefähr) und dies (Tag) „circadianus" gebildet und unter Deletion des Suffixes -us wie bei „meridian" den Begriff „circadian" in den Sprachgebrauch eingeführt. Analog entstanden die chronobiologischen Termini ultra-, infradian, circannual usw. (vgl. Tabelle 1, S. 149). Für die äußeren Synchronisatoren führte J. Aschoff 1951 den Begriff „Zeitgeber" ein.

Der Mensch gerät nun durch Begleiterscheinungen moderner Technik in die nicht unbedenkliche Situation, die geordnete Folge natürlicher Synchronisatoren durch eine Reihe widernatürlicher Stressoren zu ersetzen.

Denken wir nur daran, daß wir heute mit Schallgeschwindigkeiten die Ortszeit verschieben, ohne daß die Rück- oder Vorstellung der inneren Uhr Schritt halten kann, so daß die Zeitgeber und internen Rhythmen dissoziieren.

Fernsehen, Kino, Theater, Parties usw. legen die Wach- und Schlafphasen willkürlich in variable Phasen des natürlichen Tag-Nacht-Rhythmus bei veränderlicher Schlafdauer. Wirtschaftliche Zielstellungen, die Ausnutzung kostspieliger Produktionskapazitäten und der Wunsch nach Annehmlichkeiten verlangen andererseits, daß ein beachtlicher Prozentsatz aller Werktätigen im Schichtsystem arbeiten muß. Die damit verbundene Verschiebung der Aktivitätsrhythmik stört nicht nur die zeitliche Mensch-Umwelt-Abstimmung, sondern auch die Zeitordnung innerer Funktionsabläufe. Beispielsweise laufen in einem normalen 8-Stunden-Schlaf fünf sogenannte Aktivschlafphasen ab. Wenn der Schlaf-Wach-Zyklus jedoch von den an die Erddrehung gekoppelten geophysikalischen Periodizitäten dissoziiert bzw. der Schlafanteil reduziert wird, ist auch die 90-Minuten-Ultradianrhythmik des Aktivschlafes gestört, was zu einer Minderung von kognitiven und Gedächtnisleistungen führt.

Die Beeinflussung durch unphysiologische soziale Zeitgeber, wie Lärm, Arbeitsstreß, unregelmäßige Nahrungsaufnahme usw., sind weitere Ursachen interner Koordinationsstörungen.

Nun kann keiner das Rad der Geschichte zurückdrehen, und es wird auch keiner auf die Vorteile der Zivilisation verzichten wollen. Wir aber können und müssen die Ursachen und Funktionen der Zeitstrukturen verstehen und ihre Normalisierung gewährleisten. Wir sollten nicht nur die Technik und Umwelt, wir müssen uns selbst und unser gestörtes Verhältnis zu beiden in den Griff bekommen. Das ist eine Herausforderung an die Biowissenschaften einschließlich der Chronopsychophysiologie. Gerade der recht komplizierte Terminus „Chronopsychophysiologie“ bringt das interdisziplinäre

Anliegen zum Ausdruck: Ableitung von Gesetzmäßigkeiten über zeitliche Merkmale hirnphysiologischer Funktionen und ihre Nutzung zur Optimierung von geistigen und Verhaltensleistungen. Zwei Forschungsrichtungen schließt die interdisziplinäre Chronopsychophysiologie ein, die Grundlagenforschung in Form der Chronobiologie und Psychophysiologie und die angewandte Forschung in Form der Chronoarbeitspsychophysiologie, der Chronohygiene, der Chronosoziologie bis hin zu Aspekten der Chronomedizin.

Diese Forschungen über die Zeitdimension des Menschen sind um so wichtiger, als es ein Irrtum ist zu glauben, daß der Mensch endlos anpassungsfähig wäre. Die Grenzen unserer Anpassungsfähigkeit sind erblich festgelegt und verändern sich in einigen tausend Jahren kaum. Wir brauchen uns keine Vorwürfe zu machen, wenn wir Tempo, Lärm und Gedränge städtischen Lebens nicht verkraften. Die Grenzen unserer Anpassungsfähigkeit sind zum Teil erreicht und überschritten. Die gesellschaftspolitischen Konsequenzen hieraus abzuleiten und weitsichtig in die Gestaltung unseres gesellschaftlichen Lebens umzusetzen liegt im Verantwortungsbereich höchster staatlicher Organe. Die Chronopsychophysiologie kann nur dazu beitragen, die Gesetzmäßigkeiten und sozialen Bedingungen normaler organismischer Zeitstrukturen zu beschreiben und pathologische Entgleisungen (bei kardiovaskulären, neurotischen Störungen usw.) aufzuzeigen. Die Zeitstruktur des Menschen als Voraussetzung geordneten Stoffwechsels und geistiger Prozesse und in ihrer Bedeutung für Wohlbefinden und Gesundheit sind daher Hauptanliegen der Chronopsychophysiologie. Im Mittelpunkt des Buches stehen Ursachen und Merkmale der multioszillatorischen Funktionsordnung sowie Methoden ihrer chronomedizinischen Diagnostik.

Im Gegensatz zu anderen Abhandlungen der Chronobiologie, die sich weitgehend auf langwellige Rhythmen beziehen, werden hier vorwiegend unsere Untersuchungsergebnisse über kurzwellige Bioschwingungen dargestellt und für die Ableitung eines Strukturmaßes des Koordinationsstatus genutzt.

Das Buch gliedert sich in drei aufeinander abgestimmte Teile.

Inhaltliche Gliederung

Ausgangspunkt im I. Teil ist unsere Fähigkeit zur zeitlichen Orientierung und Zeitintervallschätzung. Worauf beruht diese Eigenschaft? Gibt es eine „innere Uhr" und wo ist sie dann lokalisiert?

Die Suche nach der „inneren Uhr" führt uns in den Dschungel einer unübersehbaren Fülle von Biorhythmen. Die Frage entsteht: Sind diese alle von einem Schrittmacheroszillator abhängig oder sind sie selbständig und nur mehr oder weniger hierarchisch koordiniert?

Warum führen diese vielen Rhythmen, die schon in der einzelnen Zelle nachweisbar sind, nicht zu einem heillosen Durcheinander? Und was passiert, wenn ihre Koordination tatsächlich gestört wird? Welche Bedeutung hat die Kenntnis und Berücksichtigung der periodischen Schwankungen von Funktionswerten und der Empfindlichkeit gegenüber Therapeutika für Diagnostik und Therapie? Das sind einige der Fragen, die im I. Teil behandelt werden.

Der hohe Abstimmungsgrad sequentieller und simultaner Informationsverarbeitungsprozesse als Grundlage geordneter geistiger Tätigkeit basiert auf dem ökonomischen und zuverlässigen System koordinierter neuronaler Oszillatoren. Der Funktionsweise autorhythmisch tätiger Pacemakerzellen in Ganglien von Wirbellosen und im Gehirn von Säugern ist die Mikroelektrophysiologie und Biochemie erst in den letzten Jahren auf die Spur gekommen. Dennoch ist ihr Erkenntniswert nicht zu unterschätzen. Hier zeichnet sich nicht nur das Verständnis von Spontanaktivität und interzellulärer Koordination ab, sondern auch der grundsätzliche Zusammenhang von der biochemischen bis hin zur kognitiven und Verhaltensebene und von Induktions- und Organisationsprinzipien des Organismus, die der geordneten Chronologie jedes Reifungs- und Wachstumsprozesses und von Gedächtnisvorgängen zugrunde liegen.

Die „innere Uhr“ wird zwar nicht als unikaler spiritus rector temporis gefunden, der von der Zirbeldrüse aus den gesamten Organismus taktet, sondern ist multipel in allen Zellen des Organismus verteilt. Damit ist die „innere Uhr“ nicht mehr ein Problem der Lokalisation des Taktgebers, sondern ein Koordinationsproblem, das das Zusammenspiel nicht nur einer endlosen Zahl von Zellen, sondern auch der Hierarchie der Ebenen, von der biochemischen bis hin zur kognitiven, einschließt.

Es ist ein echtes interdisziplinäres chronopsychophysiologisches Problem, das von der Isomorphie der Funktionsstrukturen der organismischen Ebenen ausgeht.

Hieraus folgt grundsätzlich die Frage: Ist die Biorhythmik fakultativ oder obligatorisch, ist sie ein Nebenphänomen bzw. Ausdruck mangelhafter Regulationsleistung oder mit Struktureigenschaften ordnungsbildender Prozesse inhärent verbunden?

Zur Beantwortung der Frage wird nun in Teil II ein Basiskonzept der Chronopsychophysiologie entwickelt: Im Gegensatz zu früheren mechanistischen linearen Gleichgewichtsbetrachtungen werden Nichtgleichgewicht und Fluktuation als ein dem Leben innewohnendes Ordnungsprinzip betrachtet. Im Resultat kooperativer (regulativer und oszillierender) thermodynamisch irreversibler Prozesse entwickelt sich eine multioszillatorische Funktionsordnung, nicht im Sinne einer Stase, Gleichgewichtsperfektion oder Stetigkeit, sondern einer Dynamik, die thermodynamische Instabilitäten als Voraussetzung höherer Ordnung, Flexibilität und Anpassungsfähigkeit einschließt. Dabei wird der Versuch unternommen, auf der Grundlage der Theorie dissipativer Strukturen (wofür J. Prigogine 1976 den Nobelpreis erhielt) die Notwendigkeit oszillatorischer Vorgänge als systemimmanente Eigenschaft biochemischer, physiologischer, psychologischer und sogar sozialer Systeme zu begründen und zu belegen. Eine solche geschlossene Theorie organismischer Zeitstrukturen beruht auf der Isomorphie der nichtlinearen Differentialgleichungen. Sie fordert auf Grund kooperativer Eigenschaften dissipativer Strukturen die Kopplung oszillierender Systeme. Wie die Kopplungsmechanismen sich auf den einzelnen Systemebenen darstellen, wird in Teil II und im 1. Abschnitt von Teil III untersucht.

Der übrige III. Teil befaßt sich mit angewandten Verfahren zur Quantifizierung des Kopplungsverhaltens zentralnervös-neurovegetativer Oszillatoren.

Der minutenrhythmische Kopplungsgrad erweist sich dabei als ein recht valider Indikator der multioszillatorischen Funktionsordnung und ihrer chronopathologischen Störungen einschließlich neurotischer Systemveränderungen (II.3) und emotional-ästhetischer Musikwirkungen (II.5).

Die vorliegende Abhandlung ist als eine Ergänzung zu dem im gleichen Verlag 1978 erschienenen ausführlichen Buch über „Zeitstrukturen und organismische Regulation“ gedacht. Es stellt auf kleinem Raum den Versuch dar, über die Vielfalt von kurzwelligen Rhythmen, die bisher allgemein vernachlässigt oder überhaupt nicht bekannt waren, die Einheit von Regulation, Oszillation und Koordination auf der Grundlage offener Gleichgewichtsstrukturen mit nichtlinearer, kooperativer, oszillatorischer Charakteristik zu beschreiben.

Um auch den mathematisch anspruchsvollen Leser zu überzeugen, konnte auf einige mathematische Passagen nicht verzichtet werden (sie sind z. T. petit gesetzt). Man kann sie jedoch auslassen, wenn man geneigt ist, das Resumé auch ohne sie zu akzeptieren.

Entsprechend dem Wunsch des Verlages sind in dieser Abhandlung Bibliographiehinweise, die im ausführlichen Literaturverzeichnis von „Zeitstrukturen und organismische Regulation“ verankert sind, aus Platzgründen nicht nochmals aufgeführt. Aufgenommen wurden daher vorwiegend neuere Arbeiten und alle die, aus denen Abbildungen entnommen wurden.

Es darf davon ausgegangen werden, daß der an allen Literaturhinweisen und an der wissenschaftlichen Vertiefung interessierte Leser auch das umfangreichere Werk heranziehen wird (SINZ 1978a).

Die Begriffe Schwingung, Oszillation, Rhythmus, Zyklus und Periodik werden synonym verwendet. Am Ende des Buches sind einige weitere Termini der Chronobiologie erläutert.

Beim Lesen des Buches sollten wir etwas von der Dimension aufwenden, über deren Mangel wir so oft klagen, die allzulang die große Unbekannte war und die sich hier als Grundeigenschaft bunt präsentiert:

die Zeitdimension unseres Lebens.

Für das große Entgegenkommen und die sehr fruchtbare Zusammenarbeit danke ich Herrn Abel, Lektor des Akademie-Verlages.

Meiner Frau danke ich wie immer für ihre verständnisvolle Mitarbeit und die Duldung der im Verlauf der Niederschrift wider besseren Wissens umproportionierten Wach- und Schlafzeiten und deformierten familiären Zeitstrukturen.

R. SINZ

Inhalt

Teil I

Teil II

Teil I

Phänomenologie, Ursachen und Bedeutung zentralnervöser Rhythmik

1. Zeitmessung, Zeitpunktbestimmung und zentralnervöse Rhythmik

1.1. Zeitintervallschätzungen

Versuchen wir durch stilles Zählen ein 20-Sekunden-Intervall abzuschätzen, dann kommen wir auf Intervalle, die zwischen 18 und 22 s lang sind. Mit einiger Übung erfolgen Annäherungen an das geforderte 20-Sekunden-Intervall. Prüfen wir mehrere Personen in wiederholten Versuchen, dann ist festzustellen, daß einige permanent zur Unterschätzung, andere zur Überschätzung des Intervalls neigen: Offensichtlich gibt es so etwas wie einen individuellen Zeitsinn. Die persönliche „Zeitkonstante" bei derartigen Schätzungen ist jedoch relativ; sie variiert z. B. in Abhängigkeit von der Tageszeit. Pöppel (1972) hat dies näher untersucht. Seine Versuchspersonen hatten 10-Sekunden-Intervalle abzuschätzen, ohne daß gezählt werden durfte. Die mittleren Werte, die zu mehreren Tageszeiten erhoben wurden, variierten zwischen 9,7 und 11,4 s. Besonders nachts war eine Verlängerung festzustellen. Die Versuche lassen einen Zeitgeber für die Intervallbestimmung vermuten, der wohl nicht mit dem Tagesrhythmus identisch sein kann, weil er selbst tagesrhythmisch moduliert wird.

Diese These stützt ein weiterer Versuch von Pöppel, wobei die Versuchspersonen alle drei Stunden in dem ihnen angenehmsten Tempo regelmäßige Tippbewegungen mit den Fingern auszuführen hatten. Dabei wurde tagsüber eine höhere Frequenz als nachts bevorzugt. Demnach schwankt auch das „psychomotorische Tempo" systematisch im Tagesgang.

1.2. Tagesrhythmische Modulation der Leistungsbereitschaft

Gilt diese Schlußfolgerung nur für diese beiden Leistungen oder führt eine im Tagesgang modulierte Leistungsbereitschaft auch zu entsprechenden Leistungsschwankungen anderer psychomotorischer und kognitiver (geistiger) Leistungen, so daß wir hier von einem allgemeinen rhythmischen Prinzip sprechen können?

Wir prüften diese Frage anhand von 48-Stunden-Versuchen bei Studenten im Schlaflabor mit Kurzspeichertests (KS) und Reaktionszeitmessungen (RZ) auf einen 1000-Hz-Ton in 2-Stunden-Abständen über jeweils 20 min (insgesamt 2160 RZ- und 240 KS-Messungen pro Person). Als Kurzzeitgedächtnisleistung wurde der prozentuale Anteil sofort richtig wiedergegebener Ziffern einer 10stelligen Zahl gewertet.

Beispiel für den Darbietungs- und Auswertemodus:

Darbietung (5 s)	Pause (1,5 s)	Reproduktion (6 s)	Leistung
		67815 29479	85%
		63851 29470	90%
63815 29470		63815 49270	85%
		63815 42970	85%

Eine richtige Reproduktion entspricht der Leistung von 100%, diese verringert sich mit jeder falschen Ziffer um 10%, bei Vertauschen benachbarter Ziffern um 5% je Ziffer; 15% sind abzuziehen, wenn zwischen zwei vertauschten Ziffern eine dritte richtig angesagte Ziffer liegt. Die Verwechslung der Ziffern 0 und 9 wird mit 5% bewertet.

Die Ergebnisse bestätigten voll die Hypothese. Die sensomotorische Reaktionsgeschwindigkeit und Wiedergabeleistung kurzgespeicherter Ziffern sind zu verschiedenen Tageszeiten nicht gleich, sondern weisen einen ausgeprägten Tagesgang auf.

In Abbildung 1a hebt sich das Maximum der Reaktionsgeschwindigkeit um 9^{00} Uhr mit einem Zeitbedarf von 84,8% des Tagesmittelwertes (Schwingungsniveau) von allen anderen Werten ab. Auch das Minimum der Reaktionsgeschwindigkeit um 1⁰⁰ Uhr nachts ist mit einem Zeitbedarf von 113% des Tagesmittelwertes sehr

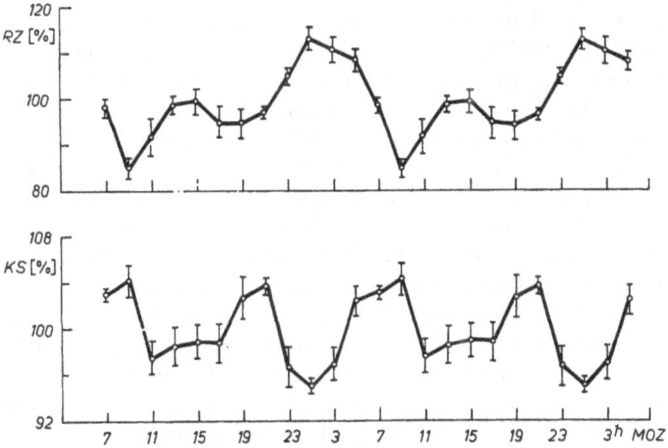

Abb. 1a. Tagesgang der sensomotorischen Reaktionszeiten auf Tonsignale (Jeder Punkt repräsentiert den Mittelwert von 450 Einzelmessungen.)
b. Tagesgang der Kurzspeicherleistung (Jeder Punkt repräsentiert den Mittelwert von 50 Einzelversuchen.); auffallend ist der ausgeprägte Bigeminus (nach Sinz 1978a)

ausgeprägt und von den tagsüber erhaltenen Mittelwerten signifikant verschieden. Die Ausnahme um 15⁰⁰ Uhr weist auf ein Nebenminimum der Reaktionsgeschwindigkeit am frühen Nachmittag hin. Das zugehörige Nebenmaximum deutet sich zwischen 17⁰⁰ Uhr und 19⁰⁰ Uhr an. Dies weist auf einen Bigeminus des Tagesrhythmus der sensomotorischen Reaktionsgeschwindigkeit hin. Die Schwingungsbreite (Abstand zwischen Hauptminimum und -maximum) beträgt 28,5% ($p = 0{,}001$).

Wenn es sich bei der Zweigipfligkeit um einen Bigeminus der Leistungsbereitschaft überhaupt handelt, müßte sich dieses Schwingungsbild auch im Tagesgang der Kurzzeitgedächtnisleistung widerspiegeln. In der

Tat ist auch hier — und sogar in stärkerem Maße — ein Bigeminus ausgeprägt (Abb. 1b):

Ein Hauptmaximum der Reproduktionsleistung aus dem unmittelbaren Gedächtnis liegt zwischen 5^{00} und 9^{00} Uhr morgens und ein Nebenmaximum gegen 19^{00} und 21^{00} Uhr. Um die Mittags- und Nachmittagszeit sind die Wiedergabeleistungen herabgesetzt. Die geringste kurzfristige Merkleistung wurde zwischen 23^{00} und 3^{00} Uhr erbracht. Die maximale Differenz der Tagesschwankung liegt mit 9,2% zwischen 1^{00} und 9^{00} Uhr ($p = 0{,}001$).

Auf der Grundlage dieser Ergebnisse wollen wir verallgemeinernd die These formulieren, daß geistige und Verhaltensleistungen rhythmischen Veränderungen im Tagesgang unterliegen. Die Analysen von Bjerner et al. zugrunde legend, die über 20 Jahre in einem Gaswerk die Fehlerhäufigkeit von Schichtarbeitern beim Ablesen von Meßgeräten auswerteten, konstruierte Graf einen Tagesverlauf der Aufmerksamkeitsleistung, der unseren Tagesgängen sehr ähnelt: ausgeprägter Häufigkeitsgipfel nachts, ein weiterer gegen 14^{00} Uhr, weniger Fehler vormittags und am späten Nachmittag.

Sollte sich dies generell bestätigen, würden sich wichtige Konsequenzen für die Schichtarbeit ergeben.

Hat die so offensichtliche Tagesrhythmik der Leistungsbereitschaft auch etwas mit der Generierung der eingangs beschriebenen individuellen „Zeitkonstanten“ und dem „psychomotorischen Tempo“ zu tun? Diese Frage ist insofern nicht abwegig, als jedem bekannt ist, daß eine abends festgelegte Aufwachzeit tatsächlich ziemlich genau eingehalten werden kann. Einige vermögen die Tageszeit erstaunlich genau aus dem Kopf anzugeben und zu einer willkürlich vorgegebenen Zeit frühmorgens aufzuwachen, so daß sie auf den Wecker verzichten können. Im Schlaflaboratorium von Tart getestete Studenten erwachten z. T. mit einer geradezu unheimlichen Präzision fast auf die Minute genau. Einen der Studenten hörte man im Schlaf murmeln: „2^{23} Uhr erwache“, und er erwachte um 2^{22} Uhr.

Existiert so etwas wie eine „biologische Uhr", die einigen Menschen zu diesem zuverlässigen Zeitsinn verhilft? Schließlich können sie die Zeitdauern doch nur bestimmen, wenn diese an organismuseigenen Zeiteinheiten abgeglichen werden, die ihrerseits mit objektiven Zeitgebern synchronisiert sind. Die für den Tagesrhythmus verantwortliche „innere Uhr" müßte durch die geophysikalische Periodik der Erdrotation gestellt werden. Die dem Umlauf der inneren Uhr als Normalmaß zugeordneten Ereignisfolgen oder Schlafphasen können so in einer der objektiven Zeit nahekommenden Genauigkeit intern gemessen werden. Doch ob diese Uhr mit einer 24-Stunden-Umlaufzeit auch für kurze Zeitbestimmungen zuständig ist, erscheint zweifelhaft, zumal die tagesrhythmische Modulation von Schätzintervallen nachgewiesen werden konnte.

1.3. Organismische Uhren als Grundlage für Zeit- und Orientierungssinn

Eine andere Schlußfolgerung ist noch aus der Fähigkeit zur Zeitpunkt- und Intervallbestimmung ableitbar: Der Vergleich der Anzahl von „Unruhe- und Zeigerbewegungen" der „inneren Uhr" mit den Ereignisfolgen im Schlaf- und Wachzustand läuft ebenso unbewußt ab wie der innere Uhrmechanismus selbst. Dieser ist also nicht an die höchsten kognitiven Leistungen gebunden, auch wenn er willkürlich genutzt werden kann.

Dies läßt sich auch durch entsprechende Leistungen bei Wirbellosen belegen, denen wir mit Sicherheit kein Bewußtsein zusprechen.

Der Schweizer Bienenforscher v. Frisch und seine Schüler haben die erstaunliche Fähigkeit der Bienen zur Zeitpunktbestimmung und Zeitintervallspeicherung nachweisen können. Wir wollen hier eine Versuchsserie von Koltermann (1971) wiedergeben.

Von einer künstlichen Futterquelle trugen Bienen den ganzen Tag über duftloses Zuckerwasser ein, lediglich

10^{00} Uhr war für drei Saugakte Geranioldu ft zugegeben worden. Im Sinne eines bedingten Zuwendungsverhaltens sollte die Biene erlernen, daß um Punkt 10^{00} Uhr dort Zuckerwasser zu bekommen ist, wo Geranioldu ft wahrgenommen werden kann. Wurde in den nächsten Stunden duftlos weitergefüttert und jede Stunde kurz geprüft, ob Geraniol oder Thymian (was sonst bevorzugt wird) attraktiver war (beides ohne Futter dargeboten), dann gingen bis zum Abend die Entscheidungen für Geraniol zurück, für Thymian wurden sie häufiger, und am nächsten Tag schien die Kopplung von Geraniol und Futterwasser vergessen zu sein. Plötzlich aber, um 10^{00} Uhr, stieg die Entscheidungshäufigkeit für Geraniol als Futtersignal wieder an, um gegen Nachmittag und Abend abermals geringer zu werden.

Die langsam über Tage abfallende Vergessenskurve zeigte auch weiterhin Maxima gegen 10^{00} Uhr.

Konditioniert man 6 Stunden später auf einen zweiten Duft, z. B. Fenchel, erhält man eine weitere zeitgekoppelte 24-Stunden-Periodik der Duftpräferenz mit einem entsprechend phasenverschobenen Maximum um 16^{00} Uhr.

Die Genauigkeit der „Bienenuhr" erstreckt sich dabei bis in den Minutenbereich. Koltermann konnte drei, fünf und sogar neun zeitgerechte Präferenzen auf denselben Duft andressieren, was sich in einem zeitgekoppelten Erinnerungsverlauf nachweisen ließ.

Daß tatsächlich die Zeitmessung über eine „innere Uhr" erfolgen muß, zeigen auch Orientierungsleistungen von Dauertänzerinnen unter den Honigbienen, die noch nach Tagen aus dem Gedächtnis den Winkel zwischen Sonnenstand und Futterquelle unter ständiger „Verrechnung" der stattgefundenen Relativbewegung der Sonne mit der aktuellen Bienenuhrzeit reproduzieren und durch ihren kommunikativen Schwänzeltanz anzeigen können (Lindauer). Diese Leistung setzt voraus, daß die biologische und geophysikalische Zeit (Periode einer Erdumdrehung) genau übereinstimmen.

Ein klassisches Beispiel für die Wirksamkeit des inneren Uhrmechanismus stammt von HOFFMANN (1965). Er dressierte einen Star in einer kreisförmigen Arena (Planetarium) darauf, zu einer bestimmten Tageszeit von 12 potentiellen Futterplätzen denjenigen anzufliegen und dort Futter aufzunehmen, über dem die Sonne stand (z. B. in Richtung Süden). Die Frage war, ob bei einem vorgestellten Sonnenstand, z. B. Westen, der Vogel in Richtung Sonne oder in die Dressurrichtung fliegt, ob also die Orts- oder die Zeitdressur dominiert.

Das Ergebnis war, daß der Vogel zu einer anderen Tageszeit nicht einfach zu dem Futterplatz in Richtung Sonne (Westen) fliegt, sondern die Relativbewegung der Sonne kompensiert und den Futterplatz in der Dressurrichtung ansteuert. Der Vogel lernt also nicht einfach eine Assoziation von Futterplatz und Sonnensignal, sondern beherrscht eine komplexe Regel über die Beziehung Futterrichtung und Sonnenstand in Abhängigkeit von der „inneren Uhr".

1.4. Der Alpharhythmus als hochfrequenter Zeitgeber?

Wir sind uns nun ziemlich sicher, daß endogene tagesrhythmische Vorgänge kognitive und Verhaltensaktivitäten modulieren und langfristige Zeitdauer- und Zeitpunktbestimmungen ermöglichen können. Ob sie jedoch auch für kurzzeitige Regelmäßigkeiten wie Tippfrequenz, Schrittfolge, PARKINSONscher Tremor, gleichmäßigere Herzschlagfolge und Atembewegung, für das individuelle Tempo beim Klavierspielen oder Trommeln, für das Zeitschätzvermögen sowie für zeitliche Wahrnehmungskonstanten und Antizipationsleistungen verantwortlich sind bleibt zweifelhaft. Eher stellt sich die Frage, ob hierfür nicht andere innerorganismische Periodizitäten verantwortlich sein und nachgewiesen werden könnten.

Suchen wir nach solchen Oszillationen und zeitlichen Korrespondenzen kognitiver Leistungen.

Schon seit Jahrzehnten wurde die Aufmerksamkeit auf einen regelmäßigen 10-Hz-Rhythmus elektrischer Potentialwellen gelenkt, der von BERGER Ende der zwanziger Jahre im Elektroenzephalogramm des Menschen nachgewiesen werden konnte.

Leitet man diesen BERGER- oder Alpharhythmus von Probanden ab, die angehalten sind, mit ihrer „Eigenfrequenz" auf einen Kontakt zu tippen („free tapping"), so erhält man eine signifikante Korrelation von Alpha- und Tippfrequenz in dem Sinne, daß bei einer höheren Alphafrequenz (12 Hz) auch die Tippbewegung beschleunigt und mit einer niederen Alphafrequenz (8 bis 9 Hz) die Tippfrequenz reduziert ist (MUNDY-CASTLE und SUGARMANN 1960).

Bei anderen Versuchen wurde eine Beziehung zwischen Alphawellenfrequenz und Schreibgeschwindigkeit beim wiederholten Schreiben des Testwortes „momon" gefunden (DENIER VAN DER GON und VAN HINTE 1959).

Die Annahme, daß es sich beim Alpharhythmus um einen zentralen Zeitgebermechanismus handle, der die Koordination von afferenten und efferenten Signalen reguliere, liegt zwar nahe, ist jedoch mit derartigen Korrelationen nicht zu beweisen.

Die Vorstellung, daß die Alpharhythmik eine „zentralnervöse Uhr" zur Messung kurzer Zeitverläufe repräsentiert, liegt einer Anzahl von Zeitschätzversuchen und Modellen zugrunde.

So wurde Versuchspersonen die Aufgabe gestellt, ein Intervall von 2 und 8 Sekunden so genau wie möglich zu erzeugen und zwar ohne zu zählen. Die Hypothese sagte voraus, daß die vom Proband geschätzten Intervalle eine inverse Funktion seiner Alphafrequenz darstellen. Eine solche negative Korrelation konnte tatsächlich auch gefunden werden, was folgenden Zusammenhang nahelegt: Je schneller die „innere Uhr" läuft, desto rascher wird eine bestimmte Periodenzahl erreicht, und um so kürzer wird das Intervall geschätzt.

Geht man davon aus, daß der Alpharhythmus kortikale

Erregungswellen (synchronisierte postsynaptische Potentiale über eine größere Neuronenpopulation) repräsentiert, müßten auch phasenabhängige Variationen anderer sensomotorischer und kognitiver Leistungen, wie z. B. der Wahrnehmung, der Augenbewegungen und der Reaktionsgeschwindigkeit, gefunden werden. Dabei könnte z. B. die längere Reaktionszeit mit dem einen Wellenschenkel und die kürzere mit dem gegenphasischen Wellenverlauf verbunden sein.

Lansing (1957) ging der Frage einer Abhängigkeit der Reaktionsgeschwindigkeit von der Alphawellenphase nach und unterteilte einen Alpha-Zyklus in 6 Intervalle.

Tatsächlich war im Ergebnis die längste und kürzeste Reaktionszeit auf optische Signale mit gegenläufigen Phasen der Alphawelle korreliert.

Gaarder et al. (1966) untersuchten, ob die Alphawellenphase eine Rolle bei der zeitlichen Determination der sakkadischen Augenbewegungen spielt. Mit Hilfe der sakkadengetriggerten elektronischen Mittelung des EEGs konnte eine überzufällige Beziehung von Alphaphase und Sakkadenbeginn ermittelt werden. Ähnliche korrelative Zusammenhänge wurden für elektromyographisch gemessene Willkür-, Hand- und Lidbewegungen und Alphawellen gefunden (Bates 1951).

Eine Hypothese des Wahrnehmungsmoments („perceptual moment") geht davon aus, daß Reize in diskreten Zeitintervallen wahrgenommen werden. Von daher wurde die Voraussage abgeleitet, daß die längste Reaktionszeit dann auftritt, wenn der Reiz in die Anfangsphase des Wahrnehmungszyklus fällt und die kürzeste entsprechend bei Koinzidenz von Reizdarbietung und Zyklusende. Wenn diese Art zyklischer Musterung der Reizwahrnehmung mit dem Alpharhythmus im Zusammenhang steht, wäre gerade zu erwarten, daß eine Beziehung zu Phase und Erkennungs- bzw. Reaktionszeit nachweisbar ist. Da weiterhin die Reaktion erst erfolgen kann, wenn der Reiz wahrgenommen ist, müßte die maximale

Differenz zwischen den zu erwartenden Häufigkeitsgipfeln bimodal verteilter Reaktionszeit gleich der Dauer eines Moments sein („moment" bzw. „scan"). Wir fanden in unseren Häufigkeitsverteilungen für einfache optomotorische Reaktionszeiten Häufigkeitsabstände von 25 ms.

Für eine Wahrnehmungstheorie ist wichtig, daß dieses Intervall auch in Reaktionszeithäufigkeitsverteilungen von Augenbewegungen als Gipfelabstand zu finden ist. Es handelt sich bei diesem Intervall um ein Viertel einer Alphawellenperiode von 100 ms.

Dies hat nun einige Bedeutsamkeit für die Interpretation der aus Wahrnehmungsexperimenten postulierten diskreten Schaltzeiten von 50 ms beim Wechsel über modalitätsdifferente Verarbeitungskanäle. Der Wechsel ist dann notwendig, wenn die Verarbeitung sensorischer Information gleichzeitig nur auf einem Kanal (unimodal) erfolgen kann.

Kristofferson (1967) nimmt in seiner Ein-Kanal-Prozeß-Theorie („single-channel processor") an, daß die Aufmerksamkeit nur zu diskreten Zeitpunkten von einem zum anderen Kanal wechseln kann, was durch die Alpharhythmik getriggert werden könnte. In einem Wahrnehmungsexperiment mit standardisierten und variablen Ton-Licht-Reizdauern bestimmte er die Schaltzeit („switching time") mit 50 ms, entsprechend einer halben Alphawellenperiode. Zwischen Alphawellenfrequenz und Schätzwerten für die Schaltzeit bestand dabei eine positive Korrelation ($r = 0{,}74$). Abweichungen von der linearen Korrelation sind nach der Theorie schon deshalb zu erwarten, weil es beim Umschalten von A zu B häufig notwendig ist, bis zum folgenden Umschaltpunkt zu warten. Es ist im Einklang mit den gefundenen Abständen von 25 ms zwischen den Häufigkeitsgipfeln jedoch auch ein Modell vorstellbar, wonach Umschalt- und Abtastzeiten jeweils etwa 25 ms dauern, was mit jeweils einer viertel Alphawellenperiode verknüpft ist. Außerdem ist nach unseren Ergebnissen weiter zu fordern, daß der Basismechanismus für den Abtastwechsel („scanning“) ständig abläuft, also auch dann, wenn nur der optische oder auditorische Projektionskanal beansprucht wird. Schließlich ist nicht auszuschließen, daß mehrere, z. B. vier Kanäle, wechselseitig abgerufen werden. Diese Vieldeutigkeit weist bereits darauf hin, wie wenig wir über einfache Korrelationen hinaus von zugrundeliegenden Zeitgebern wissen.

Komplizierend kommt hinzu, daß diese Zeitgeber nur eine quasikonstante Periode haben, die in gewissen Grenzen in Abhängigkeit von exogenen stoffwechselwirksamen Faktoren variieren kann.

So konnte LAUTERBACH (1973) eine Abhängigkeit der Schätzzeit für das 20-Sekunden-Intervall von erdmagnetischen Feldern wahrscheinlich machen. Andererseits steht die Stoffwechselgeschwindigkeit regelmäßig mit der subjektiven Zeit in Beziehung (LEONOW und LEBEDEW 1968). Von klinischem Interesse ist die hormonelle Beeinflußbarkeit der Alphaaktivität. Schilddrüsenstatus und Ovulationszyklus variieren die Alphafrequenz.

So konnte in einer umfangreichen Untersuchung eine leichte Zunahme der Alphafrequenz in positiver Korrelation mit der Reaktionsgeschwindigkeit in der lutealen Phase bis zur Menstruation als ein konstantes individuelles Phänomen nachgewiesen werden (CREUTZFELDT et al. 1976). Auf die Stoffwechselabhängigkeit des internen Chronometers weist auch die Temperaturabhängigkeit der subjektiven Zeit hin.

Eigene Untersuchungen an Patienten mit fieberhaften Infekten (38,5 bis 40 °C) ergaben, daß die Abschätzung einer Minute (stilles Zählen bis 60) signifikant niedrigere Werte ergab (es wurde schneller bis 60 gezählt) als im Wiederholungsversuch nach Abklingen des Fiebers ($\bar{x} = 54{,}5$ s).

Das interne Chronometer läuft bei Fieber offensichtlich schneller: 60 objektive Sekunden werden dadurch auf 54,5 subjektive verkürzt.

Möglicherweise liegt in der höheren Stoffwechselgeschwindigkeit des Kindes der Grund dafür, daß ihm ein objektives Zeitintervall länger erscheint als dem älteren Menschen, dessen Stoffwechsel verlangsamt ist. Eine altersabhängige Verlangsamung des Alpha-Rhythmus korreliert mit einer Abnahme der Reaktionsgeschwindigkeit. Ob die Chronometrie der Alphawellen ein relevanteres Maß des biologischen Alterns darstellen könnte als die Kalenderjahre wäre zu prüfen. Für die Stoffwechsel-Hypothese des inneren Uhrmechanismus spricht auch die pharmakologische Beeinflußbarkeit innerer Zeitgeber: Unter aufputschenden und halluzinogenen Substanzen wie LSD und Psilocybin tippen Probanden im freigewählten Tempo mit größerer Frequenz auf eine Morsetaste als im unbehandelten Zustand. Gleichzeitig erleben sie unter der Wirkung psychedelischer Pharmaka eine Flut innerer Empfindungen unter Zeitverkürzung für die Einzelereignisse.

Attraktiv an den Sampling-, Scanning-, Moment- und Elementarzeit-Theorien sind ihre Postulate fester Zeitstrukturen und Zeitbeziehungen, die in der kognitiven Informationsverarbeitung ein Pendant zu räumlichen Strukturen darstellen und in psychologischen und zentralnervösen Periodizitäten ihr reales Korrelat haben.

Eine bereits von Stroud formulierte allgemeine Hypothese geht davon aus, daß das Zentralnervensystem in einem synchronen Modus arbeitet, wobei es in Analogie zu einem Digitalrechner eine Minimalzeit für Operationen wie Entscheidung, Elementarwahrnehmung, neuromotorische Kodierung usw. geben müsse und der Zeitbedarf eines jeden dieser Vorgänge ein Ganzzahliges dieser Quantenereignisse bzw. psychologischen Momente betrage, das als ein psychologisches Korrelat zur Kernzyklusdauer eines Digitalrechners angesehen wurde (Efron 1967).

Näher definiert ist das Wahrnehmungsmoment (perceptual moment), in das der Reizstrom perzeptorisch gegliedert wird. Entsprechend diesem Konzept verläuft die Perzeption wie ein Cinema-Film mit einer Laufgeschwindigkeit von beispielsweise 10 Bildern/s. Die Konsequenz in Übereinstimmung mit dem Modell ist, daß kognitive Verarbeitungszeiten durch Erregungszyklen moduliert bzw. Umschaltzeiten zyklisch determiniert werden.

Die Generatoren kortikaler Erregungszyklen liegen in subkortikalen Strukturen (Thalamuskerne), die über postsynaptische Potentialwellen an kortikalen Neuronen — z. B. im Alpharhythmus — Wahrnehmungsleistungen steuern (vgl. I.1.17.).

Etwa im ganzzahligen Verhältnis zur 100-ms-Periode des Alpharhythmus steht die ca. 200 ms-Periode neurophysiologischer und psychologischer Zyklen: Nach Elul (1972) arbeiten diskrete Neuronenpopulationen, synchronisiert in thalamokortikalen Neuronenkreisen, durchschnittlich 200 ms, um durch die synchronisierte Erregung anderer Neuronengruppen abgelöst zu werden. Die dadurch bewirkte zeitlich-räumliche, zyklische Sequenz zerebraler Erregungsmuster legt die Frage nahe, ob den mit Mikro- und Makroelektrodenableitungen gefundenen Perioden in der Größenordnung von 200 ms auch Minimalzeiten komplexerer Operationen wie syntaktische und semantische Merkmalskodierung, bimodaler Informationsvergleich und Entscheidungsbildung entsprechen könnten. „Zeitquanten" dieser Größenordnung wurden tatsächlich von Klix et al. (1975) nach Dekompositionsanalyse des Zeitbedarfs bei kognitiven Prozessen wahrscheinlich gemacht. Der Versuchsanordnung lag der Vergleich eines Bildes mit einem Satz zugrunde. Für die einzelnen Operationen — wie der Kodierung und des Vergleiches — wurden quasi identische Elementarzeiten ermittelt. In psychophysiologischen Paralleluntersuchungen unserer Arbeitsgruppe konnte anhand der Amplituden relevanter Potentialkomponenten die Annahme einer sequentiellen und periodischen Natur der internen Verarbeitungsschritte weiter gestützt werden.

Auch für die Fähigkeit der geordneten Erinnerung und

sprachlichen Reproduktion sequentiell strukturierter Information ist ein an zyklische Prozesse phasengekoppelter Vergleichs-, Entscheidungs- und Speicherprozeß zu fordern. Es ist naheliegend, die in einer Zellgruppe der medialen Septumregion generierte periodische Schrittmacheraktivität, die zu Sequenzen inhibitorischer postsynaptischer Potentiale der Pyramidenneuronen im vorderen Teil des Hippokampus während Orientierungs- und Lernvorgängen führt und als summierte Aktivität durch einen langsamen regelmäßigen Rhythmus reprä-

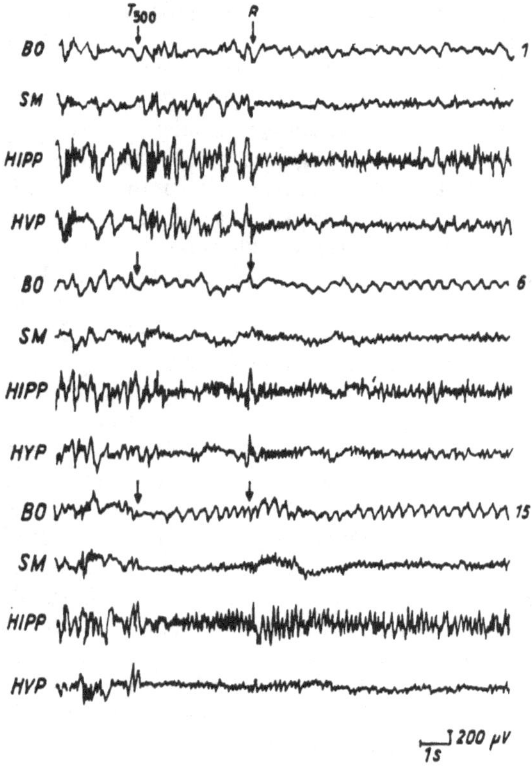

sentiert wird, als dazu in Beziehung stehendes Komparator- und Speichersignal zu betrachten (SINZ 1979).

Dieser sog. Theta-Rhythmus liegt mit seinen Perioden ebenfalls im Bereich von 200 ms und tritt regelmäßig im Zusammenhang mit Vergleichs- und Selektionsprozessen im Rahmen der Informationsspeicherung im Langzeitgedächtnis auf (Abb. 2).

VINOGRADOVA (1975) hat durch sorgfältige Ableitungen von einzelnen CA_3-Hippokampus-Neuronen zeigen können, daß sie nur dann auf sensorische Stimuli ansprechen, wenn diese neu sind und eine Diskrepanz zum internen Modell der Situations- bzw. Reizeigenschaften erzeugen. Die dann auftretenden Aktionspotentialsalven, die dem Theta-Rhythmus zugrunde liegen, entsprechen den SOKOLOVschen „Potentialen der Nichtübereinstimmung“.

←

Abb. 2. **Registrierbeispiel der elektrophysiologischen Reaktion im Bulbus olfactorius (BO), im sensomotorischen Kortex (SM), im Hippokampus (HIPP) und im ventro-medialen Hypothalamus (HYP) einer Ratte auf die 1., 6. und 15. Darbietung eines zuvor indifferenten 500-Hz-Tones als bedingten Reiz in Kombination mit einem elektrischen Bekräftigungsreiz (R) unter Urethannarkose. Die Ableitung vom Hippokampus erfolgte aus der Dendritenschicht der CA_1-Pyramidenzellen unipolar gegen eine indifferente Elektrode im Os frontale. Trotz Seitenlage des Tieres und des für den Narkosezustand typischen Deltawellen-EEGs läßt sich eine elektrophysiologische Konditionierung erreichen: Dabei tritt der Thetarhythmus als typisches hippokampales Korrelat des Orientierungs- und Lernverhaltens auf. Während zunächst nur auf den Bekräftigungsreiz (elektrischer Hautreiz an der Pfote) eine Desynchronisation in den kortikalen und subkortikalen Ableitungen sowie Thetarhythmus im Hippokampogramm zu verzeichnen sind, sind vergleichbare Reaktionen etwa ab 6. Darbietung auch auf das Konditionierungssignal zu beobachten. Amplitude und Regelmäßigkeit des Thetarhythmus und Frequenz der Atmung nehmen in Antizipation des elektrischen Reizes zu (15. Darbietung). Den Beweis für die mit den elektrophysiologischen Reaktionen, insbesondere des Thetarhythmus korrelierten Informationsspeicherung erbrachte der Lernversuch an den wachen Ratten nach zwei Tagen: Die unter Urethan konditionierten Tiere erlernten eine bedingte Fluchtreaktion nach analogem Reizschema signifikant schneller als die Vergleichstiere, die eine zufällige Verteilung ebenso vieler Reize unter gleicher Urethandosis erhalten hatten (nach SINZ 1971).**

1.5. Triggerung von Antizipationsleistungen

Erinnern wir uns an die eingangs gestellte Frage nach dem inneren Zeitgeber für unser 20-Sekunden-Intervall und das individuell freigewählte Tempo für wiederholte Bewegungen.

Nach den beschriebenen 10-Hz- und 5-Hz-Generatoren ist es wenig wahrscheinlich, daß gerade die 24-Stunden-Rhythmik solche kurzzeitigen Vorgänge bestimmt. Das gilt auch für Antizipationsleistungen, das heißt, zeitliche Einstellung auf Ereignisse in Sekunden- oder Minutenabständen. Wird eine regelmäßige Folge von Lichtblitzen oder Tönen in 3-Sekunden-Abständen dargeboten, dann lassen sich neben Orientierungsreaktionen im EEG Reaktionspotentiale ableiten (darstellbar über elektronische Mittelung), die infolge Gewöhnung (Habituation) von Mal zu Mal kleiner werden. Falls jedoch ein Reiz der regelmäßigen Folge ausbleibt, ist das Reaktionspotential und Orientierungsverhalten wieder voll ausgebildet. Das Potential wird dabei ohne äußeren Reiz so ausgelöst, als ob dieser Reiz aufgetreten wäre; man spricht von einem emittierten Potential. Es repräsentiert offensichtlich das reaktivierte Engramm (Gedächtnisspur) des Reizes, das durch einen Triggermechanismus angeregt sein muß. Emittierte Potentiale sind am besten darstellbar, wenn gepaarte Reize, z. B. zwei Lichtblitze eng benachbart (z. B. im Abstand von 900 ms), wiederholt dargeboten werden und ab und zu der zweite Blitz des Reizpaares ausfällt. Wird eine Voraussage über die Wahrscheinlichkeit der Anwesenheit oder des Ausbleibens des zweiten Reizes von der Versuchsperson abverlangt oder in anderer Weise dem potentiell ausbleibenden Reiz eine Bedeutsamkeit beigemessen, haben emittiertes und Reaktionspotential die gleiche Form mit einer zusätzlichen Komponentenausprägung (große positive Welle um 300 ms nach tatsächlichem oder fiktivem Reizbeginn), was belegt, daß die Triggerwirkung von der Bedeutsamkeit abhängt und der semantische

Gehalt der Gedächtnisspur in die elektrophysiologische Repräsentation eingeht. Gehen wir weiter davon aus, daß zeitlich geordnete Ereignisfolgen am ökonomischsten durch zyklische Signale auf der Grundlage von Oszillatoren aufrechterhalten werden, dann sind auch für die zeitgerechte Abrufung der Reizengramme aus dem Gedächtnis Oszillatormechanismen zu fordern. Da die zeitliche Triggerung jedoch sowohl über Millisekunden, Sekunden, Minuten, und — wie wir für die „Schlafuhr" gesehen haben — über sehr lange Intervalle erfolgen kann, muß man trotz der Möglichkeit der Frequenzunter- und -übersetzung an eine Vielzahl von Oszillatormechanismen denken.

Dabei ist die innere Vorwegnahme der Ereignisse als Voraussetzung, sich vor ihrer Einwirkung auf sie einzustellen, eine der wichtigsten zentralnervösen und in der Evolution hochbewerteten Leistungen.

Dieser kognitive Prozeß wird von sog. Erwartungspotentialen begleitet, die WALTER (1964) erstmalig als „contingent negative variation" (CNV) beschrieb. Sie treten in Form negativer Gleichspannungsverschiebungen in der Hirnrinde immer dann auf, wenn ein zu beantwortender Reiz regelmäßig durch einen Signalreiz angekündigt wird. Dabei kann das Intervall zwischen beiden Reizen von 1 und 10 Sekunden variieren. Bei längeren Intervallen erfolgt nach einigen Wiederholungen die antizipatorische Gleichspannungsverschiebung (CNV) kurz vor dem zweiten Reiz. Auch hierbei besteht eine klare Abhängigkeit der CNV-Ausprägung von der Bedeutsamkeit des zweiten Reizes bzw. der damit verbundenen Entscheidungsschwierigkeit für eine alternative Reaktion. Damit korreliert sie auch mit der Aufmerksamkeitsspannung vor dem kritischen Signal. In einem mittleren Aktivierungsbereich gilt: Je intensiver ein Signal erwartet wird, je größer die Aufmerksamkeit ist, desto schneller und präziser erfolgt die Reaktion. Eine positive Korrelation zwischen CNV-Amplitude und Reaktionsgeschwindigkeit konnte mehrfach bestätigt werden.

Prädiktionen (Voraussagen) von tageszeitgekoppelten Ereignissen, wie Frühstückszeit, Feierabend, Aktuelle Kamera usw., sowie zeitgekoppeltes Konditionieren von Tieren (z. B. bei Bienen, Haustieren) sind uns am geläufigsten. Bekannt sind im Tierreich jedoch auch Antizipationen von Ereignissen auf Grund innerorganismischer Uhren mit Umlaufzeiten, die an Gezeiten- und Jahresgänge gebunden sind. Dabei können die Zeitpunktbestimmungen für die günstige Jahreszeit bzw. im Falle der Fortpflanzung für die Koordination der Geschlechtspartner völlig ohne kognitive Leistungen angeborenermaßen erfolgen wie bei der Meeresmücke *Clunio tsushimensis* und dem Palolowurm *Eunice viridis* des Pazifiks. Bei letzterem findet die Fortpflanzung immer zu einer bestimmten Tageszeit, nämlich nachts, im letzten Viertel des Monats Oktober oder im November in Abhängigkeit von der Mondphase statt. Die Zeitpunktbestimmung erfolgt durch die Kombination von Tages-, Mond- und Jahresrhythmus synchron bei den Geschlechtspartnern. Davon hängt die Erhaltung der Art ab.

Beim Menschen sind Prädikationen von periodischen Ereignissen auf der Grundlage eines internen kognitiven Modells der Situationsbedingungen in bewußter Form möglich; das bedeutet, daß wir Ereignisse lange voraussehen bzw. unser Handeln darauf einstellen können. Die kognitive Leistung des zeitlichen Planens zu bewältigender Aufgaben ist eine „Regulation auf die Zukunft", die in der Evolution des Menschen von großem Selektionswert war und ist.

Während die Störgrößenschaltung auf den Regler den unmittelbaren Weg über die Regelgröße umgeht und dadurch zu einer schnellen Kompensation der Störgröße führt (z. B. kaltes Bad reizt die Kälterezeptoren, die über direkte Meldung zum Zentralnervensystem die Reduktion der Wärmeabgabe durch Hautgefäßverengung bewirken), ist die Prädiktion und vorbereitende Störkompensation (warmes Wasser hinzufügen) die wirksamste Stabilitätssicherung unter den Homöostasemechanismen, die Veränderungen der Regelgröße vermeidet.

Was die zeitliche Prädiktion von Raubtierangriffen und Beutetierwanderungen für unsere Vorfahren leistete, bedeutete sie später für die Einstellung auf Umweltkatastrophen auf Grund der Nutzung periodischer Konstellationen von Himmelskörpern.

Verallgemeinernd können wir sagen, daß die Evolution ihrer Tendenz nach eine Befreiung von instinktiven Verhaltensstereotypien und Reiz-Reaktionszwängen auf Grund prädiktorischer Anpassungsfähigkeit darstellt. Dabei ist die zeitliche Voraussage von Ereignissen je nach „Zeitkonstante" an wahrscheinlich unterschiedliche „Uhr-Mechanismen" gebunden.

1.6. *Exogene Synchronisation zentralnervöser Rhythmen*

Eine weitere Klasse von Hinweisen auf eine multioszillatorische organismische Funktionsstruktur betrifft die multiple exogene Synchronisierbarkeit, wobei diejenigen Oszillatoren verstärkt werden, in deren Frequenz die äußere Anregung erfolgt.

Viele haben die Erfahrung gemacht, daß rhythmische visuelle Reize (z. B. die Flimmerreize beim Fernsehen) und mechanische Vibrationen, wie sie das Autofahren begleiten, schlaffördernd wirken. Bekanntlich zeichnet sich das Schlaf-EEG durch regelmäßige hochsynchronisierte Wellenmuster hoher Amplitude und relativ niedriger Frequenz zwischen 1 und 8 Hz aus. Die Schlafinduktion besteht wahrscheinlich in der Mitnahme und Synchronisation neuronaler Erregungszyklen, wobei auch Frequenzsynchronisationen im Verhältnis 1:2, 1:3 oder 2:1, 3:1 usw. möglich sind.

Auf der Applikation rhythmischer Reize basiert auch die in der Sowjetunion entwickelte Elektroschlafmethode und die Behandlung von Psychosen.

Ein anscheinend gegenteiliger Effekt des Fernsehens ist die Verstärkung von epileptischen Tendenzen bis hin zu den über das Gehirn weit verbreiteten elektrischen Krampfpotentialen. Aber auch hierbei handelt es sich um die exogene periodische Anregung mit dem Ergebnis der generalisierenden Hypersynchronisation.

Exogene mechanische Anregungen, die im Gleichgewichtsorgan und von Propriorezeptoren mechanoelektrisch zu entsprechenden Erregungssequenzen umgewandelt werden, liegen der Schlafinduktion beim Einwiegen der Kleinkinder zugrunde, eine leider zu unrecht aus der Mode gekommene Zuwendungshandlung. Die Schaukelbewegungen liegen im Frequenzbereich langsamer Deltawellen des kindlichen EEG (~ 0,5Hz) sowie der Atemfrequenz und subharmonisch zur Herzfrequenz, wobei sich zwischen Herz- und Atemrhythmus bevorzugt harmonische Frequenzverhältnisse einstellen, die ihrerseits mit einer beruhigenden und erholsamen Wirkung einhergehen (Hildebrandt 1967, Sinz 1978a).

Eine beruhigende Wirkung auf den im Arm und zwar in der Regel (auch bei Linkshändern) im linken Arm am Herzen der Mutter liegenden Säugling, geht von ihrem Herzschlag aus. Versuche zur beruhigenden Wirkung unterschiedlicher Einflüsse ergaben, daß der vom Tonband gespielte Herzschlag der Mutter bei Säuglingen signifikant beruhigender wirkt als der Metronomtakt gleicher Frequenz von z. B. 72/min.

Eine herzschlaganaloge und synchronisierende Wirkung geht wahrscheinlich von rhythmusbetonter Musik wie Beat (the beat, engl.: das Schlagen, Klopfen, Pochen) und Rock aus (to rock, engl. sinngemäß: im Takt wiegen).

Kneutgen (1970) untersuchte die Wirkung von Wiegenliedern auf erwachsene Versuchspersonen. Dabei zeigte sich eine Beeinflussung der Atmung in drei Phasen: Nach anfänglich unregelmäßigen Atemzügen beginnt die Phase der Synchronisation, in der Atemexkursion und Musikfigur in harmonische Frequenzbeziehungen übergehen. Gleichzeitig deuten sich Phasensynchronisationen zwischen Taktbeginn und Ex- bzw. Inspirationsbeginn an. Die Musik wird förmlich mitgeatmet. Während des Einschlafens sinkt die Atemfrequenz bei Aufhebung der ganzzahligen Frequenzbeziehung.

Interpolierte Kontrollversuche mit gleichlauten Jazz-Rhythmen zeigen einen sprunghaften Anstieg der Atem- und Herzfrequenz sowie ihre völlige Desynchronisation.

Atem- und Herzfrequenz können auch in harmonische Frequenzverhältnisse zu den Armbewegungen beim Geigenspiel treten.

Obwohl die motorische Mitnahme vegetativer Rhythmen im einzelnen nicht abgeklärt ist, so erscheint das Phänomen nicht verwunderlich. In der retikulären Formation des Hirnstammes liegen kardiovaskuläre und respiratorische Neuronen, die durch benachbarte, von Intero- und Exterorezeptoren beeinflußte Retikularisneuronen moduliert werden und beim Hören oder Spielen rhythmisch betonter Musik eine zu ihren eigenen Erregungsrhythmen harmonische Anregung erfahren können.

Mit den in III.5. beschriebenen Untersuchungen zur Einwirkung verschiedener Musikgenre auf niederamplitudige circaminutenrhythmische Herz- und Atemfrequenzschwankungen und Oszillationen der Sakkadenhäufigkeit im Elektrookulogramm gelang eine vom Musikgenre abhängige Verstärkung der Koordination vegetativer und sensomotorischer Rhythmen. Dabei erwies sich das Ausmaß harmonischer Frequenzbeziehungen als ein quantitatives Korrelat des skalierten ästhetisch-affektiven Urteils über das emotionale Musikerleben. Der rhythmisch betonte „Bolero“ von Maurice Ravel förderte zusätzlich die zum Ostinato-Rhythmus zeitgleichen 45- bis 50-Sekunden-Schwankungen in der Frequenz des Atem-, Herz- und Sakkadenrhythmus.

Folgende Befunde sprechen dafür, daß die akustische Harmonie-Empfindung auf untersetzten (subharmonischen) Frequenzsynchronisationen von Fremd- und

Eigenerregungen in Neuronenpopulationen der Hörbahn beruhen: Bei Darbietung von Tönen wird die Periode der Sinusschwingung in den neuronalen Entladungen widergespiegelt, wobei insofern eine Veränderung auftritt, als in den Schaltkernen der Hörbahn die Entladungsfrequenz relativ zur Tonfrequenz immer mehr untersetzt wird. Auf diese Weise werden z. B. Tonfrequenzen gesprochener Worte von 700 Hz entsprechend einer Periode von 0,14 ms auf dem Wege zum Nucleus colliculus inferior des Mittelhirndachs in den Periodenbereich von 10 bis 30 ms transformiert (Rose 1970).

Nun finden sich in diesen Kerngebieten spontanaktive Neurone mit einer Eigenperiodik im gleichen Periodenbereich (10 bis 30 ms), so daß die Hypothese einer Koinzidenzmessung naheliegt (Keidel). Danach sollen die spontanaktiven Neuronen als Zeitgeber fungieren, die selbst oder vermittels einer schallaktivierten Koinzidenzzelle maximale Erregung oder Hemmung bewirken. Bei einer derartigen Koinzidenzmessung wäre zu erwarten, daß die Frequenzantwortkurve (Erregungsgröße als Funktion der Tonfrequenz) einzelner Neuronen oberhalb des Nucleus colliculus inferior nicht die für den unteren Bahnabschnitt bekannte eingipflige Form hat, sondern entsprechend den harmonischen Oberfrequenzen mehrgipflig gestaltet ist. Genau das konnte anhand von Karomustern in Verbundintervallhistogrammen belegt werden (Keidel 1971).

Die erörterten Versuchsergebnisse legen nahe, daß rhythmische und harmonische Musikeigenschaften deshalb als harmonisch und angenehm empfunden werden, weil sie zentralnervöse Erregungssequenzen auslösen, die auditorisch und neurovegetativ über exogene Koordination harmonische Zeitstrukturen fördernd beeinflussen (vgl. III.6).

Bei Experimenten zur Detektion von Zeitintervallen zwischen Lichtreizen durch Neuronen des visuellen Kortex fand Chelidze (1975) in Analogie zu den Koinzidenzneuronen der Hörbahn spezifische Detektorneuronen für Zeitintervalle von 5 und 10 Sekunden. Anhand der Spike-Aktivität (Entladungen) dieser Zeitmeßneuronen ließ sich zeigen, daß sie nur auf Lichtreize antworteten, die in 5-und 10-Sekunden-Intervallen appliziert wurden, aber nicht bei anderen Intervallen.

In den letzten Jahren wurden mit Hilfe von elektronischen Mittelungen evozierter Potentiale und Spektralanalysen Mitnahme- bzw. Synchronisationsphänomene in verschiedenen sensorischen Bereichen untersucht. Auf Grund der Existenz periodisch spontanaktiver Neuronen der Hörbahn ist zu erwarten, daß periodische Anregungen von außen zu entsprechend anhaltenden synchronisierten amplitudenüberhöhten Potentialwellen führen. Tatsächlich fanden Davis et al. (1966) nach der Auslösung auditorischer evozierter Potentiale noch über 10 Sekunden Nachpotentialschwankungen.

Für somatosensorische Projektionsfelder fanden Kusske et al. (1975) noch etwa 3,5 Sekunden nach Reizung eines Beinnerven Potentialschwankungen, die durch periodische Reizung mit spezifischen Frequenzen mitgenommen (getrieben, verstärkt, synchronisiert) werden konnten.

Rush et al. (1976) reizten bei ihren Versuchspersonen den Mediannerv des Daumens durch kurze elektrische Impulse und leiteten vom frontalen und zentralen Kortex sowie von der Vertexregion („Kopfspitze“) ab. Sie bestätigten die Oszillationen für ein 4-Sekunden-Intervall nach Reizung und fanden darüber hinaus, daß die Potentialwellen durch periodische Reizung mit Frequenzen zwischen 0,25 und 5 Impulsen/s nur bei Reizfrequenzen von 0,8, 1,6 und 3,2 Impulsen/s mitgenommen und in ihrer Amplitude verstärkt werden konnten, also bei harmonischen Frequenzen. Eine Reizung mit Impulsen in zufälligen Impulsabständen führte dagegen zu einer diffusen Amplitudenzunahme der späten Komponenten über ein breites Frequenzspektrum. Die synchronisierten Oszillatoren sind wahrscheinlich im rhythmisch spontanaktiven retikulären System zu suchen, von wo aus auch eine Beeinflussung neurovegetativer Modulationsrhythmen der Herz- und Atemfrequenz sowie sensomotorischer und kognitiver Systeme möglich ist.

Eine solche Synchronisation könnte zwei positive Konsequenzen haben:

1. Die Möglichkeit der Synchronisation und Verstärkung von Rhythmen der Leistungsbereitschaft und der Leistungsfähigkeit mit Anforderungsrhythmen im Arbeitsprozeß und
2. eine Verstärkung der internen Synchronisation von Funktionsrhythmen, was zur Verbesserung von Leistungsvoraussetzungen führen könnte.

Betrachten wir zunächst die naheliegende Möglichkeit einer exogenen Verstärkung des Alpha-Rhythmus durch sinusförmig im 10-Hz-Rhythmus moduliertes Licht. Tatsächlich läßt sich auf diese Weise eine Verstärkung und Stabilisierung des Alpha-Rhythmus feststellen, was durch gleichfrequente Lichtblitzreizung nicht gelingt (Townsend et al. 1975). Das Ergebnis legt nahe, daß derartige frequenzstabilisierende Wirkungen nicht durch Überlagerung ausgelöster Potentiale auf die EEG-Hintergrundsaktivität zustande kommt, sondern daß sinusmoduliertes Licht die Alphawellen durch echte Phasenkopplung mit subkortikalen Alpha-Generatoren (thalamischen Schrittmachern) innerhalb des 9- bis 11-Hz-Frequenzbereiches mitnehmen kann (vgl. I.1, 17.2.). Eine Frequenzstabilisierung bzw. Alphawellen-Mitnahme wurde auch innerhalb eines Biofeedback-Paradigmas beschrieben (Rouse et al. 1975).

Auf die exogene Mitnahme von Rhythmen mit Perioden im Minutenbereich gehen wir im nächsten Abschnitt und besonders in I.1.12. ein.

1.7. *Nachweis circaminutenrhythmischer Modulation des Kurzzeitgedächtnisses*

Wir stellten uns vor 10 Jahren die Frage, ob die postulierten rhythmischen Modulationen von Spontanaktivitäten und Leistungsvoraussetzungen im Zentralnervensystem durch eine synchrone Anforderungsrhythmik nachgewiesen werden könnten. Wir entschieden uns wieder für die Analyse der Kurzzeitgedächtnisleistung von 10stelligen Zahlen. Durch eine sinusförmige Modulation der Darbietungsintervalle für 10stellige Zahlen versuchten wir eine Anpassung der Eingaberhythmik der Darbietungsfolge an die zentralnervöse Prozeßrhythmik über eine Resonanzüberhöhung in der Leistung zu erhalten. Das folgende Schema 1 zeigt als Beispiele zwei sinusförmig modulierte Eingaberhythmen (die Punkte markieren die Zahlendarbietung: z. B. 78410 62958, die Kreuze die sofortige Reproduktion aus dem unmittelbaren Gedächtnis); die Intervalle sind nur zur Veranschaulichung ordinatenwärts aufgerichtet.

Die Frequenzen wurden über die Abstände systematisch variiert, die Häufigkeit der Zahlen pro Minute jedoch konstant gehalten. Es zeigte sich sehr bald, daß der Versuch infolge der Unkenntnis der Vorzugsfrequenzen und Phasenlage vermuteter endogener zentralnervöser Periodizitäten mißlingen mußte. Abgesehen von der Aufwendigkeit des Verfahrens ergaben sich schon in Vorversuchen intervallabhängige Interferenzen durch proaktive und retroaktive Hemmung, die zwar Schlußfolgerungen über die Speichercharakteristik von wiederholt dargebotenem Zahlenmaterial ermöglichten (Kirmse und Sinz 1968), hinsichtlich der genannten Zielstellung jedoch die Methode als ungeeignet erscheinen ließen. Wir gingen daher den umgekehrten Weg, gaben die Zahlen nicht als sinusförmige Eingangsfunktion, sondern in stochastischen Abständen und suchten mit Hilfe der Autokorrelationsanalyse in der Ausgangsfunktion, also in der Zeitreihe der Reproduktionsleistungen, nach eventuellen Periodizitäten.

Die hierzu und zu weiteren in dieser Arbeit dargestellten Untersuchungen verwandten Methoden sollen im folgenden kurz dargestellt werden.

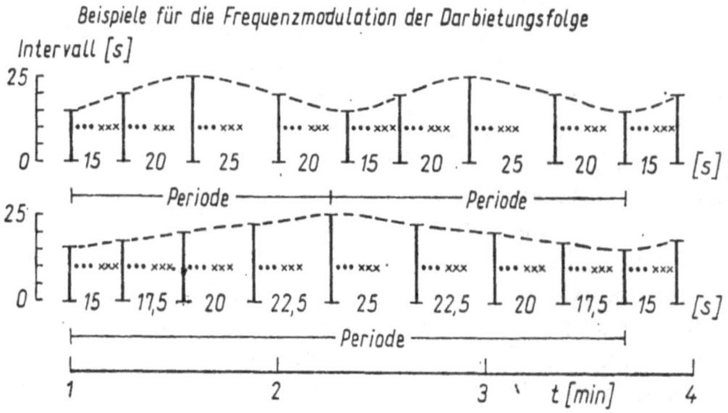

Schema 1

1.7.1. *Autokorrelationsfunktion*

Das Analysenverfahren besteht darin, daß eine Zeitfunktion $x(t)$ gegen sich selbst mit wachsendem τ verschoben und mit sich selbst multipliziert wird: $x(t) \cdot x(t - \tau)$ (Schema 2). Der zeitliche Mittelwert aller Funktionswertprodukte wird bei dem τ-Wert am größten sein, bei dem periodische Elemente der Zeitreihe phasengerecht übereinanderliegen.

Dieser Maximalwert ergibt sich bei $\tau = 0$ als quadratischer Mittelwert der Zeitreihe:

$$\psi_{xx}(0) = \lim_{T \to \infty} \frac{1}{2T} \int_{-T}^{+T} x^2(t)\, dt = \overline{x^2(t)}.$$

Die Werte der Zeitreihe werden an jeder Stelle dt quadriert, über alle dt vom Zeitpunkt $-T$ bis $+T$ aufsummiert und durch $2T$ dividiert. Die folgenden Werte für $\tau \neq 0$ werden nach dem gleichen Schema gewonnen, wobei die Zeitreihe in gleichen Abständen schrittweise um ein wachsendes τ verschoben wird und jedesmal die Berechnung der Produktmittelwerte erfolgt. Ihre Auftragung als Funktion von τ ergibt die Autokorrelationsfunktion.

Wählen wir als anschauliches Beispiel eine sinusförmige Funktion

$$s(t) = s_0 \cdot \sin(\omega t - \varphi),$$

deren Verlauf in Abbildung 3a zusammen mit der Funktion $s(t - \tau)$ dargestellt ist. Dabei ist s_0 die Amplitude der Schwingung und ω die Kreisfrequenz ($\omega = 2\pi f$). Im Fall $\tau = 0$ überdecken sich beide Kurven vollständig. Es ist klar, daß sich hier ein Maximum an Kohärenz der Kurvenzüge ergeben muß. Die Werte der Autokorrelationsfunktion für $\tau \neq 0$ können also nicht größer sein als der Nullwert:

$$|\psi_{xx}(\tau)| \leqq \psi_{xx}(0).$$

Verschiebt man eine der beiden Kurven entlang der Zeitachse um τ Zeiteinheiten, so nimmt der innere Zusammenhang zunächst ab. In unmittelbarer Nähe von $\tau = 0$ ist der statistische

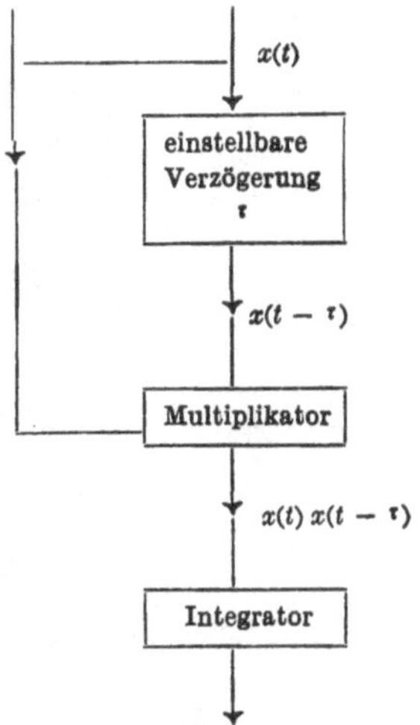

$$\sim \frac{1}{2T} \int_{-T}^{+T} x(t)\, x(t - \tau)\, dt$$

Schema 2: Prinzipielle Anordnung zur Berechnung der Autokorrelationsfunktion

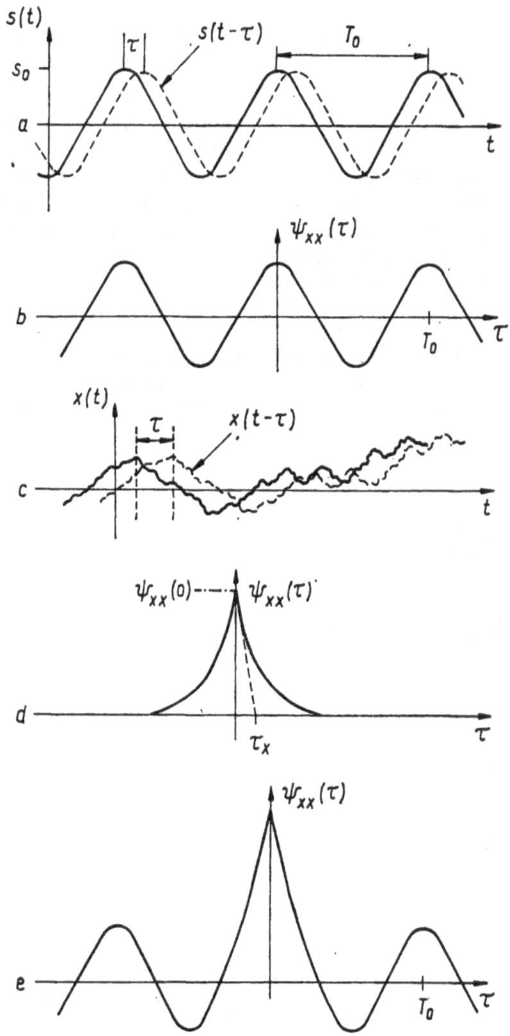
s(t)
τ
s(t-τ)
T_0
s_0
a
t
$\psi_{xx}(\tau)$
b
T_0
τ
x(t)
τ
x(t-τ)
c
t
$\psi_{xx}(0)$
$\psi_{xx}(\tau)$
d
τ_x
τ
$\psi_{xx}(\tau)$
e
T_0
τ

Zusammenhang zwischen $x(t - \tau)$ und $x(t)$ noch sehr eng. Bei einer Verschiebung um $1/4T_0$ entsprechend einer Phasenwinkeldifferenz von $\varphi = 90°$ besteht vollständige Inkohärenz ($\psi_{xx} = 0$). Bei $\tau = 1/2T_0$ besteht eine maximal negative Korrelation, nach einer vollen Periode T_0 oder allgemein nach $\tau = n \cdot T_0$ ($n = 1, 2, \ldots$) Zeiteinheiten tritt die maximale Kohärenz genau wie bei $\tau = 0$ erneut auf, weil sich die Kurven infolge der Periodizität für ganzzahlige Vielfache der Periodendauer wieder vollständig überdecken (Abb. 3b).

Je nach Vorzeichen und Betrag von $\psi_{xx}(\tau)$ ergibt sich für die Resultierende eine Verstärkung, Schwächung oder Auslöschung. Bei harmonischen Signalen erhält man ein periodisches Bild, bei rein stochastischen Signalen eine aperiodische Form. Wie die Autokorrelationsfunktion eines sinusförmigen Vorgangs zeigt, bleibt die Frequenzinformation erhalten. Man kann die gleiche Überlegung für verschiedene Anfangswinkel φ anstellen und wird finden, daß die vollständige Überdeckung der Kurven unabhängig von dem Phasenwinkel immer bei $\tau = n \cdot T_0$ auftritt. Die Schwingung im τ-Bereich hat also die gleiche Periodizität wie die Schwingungen im Zeitbereich. Die Frequenz- und Amplitudeninformation bleiben wegen $\psi(\tau) = \psi(0) \cos \omega\tau$ mit $\psi(0) = x_{\text{eff}}^2$ erhalten. Dagegen ist die Phaseninformation verloren gegangen, d. h., daß $\psi(\tau)$ nicht nach $x(t)$ auflösbar ist bzw. auf die Phasenbeziehung oder den zeitlichen Verlauf der Zeitfunktion nicht rückgeschlossen werden kann.

Aus dem exponentiellen Abklingverhalten kann auf den inneren Zusammenhang eines stochastischen Vorgangs geschlossen werden. Bei rein stochastischem Verlauf ist die Zeitkonstante (Kohärenzzeit) des exponentiellen Abfalls in der Autokorrelationsfunktion sehr klein; beim sogenannten weißen Rauschen gleicht die Autorkorrelationsfunktion einem Dirac-Impuls (vgl. Abb. 5e). Im psychophysiologischen Bereich treten weder

←

Abb. 3. a) Verschiebung der Sinusfunktion $s(t) = s_0 \cdot \sin(\omega t - \varphi)$ um τ. Die zeitverschobene Funktion $s(t - \tau) = s_0 \cdot \sin[\omega(t - \tau) - \varphi]$ wird bei schrittweise wachsendem τ mit $s(t)$ autokorreliert.

b) Autokorrelation zu $s(t)$

c) stochastisches Signal $x(t)$ und zugehöriges zeitverschobenes Signal $x(t - \tau)$

d) zugehörige Autokorrelationsfunktion

e) schematische Darstellung einer Autokorrelationsfunktion eines komplexen Signals, das aus einem periodischen (a) und stochastischen Anteil (c) besteht (nach Sinz 1978a).

rein periodische noch rein stochastische Funktionen auf. Hier sind harmonische Anteile immer von zufälligen Komponenten überlagert.

In Abbildung 3e ist eine typische Autokorrelationsfunktion aufgetragen, die als resultierende einer periodischen (Abb. 3b) und einer stochastischen Funktion (Abb. 3d) verstanden werden kann. Biologische bzw. psychophysiologische Zeitreihen enthalten außerdem zahlreiche amplitudendifferente Periodizitäten mit nichtstationären Phasen. Die höherfrequenten Schwingungen und Phasensprünge verstärken effektiv den Rauschanteil und vermindern die Größe des Autokorrelationskoeffizienten der interessierenden Periodik für $\tau \neq 0$.

Die exakte Definitionsgleichung der Autokorrelationsfunktion verlangt den Grenzübergang $T \to \infty$, der sich jedoch in der Anwendung nicht realisieren läßt. Unter der Voraussetzung der Analyse eines periodischen Vorgangs kann darauf verzichtet werden. Wegen des stochastischen Anteils ist die in der Praxis angewandte Kurzzeit-Korrelationsanalyse jedoch nur als ein Näherungsverfahren zu betrachten. Sie hat sich allerdings zur Zeitreihenanalyse auch in der Biologie, Medizin und Psychologie bewährt (Sinz 1973, Sinz und Tomaselli 1977). Die einfache Formel lautet demnach

$$\psi(\tau) = \frac{1}{T} \int_0^T x(t) \cdot x(t + \tau) \, dt .$$

1.7.2. Kreuzkorrelationsfunktion

Zur Bewertung des gegenseitigen statistischen Zusammenhanges der Signale $x(t)$ und $y(t)$ kann man die Kreuzkorrelationsfunktion als zeitlichen Mittelwert ohne Kenntnis der Verbundverteilungsdichte unmittelbar aus den Signalen als Funktion von τ berechnen:

$$\psi_{xy}(\tau) = \lim_{T \to \infty} \frac{1}{2T} \int_{-T}^{+T} x(t) \cdot y(t + \tau) \, dt .$$

Im Gegensatz zur Autokorrelationsfunktion handelt es sich hier um eine Funktion, die keine Symmetrie aufweist:

$$\psi_{xy}(\tau) \neq \psi_{xy}(-\tau).$$

Für $\tau = 0$ folgt aus der Definitionsgleichung der Produktmittelwert

$$\psi_{xy}(0) = \lim_{T\to\infty} \frac{1}{2T} \int_{-T}^{+T} x(t) \cdot y(t)\, dt = \overline{x(t) \cdot y(t)}.$$

Bei der Kreuzkorrelationsfunktion periodischer Zeitfunktionen gibt der Abstand des benachbarten Maximums zu $\tau = 0$ die Phasendifferenz zwischen den Signalen $x(t)$ und $y(t)$ wieder (Abb. 4).

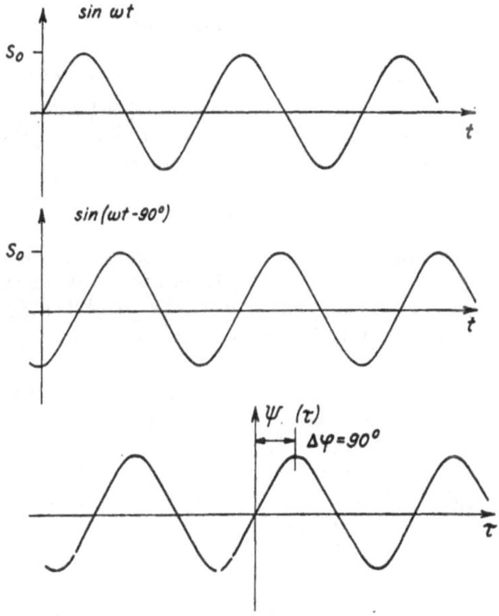

Abb. 4. Kreuzkorrelationsfunktion zweier sinusförmiger Signale $s(t) = s_0 \cdot \sin \omega t$ und $s(t) = s_0 \cdot \sin(\omega t - \varphi)$, wobei die Phasendifferenz $\Delta\varphi$ gleich $\frac{\pi}{2} = 90°$ beträgt (nach SINZ 1978a).

Wie bei der Autokorrelationsfunktion so kann man auch hier nicht auf den zeitlichen Verlauf der Signale $x(t)$ und $y(t)$ rückschließen. Ein wesentlicher Vorteil besteht darin, daß neben der Frequenzinformation noch die Phasenbeziehung zwischen den analysierten Vorgängen gewonnen wird.

1.7.3. Spektralanalyse

Neben der Berechnung der Korrelationsfunktion ist auch eine Analyse von Zeitreihen nach FOURIER möglich.

Eine Funktion $x(t)$ kann grundsätzlich als Überlagerung von Sinus- und Cosinus-Schwingungen unterschiedlicher Amplitude und Frequenz angesehen werden:

$$x(t) = \sum_{n=0}^{\infty} a_n \cdot \cos(n\omega_0 t) + b_n \cdot \sin(n\omega_0 t).$$

Handelt es sich um eine periodische Funktion $x(t)$, deren Frequenz in einem ganzzahligen Verhältnis zu ω_0 steht, so sind zur Beschreibung nur endlich viele Sinus- und Cosinus-Wellen erforderlich. Anderenfalls erhält man ein ganzes Spektrum von harmonischen Wellen mit unterschiedlichen Amplituden. Die Amplitude kann in komplexer Form nach folgender Formel bestimmt werden: $G(f) = \int_{-\infty}^{+\infty} x(t) \cdot e^{-i2\pi ft} \, dt$.

Als Bandbreite des Spektrums wird im allgemeinen der Frequenzbereich definiert, in dem die Amplitude auf ihren halben Maximalwert abgefallen ist. Aus dem Amplitudenspektrum $|G(f)|$ läßt sich durch Multiplikation das Leistungsspektrum gewinnen: $S(f) = |G(f)|^2$

Als Dimension des Leistungsspektrums ergibt sich das „Amplitudenquadrat je Frequenzeinheit", was die Dimension einer Energie darstellt (deshalb auch Energie- oder Leistungsspektrum). Es gilt die Reziprozität von Zeit- und Spektralgrößen: Je breiter die Bandbreite des Vorgangs ist, um so kleiner ist die Korrelationsdauer im Zeitbereich. Somit kann man auf Grund des Leistungsspektrums auf die spektrale Charakteristik der Zeitreihe schließen (Abb. 5).

Neben der Berechnung des Leistungsspektrums über das Amplitudenspektrum führt ein zweiter Weg über die Autokorrelationsfunktion (Abb. 6).

Nach dem WIENER-CHINTCHIN-Theorem läßt sich das Leistungsspektrum als FOURIER-Transformierte der Autokorrelationsfunktion auffassen:

$$S(f) = \frac{1}{T} \int_0^T \psi(\tau) \cdot e^{-i2\pi f\tau} \, d\tau = F\{\psi(\tau)\}.$$

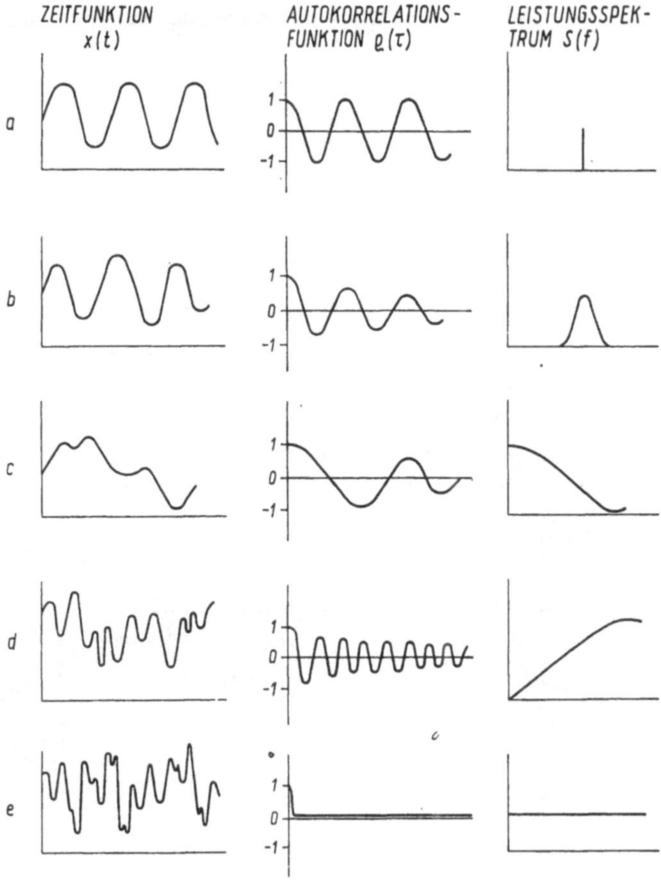

Abb. 5. Repräsentation der Frequenzinformation verschiedener Typen von Zeitreihen (links) durch die zugehörigen normierten Autokorrelationsfunktion $\varrho(\tau)$ (Mitte) und Leistungsspektren (rechts).

a) Eine sinusförmige Funktion ergibt nach Autokorrelation eine Cosinus-Funktion und das zugehörige Linienspektrum

b) Periodenvariabilität in engen Grenzen ergibt in der Frequenzdarstellung ein Schmalband

c) Dominanz niederer Frequenzen

d) Dominanz höherer Frequenzen

c) Zufallsserie, wobei im Idealfall die Leistung über alle Frequenzen gleichmäßig verteilt ist („weißes Rauschen“) (nach SINZ 1978a).

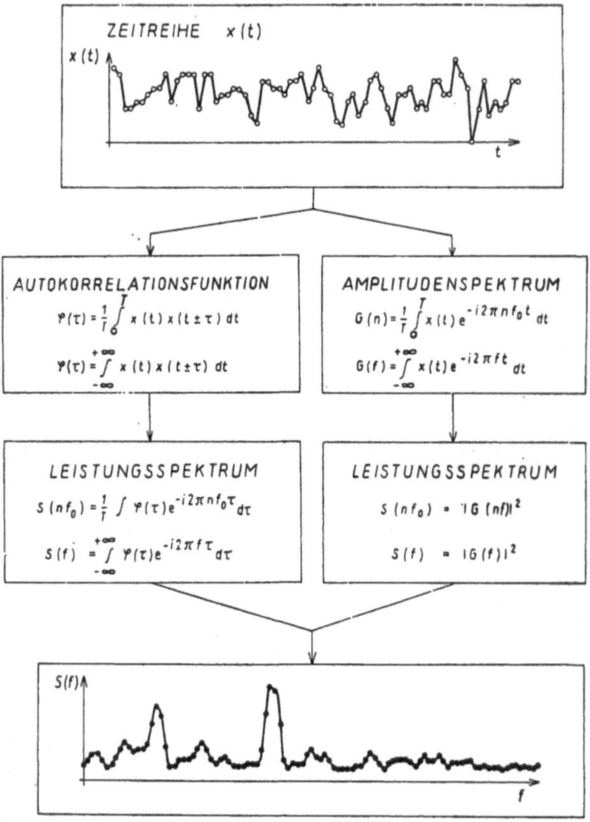

Abb. 6. Prinzipdarstellung zur Berechnung des Leistungsspektrums über die Autokorrelationsfunktion und das Amplitudenspektrum; entsprechende Ergebnisse in Abb. 14 (nach SINZ 1978a).

1.7.4. Diskretisierung und ihre Fehlermöglichkeiten

Wenn die Meßwerte in Form einer stetigen Funktion $x(t)$ anfallen, muß der Berechnung auf einem Digitalrechner eine Analog-Digital-Wandlung vorausgehen. Die Diskretisierung bringt folgende Probleme mit sich:

(1) Einer kontinuierlichen Zeitfunktion $x(t)$ entspricht eine „wahre" AKF; die aus den diskreten Meßpunkten der Zeitreihe bestimmte AKF ist dagegen eine mehr oder weniger gute Näherung (abhängig von der Art und Frequenz der Abtastung und der Länge der Registrierung).

(2) Besteht die Zeitfunktion nur aus diskreten Punkten, so ist die AKF und ein daraus abgeleitetes Frequenzspektrum nicht eindeutig, bei genügend hoher Punktfrequenz jedoch hinreichend genau bestimmt.

(3) Bei der Diskretisierung wird man mit dem „aliasing effect" (Blackman und Tukey 1958) konfrontiert. Die in gleichen Abständen registrierten Punkte können durch (unendlich viele) höherfrequente Schwingungen verursacht sein (vgl. Abb. 7, I). Es wäre wünschenswert, wenn bereits vor der Auswertung die in dem Vorgang auftretenden Maximalfrequenzen bekannt wären, um die entsprechenden Abtastintervalle wählen zu können. Dies ist jedoch bei biologischen Messungen nicht möglich; allerdings erfolgt hier meist beim Registriervorgang aus meßtechnischen Gründen eine Begrenzung des Frequenzbandes, so daß die Gefahr des „aliasing effect" nicht überbewertet werden sollte.

(4) Fehlermöglichkeiten durch mehr oder weniger willkürliche Abtastungen sind in Abbildung 7 dargestellt.

Unter Annahme einer harmonischen Schwingung und gleichmäßiger Abtastung ist der Fall B möglich, wobei die maximale Information entnommen wird. Das Abtastintervall ist hier an der oberen Grenze gewählt worden: 2 Punkte pro Periode. Im Fall C wird bei gleichen Bedingungen die Amplitudeninformation nicht voll erfaßt; im Fall G und H ist gezeigt, daß die gesamte Information verloren gehen kann, wobei der Eindruck eines konstanten Signals entsteht, in H ist außerdem die Grenzfrequenz unterschritten. Die in A gezeigte unregelmäßige Abtastung ist hinsichtlich der Informationsausbeute und Validität optimal. Sie vermeidet Mißdeutungen von Amplitude und Frequenz. Dafür steigt der Aufwand der Berechnung erheblich an,

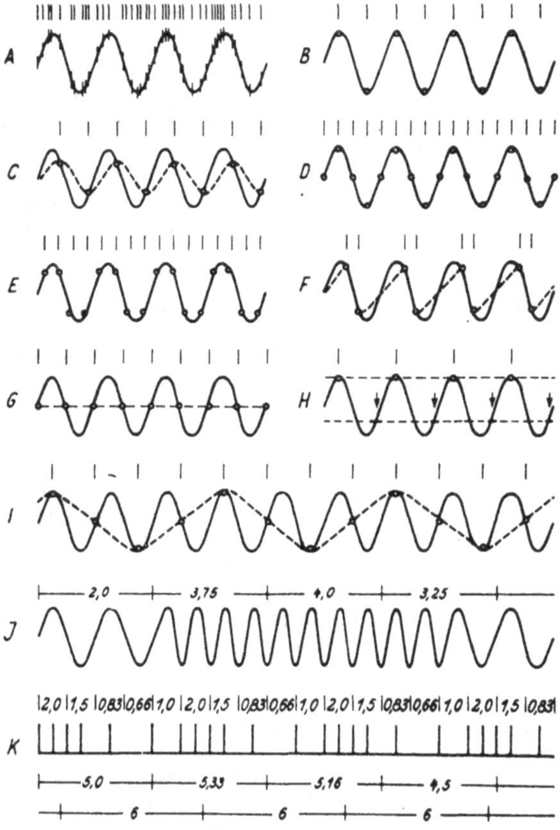

Abb. 7. Darstellung verschiedener Abtastmodi und der dabei auftretenden Fehler bei der diskreten Repräsentation eines stetigen sinusförmigen Signals:

A: Optimal häufige, stochastische Abtastung

B, C: Mindestfrequenz der Abtastung; in C ist die Amplitudeninformation eingeschränkt, die Phase verschoben (ohne Relevanz für die Validität in der normierten AKF)

D, E: von uns zumeist verwendeter äquidistanter und genügend frequenter Abtastmodus

F: stoßweise bzw. „burst"-förmige Abtastung;

und die Auswertung wird komplizierter, wenn in den Rechner letztlich zeitlich äquidistante Meßwerte eingegeben werden müssen. Von uns wurde in der Regel ein dem Typ D analoges Abtastprinzip angewandt. In J und K sind die Schwierigkeiten skizziert, bei frequenzmodulierten Prozessen ein geeignetes Abtast- bzw. Auswerteintervall zu finden; es spielt z. B. bei der Erfassung der Modulationsrhythmen von Atem- und Herzfrequenz eine Rolle. Zweckmäßig ist auch hier eine hohe Abtastfrequenz bei hoher Genauigkeit. (Die R-R-Intervalle oder Atemexkursionen müssen auf Bruchteile genau erfaßt werden, so wie es die obere Auswertung in Abb. 7K zeigt.)

1.7.5. Anwendungskriterien und „statistische Sicherheit" der Frequenz- und Leistungsdarstellung

Stellen die Zeitreihen Folgen von gegenseitig unabhängigen Punkten dar, die jeweils Normalverteilungen genügen, so kann der Korrelationskoeffizient mittels des χ^2-Tests auf seine „statistische Sicherheit" geprüft werden. Die Zahl der Freiheitsgrade beträgt dabei $n - 2$ mit n = Anzahl der Punktpaare.

←

G: niederfrequente Abtastung wie in B und C mit zufälliger Nivellierung des periodischen Signals;

H: zwei Beispiele halber minimaler Abtastfrequenz (Striche oder Pfeile), die ebenfalls zufällig zur Nivellierung führen;

I: halbe minimale Abtastfrequenz $\left(\frac{1}{2} f_0\right)$, die zu einer artifiziellen subharmonischen Schwingung der dreifachen Periode führt (aliasing effect). Für diesen relativ häufigen Fehlertyp sind unzählig viele Varianten denkbar, je nach dem Verhältnis von Abtastabstand Δt und der realen Periode T;

J, K: von uns gebräuchliche äquidistante Abtastung eines periodisch frequenzmodulierten Prozesses, z. B. der Atemfrequenz (J) und der Herzfrequenz (K); vgl. auch Abb. 14 und 15. Auch hierbei ist eine hinsichtlich der Frequenz adäquate Abtastung zu wählen (obere Zahlenreihe in K), zu große Abtastintervalle liefern keine Nivellierung (untere Zahlenreihe) wie Typ (H) oder eine scheinbare, in Wirklichkeit frequenzgeteilte Repräsentation der den Herzrhythmus überlagernden Schwingungen (mittlere Zahlenreihe, bei Diskretisierung in einem Verhältnis von $\Delta t/T \approx \frac{5}{6}$, entspricht Typ I) (nach SINZ und TOMASELLI 1977).

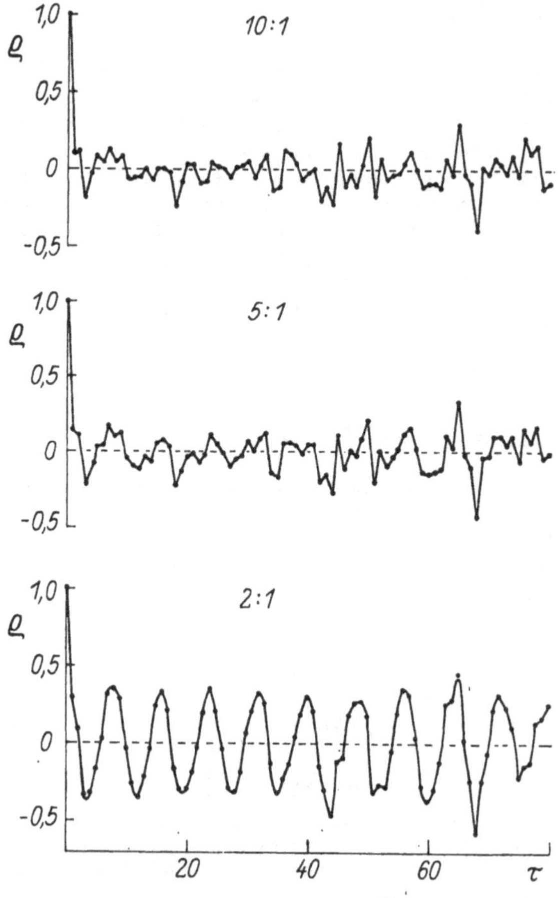

Abb. 8a. Die periodische Funktion $x(t) = \sin \frac{\pi}{4} t$ (Zeitreihe: 150 Werte) wurde in unterschiedlichen Amplitudenverhältnissen mit Zufallsreihen überlagert und die Kurzzeit-Autokorrelation mit τ_{max} von 80 Werten berechnet. Sowohl in der normierten AKF $\varrho(\tau)$ als auch im Leistungsspektrum $S(f)$ ist bei einem Signal-Rausch-Verhältnis von 1:5 bzw. einem entsprechenden Leistungsverhältnis von 1:25 die Frequenz bzw. Leistung hinreichend repräsentiert (bei einer Periode von 8 Werten gilt: $f_{peak} = 0{,}25 f_0$, wobei f_0 die Grenzfrequenz darstellt) (nach SINZ und TOMASELLI 1977).

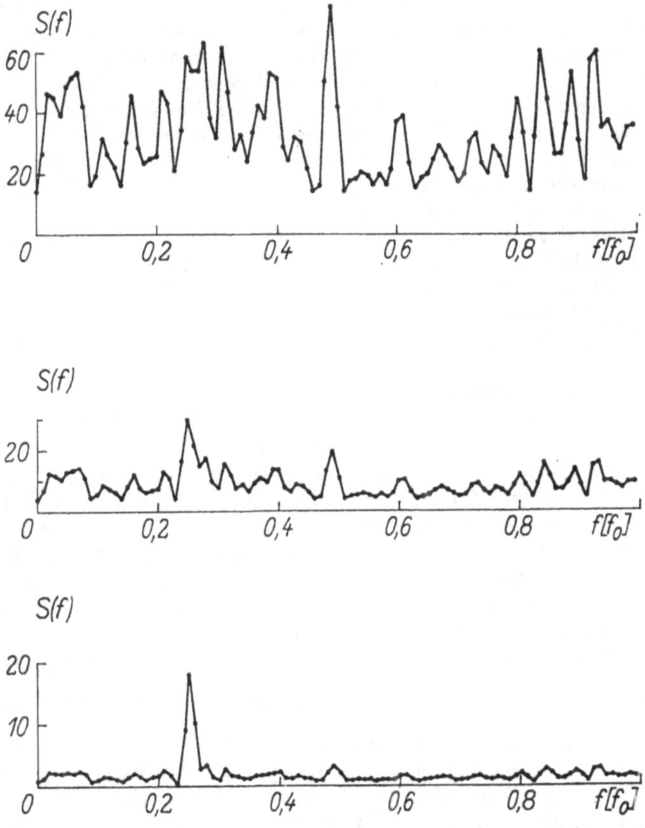

Abb. 8a.

Diese Berechnung läßt sich auch für die Korrelationsfunktion ausführen, wenn man den Wert der Funktion für jedes τ als Korrelationskoeffizient auffaßt. Man bekommt damit eine Aussage, ob die Korrelationsfunktion beim jeweiligen τ-Wert „signifikant" von Null verschieden ist. Es sei bemerkt, daß es einen echten Signifikanztest für die Spektraldarstellung nicht gibt.

Weiterhin interessiert, ob die im Leistungsspektrum auftretenden Spitzen real vorhandenen Frequenzen entsprechen.

Eine Möglichkeit besteht darin, die KKF zwischen der Zeitreihe und einem Kosinus der interessierenden Frequenz zu berechnen. Der Maximalwert bei einer bestimmten Verzögerung wird mit Hilfe der χ^2-Tabelle auf „Signifikanz" geprüft. Es müssen also bei der Berechnung der KKF die beiden Funktionen schrittweise um eine Periode gegeneinander verschoben werden.

Eine andere, weniger aufwendige Möglichkeit der „Signifikanzbestimmung" besteht in der Korrelation der AKF und des Kosinus der aus dem Spektrum ermittelten Frequenz.

Für hinreichende Sicherheit in der praktischen Anwendung sollte als Kriterium gelten, daß in der AKF die längste Periode mindestens dreimal vorhanden ist. T sollte dann mindestens $2\tau_{max}$ betragen und etwa 100 Registrierpunkte enthalten. Damit entfielen auf die längste Periode etwa 16 Registrierpunkte.

Durch Überlagerung eines periodischen Signals mit unterschiedlichen Rauschanteilen kann man praktisch die Grenzen der Frequenzerkennbarkeit bestimmen.

In Abbildung 8a sind AKF und Spektren für Amplitudenverhältnisse der Rausch- und Sinuskomponente von 10:1, 5:1 und 2:1 dargestellt. Man erkennt, daß sich bei einem Amplitudenverhältnis von 5:1 (d. h. einem Leistungsverhältnis 25:1) die Frequenzspitze im Spektrum bereits heraushebt. Hingewiesen sei auf den starken Abfall der AKF bei $\tau = 0$, der durch den Rauschanteil hervorgerufen wird.

Ein ähnliches Experiment ist in Abb. 8b gezeigt. Die Zeitreihe (Bild oben) ist aus einem periodischen Anteil $\sin \frac{\pi}{24} t$, einem Rauschanteil in Form von Zufallszahlen zwischen ± 1 und einem linearen Trend zusammengesetzt. Man kann sich vorstellen, daß ein schwächerer Trend oder eine geringere Schwingungsamplitude nicht unbedingt erkennbar sein müssen. Der lineare Trend liefert eine AKF der Form $(T - \tau)^2$, d. h. einen Abfall ähnlich dem Rauschanteil. Im mittleren Teil der Abbildung 8b ist dieser Abfall und die Cosinus-Überlagerung erkennbar. Das Spektrum im unteren Teil der Abbildung zeigt, daß der Trend zu einem hohen Gleichanteil führt, der die Auswertung des Spektrums stört. Die zweite Spitze bei $0{,}041 \cdot f_{max}$ entspricht dem periodischen Anteil der Zeitreihe. Man sollte also beim Auftreten offensichtlicher Trends die Zeitreihe vorher korrigieren.

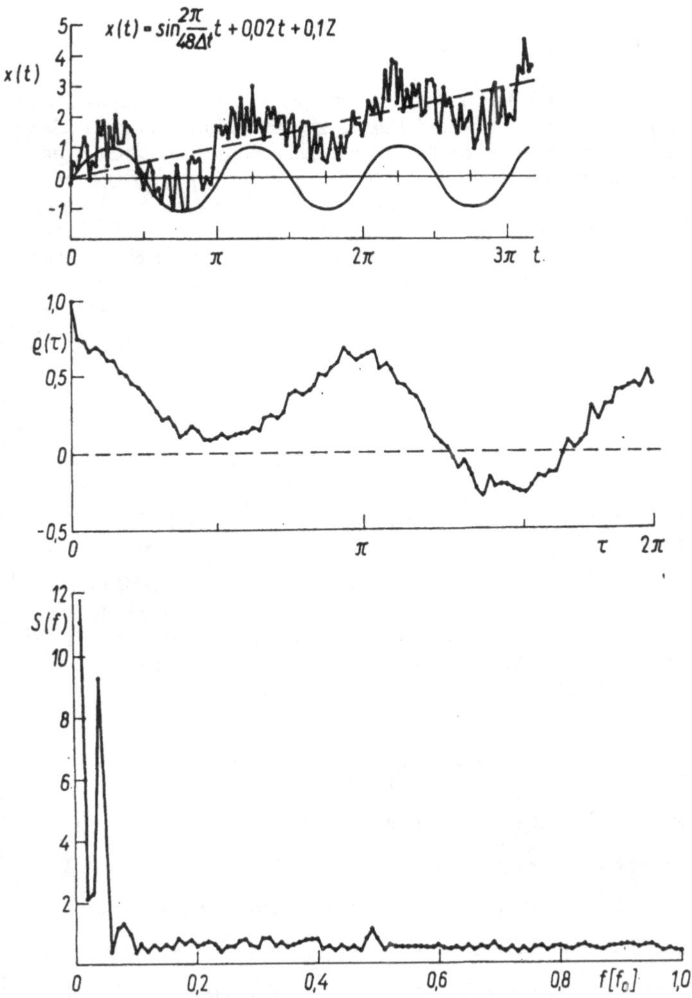

Abb. 8b. AKF $\varrho(\tau)$ und Leistungsspektrum $S(f)$ einer aus Rauschanteil, Trend und periodischer Komponente zusammengesetzten Zeitfunktion $x(t)$. Die Zufallszahlen variieren zwischen $+10$ und -10 ($0{,}1Z \rightarrow \pm 1$). In den Abszissenbeschriftungen ist statt Π T zu setzen (nach Sinz und Tomaselli 1977).

1.7.6. Programmbeschreibung

Für die EDVA R 300 wurde ein Programmpaket entwickelt, das es erlaubt, Auto- und Kreuzkorrelationsfunktion sowie das Leistungsspektrum zu berechnen. Das Programm setzt äquidistant abgetastete Zeitfunktionen voraus, deren Werte über Lochstreifen eingegeben werden. Diese Eingabewerte können vor Rechenbeginn zur Kontrolle in Zahlenform oder als Kurve ausgedruckt werden. Dabei ist eine gleitende Mittelung über maximal 9 Werte möglich. Wie die Eingabedaten so können auch die Ergebniswerte als Zahlen oder Kurven gedruckt werden. Die Auto- bzw. Kreuzkorrelationsfunktion wird berechnet nach:

$$\varrho_{xy}(n\,\Delta t) = \frac{(N-n)\sum\limits_{i=0}^{N-n} x_i y_{i+n} - \left(\sum\limits_{i=0}^{N-n} x_i\right)\left(\sum\limits_{i=0}^{N-n} y_{i+n}\right)}{\left[\left\{(N-n)\sum\limits_{i=0}^{N-n} x_i^2 - \left(\sum\limits_{i=0}^{N-n} x_i\right)^2\right\}\left\{(N-n)\sum\limits_{i=0}^{N-n} y_{i+n}^2 - \left(\sum\limits_{i=0}^{N-n} y_{i+n}\right)^2\right\}^{\frac{1}{2}}\right]}.$$

Dabei ist N die Gesamtzahl der Eingabewerte ($N\Delta t = T =$ Gesamtlänge der Zeitreihe), $n\,\Delta t =$ Verschiebung τ; Δt wird intern als 1 angesehen. Entsprechend den Abtastverhältnissen muß die Zeit- und Frequenzskala umgerechnet werden.

Aus der Autokorrelationsfunktion ψ_{xx} erhält man das Leistungsspektrum wie folgt:

$$S(f_{\max} \cdot k) = \sum_{i=0}^{\tau_{\max}} \cos(\pi i k) \cdot \varrho_{xx}(i\,\Delta t),$$

wobei k die Frequenz in Einheiten der Nyquistschen Maximalfrequenz $f_{\max} = \frac{1}{2\Delta t}$ darstellt ($f_{\max}$ wird hier identisch mit f_0 verwendet). Es ist sinnvoll, die Frequenzschritte gemäß der vorliegenden Auflösung zu wählen ($\sim \frac{1}{2\tau_{\max}}$ — siehe Ausführungen über das Spektrum einer begrenzten harmonischen Funktion). Vom Programm wird wahlweise der Bereich von $f = 0$ bis $f = f_{\max}$ in 100 gleichen Schritten abgetastet, oder es wird die untere und obere Frequenzgrenze sowie die Schrittweite eingegeben.

Das entstehende Spektrum wird durch einen Hammingfilter geglättet:

$$S_i = 0{,}23 S_{i-1} + 0{,}54 S_i + 0{,}23 S_{i+1}.$$

Zur Ermittlung von Phasenbeziehungen kann die Kreuzkorrelation der Meßreihe mit einer vom Programm erzeugten Sinus- oder Kosinus- bzw. einer Rechteck-Funktion gewünschter Frequenz berechnet werden.

Insgesamt sind folgende Auswerteversionen möglich:

1. Berechnung einer AKF,
2. Berechnung einer AKF und des Leistungsspektrums,
3. Berechnung der KKF zweier Meßreihen,
4. Berechnung der KKF und AKF zweier Meßreihen,
5. Berechnung der KKF und AKF und der Spektren zweier Meßreihen,
6. KKF mit intern erzeugter Sinus-, Kosinus- bzw. Rechteck-Funktion,
7. dasselbe mit der AKF,
8. dasselbe mit der AKF und dem Spektrum.

Bei jeder Version ist jeweils Zahlen- oder Kurvendruck der Eingabewerte und der Ergebnisse möglich.

In einem zusätzlichen Programmteil kann eine näherungsweise „statistische Sicherheit“ der Werte des Leistungsspektrums über die Berechnung des Korrelationskoeffizienten zwischen der AKF und dem Kosinus der jeweiligen Frequenz — unter Einbeziehung der χ^2-Tabelle — ermittelt werden.

1.7.7. Programmerprobung und Zuverlässigkeit

Als Beispiel sind in Abbildung 8c die AKF, das Leistungsspektrum und die Korrelationskoeffizienten zwischen der AKF und dem Kosinus als Funktion der Frequenz im Spektrum dargestellt. Es handelt sich um die synchronisierte Tagesrhythmik der Aktivität einer in engen Boxen gehaltenen Gruppe von 5 Lämmern. Die Aktivität wurde telemetrisch über Motilitätsaufnehmer registriert und in 1-Stunden-Intervallen diskretisiert. Die über der oberen Schwelle liegenden Maxima sind mit $p = 0{,}01$, die über der unteren mit $p = 0{,}05$ „signifikant“. Abbildung 65a links zeigt die Autokorrelationsfunktion

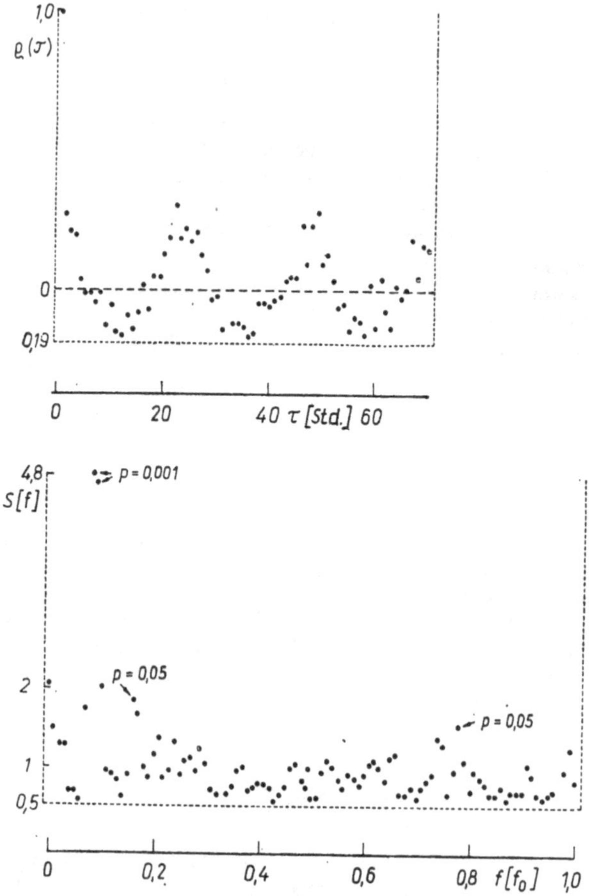

Abb. 8c. Autokorrelationsfunktion (oben) der über 4 Tage stündlich registrierten Gesamtaktivität eines Schafes, dazugehöriges Leistungsspektrum (Mitte) und Kreuzkorrelationskoeffizienten (unten) zwischen Autokorrelationsfunktion und dem Kosinus mit jeder Frequenz des Spektrums (für $\tau = 0$) zur Signifikanzbestimmung mit dem χ^2-Test. Hochsignifikant wird eine 24-Stunden-Periodik, auf dem 5%-Niveau signifikant eine 12-Stunden-Periodik und eine nicht im ganzzahligen Verhältnis dazu stehende ultradiane 2,6-Stunden-Periodik ausgewiesen (nach SINZ und SCHEIBE 1976).

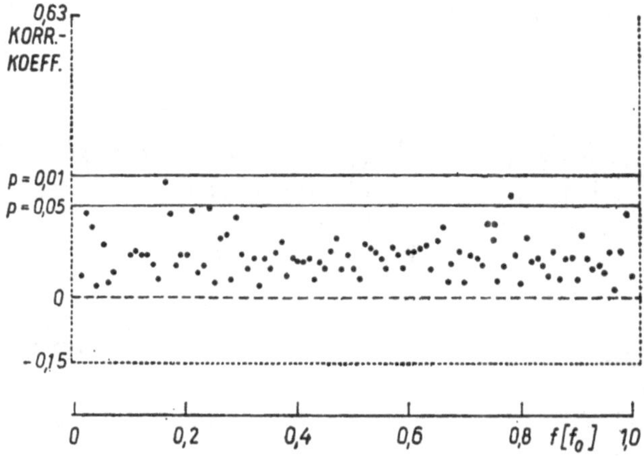

Abb. 8c.

einer sinusförmigen Zeitreihe $x(t) = \sin \frac{2\pi}{9} t$ und das zugehörige Leistungsspektrum. Die Differenz der AKF zu dem entsprechenden Kosinus und der Fehler der Frequenzdarstellung im Leistungsspektrum ist kleiner als 1%.

Nun zu den Ergebnissen, der Variationsanalyse des Kurzzeitgedächtnisses:

Die Beispiele in Abbildung 9a und b zeigen die herausgefundenen regelmäßigen kurzwelligen Schwankungen in den Reproduktionsleistungen aus dem unmittelbaren Kurzzeitgedächtnis, das damit nicht nur tagesrhythmisch, sondern auch von Schwingungen mit Perioden im Circaminutenbereich moduliert wird, wie ein Vergleich beider Korrelationsfunktionen zeigt.

Die alte Annahme einer konstanten Kanalkapazität des Kurzzeitgedächtnisses muß damit zugunsten einer dynamischen Auffassung fallen gelassen werden.

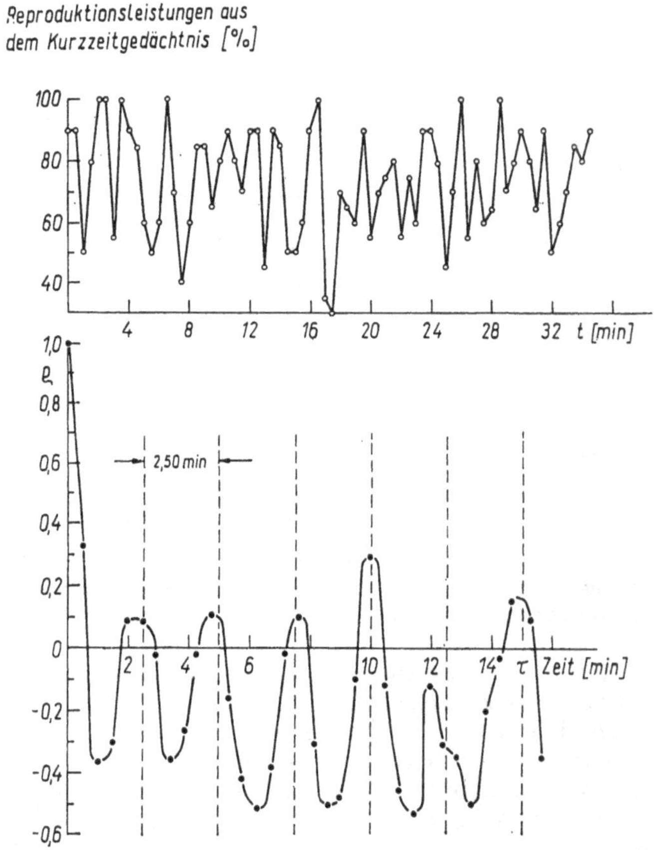

Abb. 9. Korrekte Zahlenwiedergabe (in Prozent) aus dem Kurzzeitgedächtnis und zugehörige Autokorrelationsfunktion: regelmäßige Oszillation der Wiedergabeleistung mit einer Periode von 2,5 min. Beispiel für die Testung in 30-s-Abständen. Die Schwingungen sind jedoch auch bei stochastischer Testung in Intervallen zwischen 15 und 60 s ausgeprägt vorhanden (nach SINZ und STEBEL 1970a).

1.8. Sensomotorische Reaktionszeitschwankungen im Circaminutenrhythmus

Weiterhin war wissenswert, ob die Variation der Merkleistung eine generelle Rhythmik von kognitiven und sensomotorischen Leistungsvoraussetzungen repräsentiert, ob es also nur einen einzigen circaminutenrhythmischen „Meister-Oszillator" variabler Periode gibt, der allen zentralnervös kontrollierten Funktionen das gleiche Aktivitätsmuster aufprägt, oder ob eine mehr „parlamentarische" Organisation mehrerer zu eigenen Oszillationen befähigter informationsverarbeitender Teilsysteme existiert, in deren Wechselwirkung bestimmte Systemeigenschaften zum Ausdruck kommen und die sich darüber hinaus noch durch exogene Mitnahme synchronisieren lassen.

Um diese Frage zu beantworten, mußte zunächst das Zeitverhalten weiterer zentraler Leistungen analysiert werden. Dabei bietet sich wieder die sensomotorische Reaktionsgeschwindigkeit als Testgröße an.

Im Beispiel der Abbildung 10 erkennt man bereits die simultane multioszillatorische Modulation der Reaktionsgeschwindigkeit, was einen einzigen zentralen Circaminutenoszillator der Leistungsbereitschaft ausschließt und stattdessen auf die Existenz mehrerer Oszillatoren bereits im engeren Frequenzbereich hinweist.

Ein implizites Nebenergebnis ist die Feststellung, daß sich ein Teil der Reaktionszeitstreuung als gesetzmäßiger Schwingungsprozeß erweist und auch bei einer psychologischen Dekompositionsanalyse von komplexen Reaktionszeiten nicht außer acht gelassen werden darf.

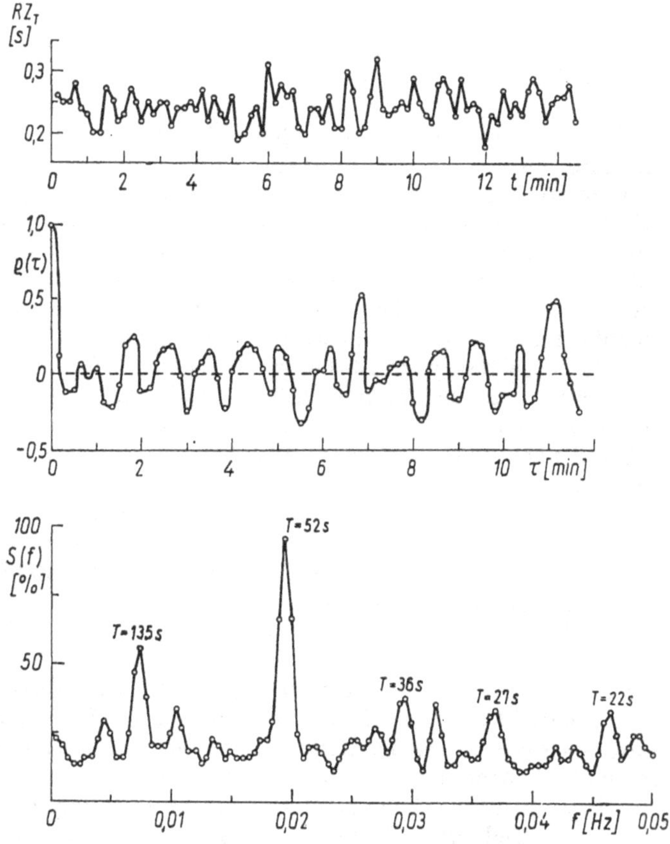

Abb. 10. Zeitserie auditomotorischer Reaktionszeiten und zugehörige Autokorrelationsfunktion. Das Leistungsspektrum wurde über den Autokorrelationskoeffizienten berechnet: Neben dem Leistungsmaximum von 0,02 Hz (entsprechend einer Periode von 52 s) finden sich noch Nebenmaxima (z. B. bei $2^1/_4$ min). Werden Cosinusfunktionen dieser Frequenzen mit leistungsanalogen Amplituden superponiert, erhält man näherungsweise die Form der Autokorrelationsfunktion zurück, d. h. daß Autokorrelationsfunktion und Leistungsspektrum eindeutig aufeinander bezogen sind (nach SINZ 1978a).

1.9. Relative und absolute Koordination von Kurzzeitspeicher- und sensomotorischen Oszillationen

Die Frage ist, ob im Zentralnervensystem mit einem chaotischen Neben- und Übereinander von Modulationsrhythmen zu rechnen ist oder ob sowohl das Ensemble von Schwingungen, das eine Funktion multipel moduliert, als auch die Oszillatoren verschiedener Funktionsrhythmen eine Tendenz zur geordneten Wechselwirkung mit dem Resultat harmonischer Frequenzverhältnisse zeigen können.

Dazu mußten opto- und auditomotorische Reaktionszeitmessungen, alternierend in einem Versuch, oder gleichzeitige Kurzspeichertestungen vorgenommen werden.

In Abbildung 11a wurde auf die Darstellung der Zeitreihen verzichtet und nur die Korrelationsfunktion aufgetragen. Es handelt sich um die gleichzeitige Testung der Reaktionszeiten auf Licht- und Tonsignale über 50 Minuten bei getrennter Berechnung in zwei Hälften. Die Autokorrelationsfunktionen der ersten 25 Minuten repräsentieren Oszillatorwechselwirkungen, die einer statistischen Beziehungsregel in Sinne relativer Koordination zu folgen scheinen. Wie die Berechnung des anschließenden 2. Teiles zeigt, haben sich die Schwingungen auf ein Frequenzverhältnis von 1:3 synchronisiert. Die Kreuzkorrelationsfunktion weist eine Phasendifferenz von etwa 1/3 Periode aus. Diese und andere Befunde (vgl. auch Teil III) über die rhythmische relative Koordination sensomotorischer Systeme legen die Frage nahe, ob sich auch eine Wechselwirkung mit dem Kurzspeichersystem nachweisen läßt.

In einem 75minütigen Versuch wurden alle 30 Sekunden 10stellige Zahlen dargeboten und zwischen der 50. und 100. Darbietung (entsprechend der 25. bis 50. Minute) fünfzigmal alternierend die Reaktionszeit auf Lichtsignale getestet. Die zwei Autokorrelationsfunktionen des mittleren Abschnitts (L II und S II) zeigen Oszillationen des

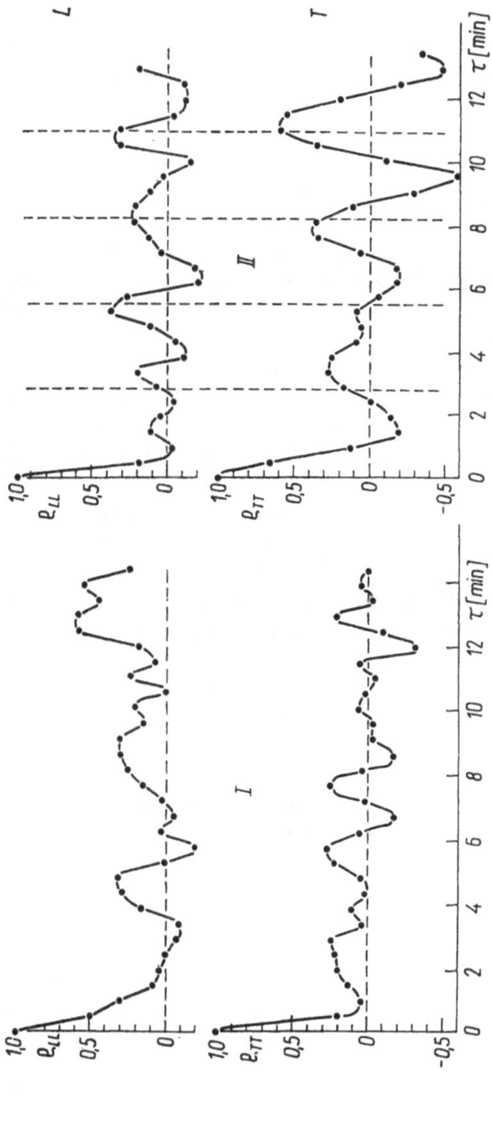
L
T
I
II
ϱ_{LL}
ϱ_{TT}
τ [min]

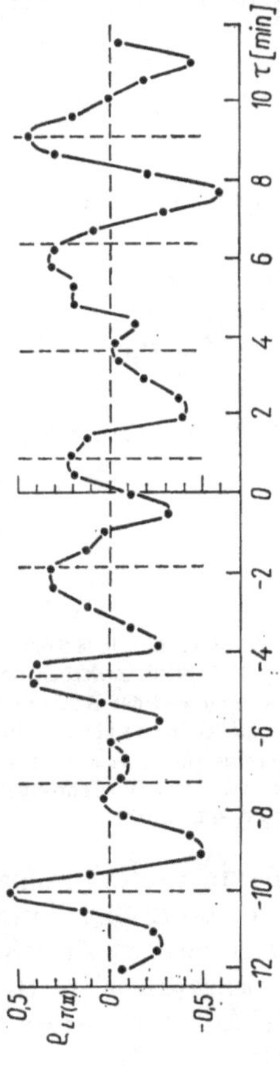

Abb. 11a. Schwingungen audito- und optomotorischer Prozesse (T und L), deren Synchronisationstendenz zur Dominanz einer gemeinsamen Modulationsfrequenz der Reaktionsgeschwindigkeit führt. Die Kreuzkorrelationsfunktion (unten) zeigt eine Phasendifferenz von etwa 120° (Differenz zwischen $\tau = 0$ und dem eng benachbarten Maximum (nach SINZ und STEBEL 1970b).

optischen Systems (L) und des Kurzspeichers (Ks) gleicher dominierender Periodik, deren Frequenzsynchronisation durch die Kreuzkorrelationsanalyse bestätigt wird (Abb. 11b).

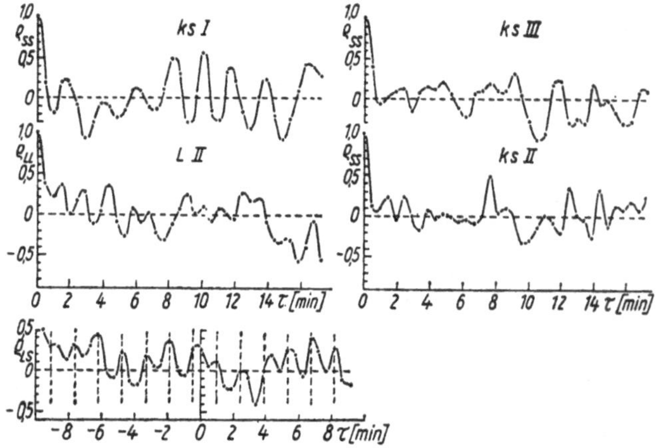

Abb. 11b. Autokorrelationsfunktion der prozentualen Reproduktionsleistung, die über 75 min zweimal pro Minute ermittelt wird. Zwischen der 26. und 50. Minute erfolgte gleichzeitig alternierend der Reaktionszeittest. Bei getrennter Berechnung in drei Teilen zeigt sich eine statistische Frequenzsynchronisation bzw. eine ausgeprägte Tendenz zur absoluten Koordination, wobei auch hier eine Phasenwinkeldifferenz nachweisbar ist (nach SINZ und STEBEL 1970b).

Dieser Alternation zwischen den Maxima und Minima von Leistungsvoraussetzungen sensomotorischer und Kurzspeichersysteme könnte ein ökonomisches Prinzip zugrunde liegen, das in einer kompensatorischen O_2-Ausnutzung des Gehirns besteht. Jedenfalls repräsentiert die Tendenz zur Frequenzsynchronisation ein Ordnungsprinzip, das nach einer großen Zahl von Analyseergebnissen folgende dynamische Eigenschaften erkennen läßt:

1. Zwei mit positiver bzw. negativer Beschleunigung aufeinander wirkende Oszillatoren stellen sich bei Syn-

chronisation auf eine zwischen ihren Eigenfrequenzen liegende Frequenz ein.
2. Die Synchronisationsfrequenz liegt näher der Eigenfrequenz des schnelleren Oszillators.
3. Bei Frequenzsynchronisation und Phasendifferenz zweier Schwinger mit stark differenzierenden Eigenfrequenzen weist in der Regel der höherfrequente ein konstantes Phasenvoreilen auf.
4. Allerdings gilt, daß bei Frequenzsynchronisation (absolute Koordination) zweier Oszillatoren die Frequenz- und Phasenbeziehungen eingestellt sind, die bei relativer Koordination nur einer statistischen Beziehungsregel folgen.

1.10. Modulation von Antriebs- und Motivationssystemen

Wenn die beschriebenen Periodizitäten auf Grund zentralnervöser Oszillatoren generiert werden, müßte eine konstante interzerebrale Stimulation eines Antriebssystems zu einem oszillatorisch modulierten neuromotorischen Verhalten führen. Verwenden wir als Indikator die vom limbischen Antriebs- und Motivationssystem abhängige Vokalisationsproduktion — dann ist ihre schwingungsphysiologische Modulation unter der Voraussetzung zu erwarten, daß die Leistungsbereitschaft und Verhaltensaktivitäten generierenden Antriebssysteme des Vorder- und Mittelhirnsystems Oszillationen unterliegen.

Die Hypothese wird anhand von stromkonstanter Reizung und Applikation einer cholinergen Substanz im Hypothalamus geprüft.

Gemeinsam mit Vasžegi und Dečsi konnten wir Schwankungen der Vokalisation mit Circaminutenperioden — z. T. bereits ohne Autokorrelationsanalyse (Abb. 12) — nachweisen. Diese auf endogen generierten hypothalamischen Oszillationen basierenden Schwankungen korrelieren mit elektrophysiologischen Gleichspannungsvariationen, wie sie von SPASKIJ et al. (1967) im Hypothalamus nachgewiesen wurden, und mit Rhythmen des Pupillendurchmessers sowie anderen sympathisch innervierter Effektoren.

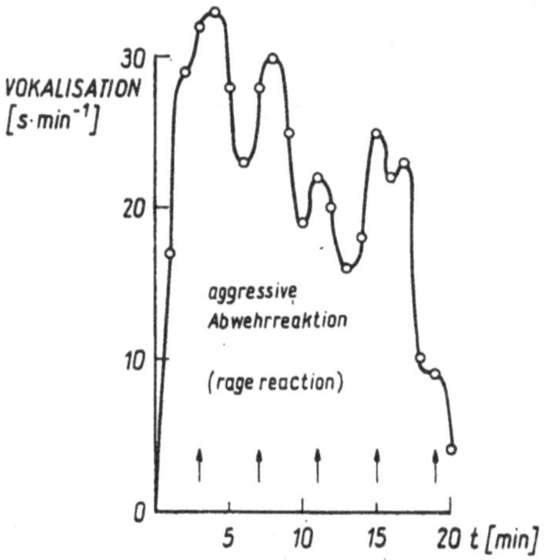

Abb. 12. Rhythmisch abklingende Vokalisation (Fauchen, Knurren) im Verlauf einer aggressiven Abwehrreaktion („Wutreaktion") mit allen Zeichen sympathischer Erregung (Blutdruckanstieg und Tachykardie) und Verhaltensmanifestationen wie Mydriasis und Piloerektion nach Injektion von 5 µg Carbamylachol in einer Menge von 0,02 mol. Phosphatpuffer in den Nucleus ventromedialis hypothalami über chronisch eingeheilte Mikrokanülen. Die Vokalisation wurde auf Tonband aufgenommen und über Impulsgeber (1 Imp./s) und Zahltrommel in Vokalisationsdauer pro Minute ausgewertet (nach SINZ 1978a).

1.11. *Circaminutenrhythmische Modulation zentralnervös kontrollierter Systeme*

Wenn die circaminutenrhythmischen Oszillatoren in subkortikalen Strukturen Antriebs- und Modulationsstrukturen modulieren, die sich in emotionalen Verhaltensäußerungen manifestieren, ist auch zu erwarten, daß untergeordnete vegetative Stellglieder durch zentralnervöse Aktivierungsschwankungen gleichfalls beeinflußt werden. Dies wäre für respiratorische und kardiovaskuläre Größen über das Atmungs- und Kreislaufzentrum in der Medulla oblongata ebenso zu erwarten wie für periphere sensomotorische Systeme, die über das neuromotorische γ-System im Sinne einer Führungsgrößenaufschaltung von der Formatio reticularis des Hirnstamms und des Kleinhirns kontrolliert werden. Solche Führungsgrößenvariationen sollten sich dann z. B. auch im Quadrizepsreflex („Kniesehnenreflex") manifestieren. Die Latenzzeiten für den „Kniesehnenreflex" wurden wiederholt über längere Zeit gemessen. Mit Hilfe der Autorkorrelationsanalyse konnten im Rauschen verborgene regelmäßige Schwankungen der Reaktionszeiten mit Perioden in der gleichen Größenordnung aufgedeckt werden, wie sie bei zentralnervösen Funktionssystemen ermittelt wurden (Abb. 13).

Um nach gleichfrequenten Modulationsrhythmen in der Herz- und Atemfrequenz zu suchen, wurden diese in 10-, 20- oder 30-Sekunden-Intervallen lückenlos diskretisiert (vgl. auch Abb. 7) und einer Korrelations- bzw. Spektralanalyse unterworfen (Abb. 14).

Bei polygraphischen Untersuchungen wurden darüber hinaus noch Kreuzkorrelationsanalysen zur Verifizierung von Synchronisationen im Circaminutenrhythmus durchgeführt. Die Abbildung 15 belegt ihre Existenz und die Möglichkeit einer Phasensynchronisation untereinander und zu dem Kurzspeichersystem, ein psychophysiologisch interessanter Befund.

In Vigilanz- und Größenschätzanalysen von Hari und Hari wurde ein 1000-Hz-Ton wiederholt in unregelmäßigen Intervallen dargeboten und die Zeitreihen der skalierten Tonintensitätsschätzungen einer Spektralanalyse unterzogen. Es resultierten Schwingungen von 60 bis 280 s, die als spontanrhythmische Änderungen der Schätzkriterien des Probanden interpretiert wurden. In Bezugnahme auf die von uns gefundenen gleichfrequenten

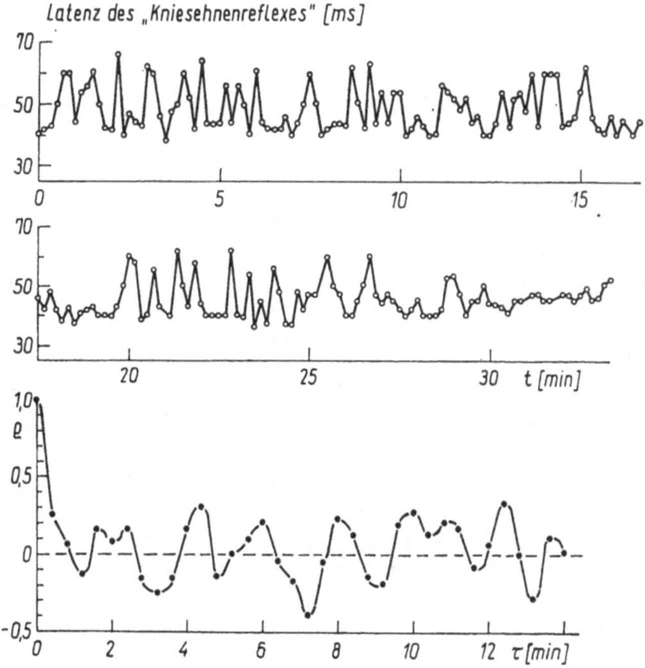

Abb. 13. Circaminutenrhythmen von in 10-Sekunden-Intervallen mechanisch ausgelösten Quadrizepsreflexzeiten (in % des Niveaus), die über 35 Minuten oszillographisch gemessen wurden (nach Sinz 1978a).

Oszillationen in der Erinnerungsleistung aus dem Kurzzeitgedächtnis (Sinz und Stebel 1970) deuteten sie beide Phänomene als Ausdruck von Vigilanzänderungen. Doch

→

Abb. 14. Normierte Kurzzeit-Autokorrelationsfunktion $\varrho(\tau)$ einer Zeitreihe der Herzfrequenz (HF). Rechts ein Vergleich der zugehörigen Leistungsspektren, die (oben) über das Amplitudenspektrum und (unten) über den Autokorrelationskoeffizienten berechnet wurden. Letzterer Weg erspart Rechenzeit und liefert zusätzlich den mathematisch äquivalenten Ausdruck der AKF (nach Sinz 1978a).

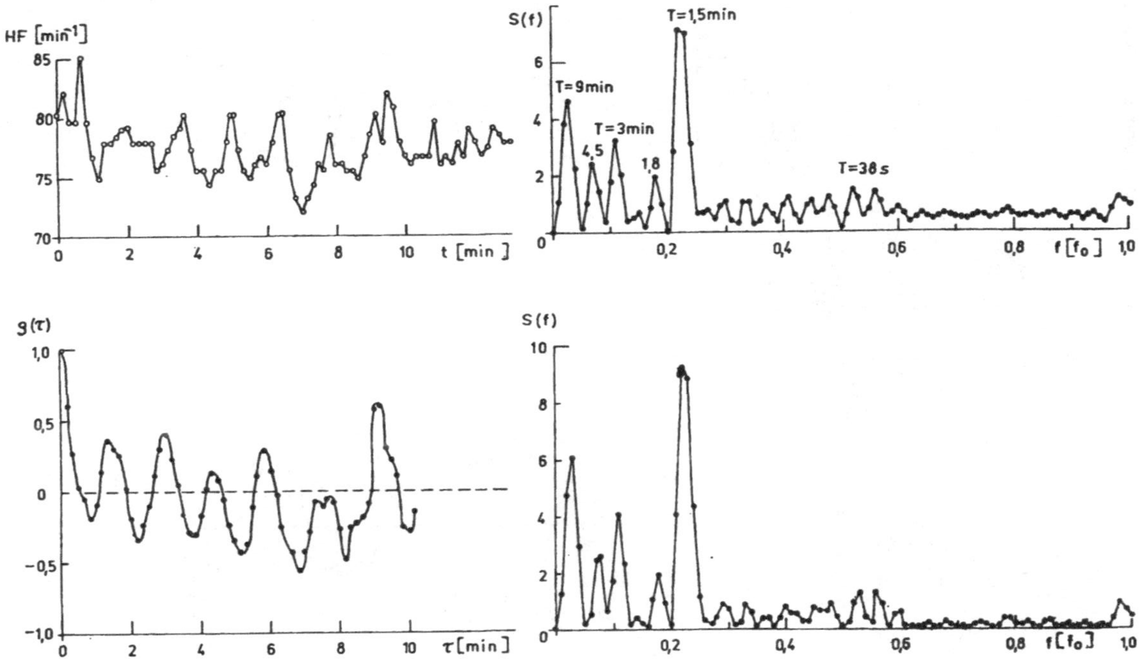

HF [min⁻¹]
85
80
75
70
0
2
4
6
8
10
t [min]
S(f)
6
4
2
0
T=9min
4,5
T=3min
1,8
T=1,5min
T=38s
0,2
0,4
0,6
0,8
f [f₀]
1,0
g(τ)
1,0
0,5
0
−0,5
−1,0
τ [min]
S(f)
10
8
6
4
2
0
0,2
0,4
0,6
0,8
f [f₀]
1,0

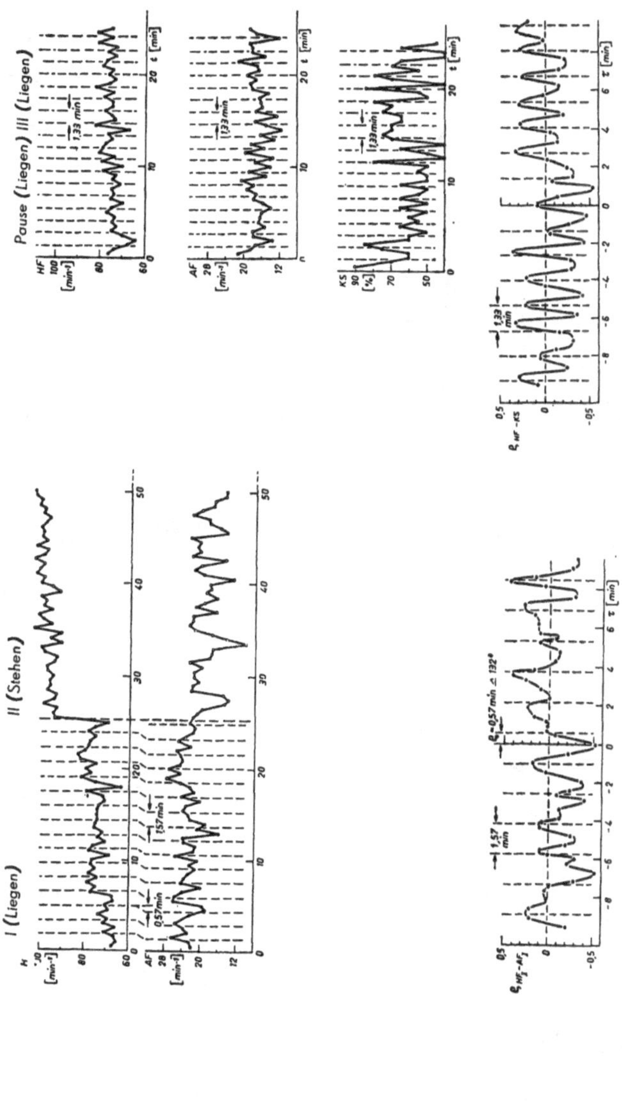
I (Liegen)
II (Stehen)
Pause (Liegen) III (Liegen)
1,57 min
0,57 min
1,33 min

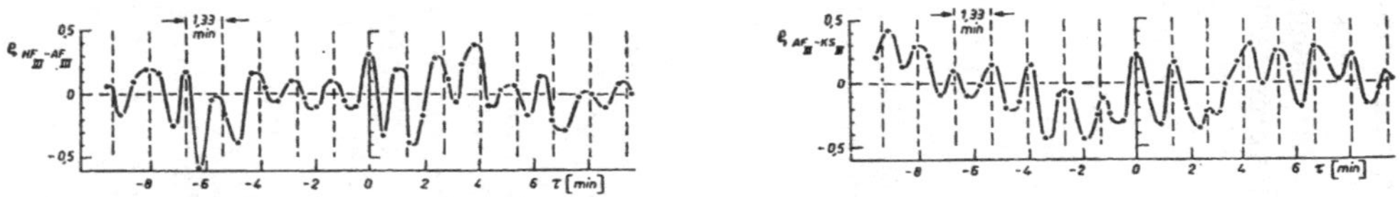

Kreuzkorrelationsfunktionen von Teil I und III

Abb. 15. Zeitreihen der Herz- und Atemfrequenz (HF und AF) eines Patienten mit Fallotscher Tetralogie (zyanotisches kongenitales Vitium: vierfache Herzmißbildung) bei einer dreiteiligen Untersuchung von jeweils 25 min im Liegen, im Stehen (orthostatische Belastung nach SCHELLONG) und nach Wiederhinlegen (hier zusätzlich die Zeitfunktion der in 30-Sekunden-Abständen geprüften Wiedergabeleistung von jeweils neuen 10stelligen Zahlen aus dem Kurzzeitgedächtnis). Die Autokorrelationsfunktionen ergaben für die Modulationsschwingungen von Herz- und Atemfrequenz übereinstimmende Perioden von 1,57 min.

Die Kreuzkorrelationsfunktion weist darüber hinaus eine Phasenwinkeldifferenz von 132° aus. Mit dem Aufstehen geht eine Desynchronisation der Funktionsrhythmen einher. Im III. Teil (Ruhelage) ergaben sich höherfrequente Schwingungen (Periode: 1,33 min), die sowohl frequenz- als auch phasensynchronisiert waren. (Nach operativer Kausalkorrektur der Herzfehlerkombination waren die Schwingungen sowohl in Ruhelage als auch unter orthostatischer Belastung synchronisiert (nach SINZ und SINZ 1975).

liegt es weniger nahe, wie wir zeigen konnten, einen einheitlichen Vigilanzoszillator zu postulieren: Tatsache ist die Existenz zahlreicher Generatoren im Gehirn, deren oszillatorische Manifestation hier exemplarisch vorgestellt wurden.

1.12. *Läßt sich der Circaminutenrhythmus durch äußere Zeitgeber synchronisieren?*

Wir wollen nun erneut die Frage aufgreifen, ob die Circaminutenoszillatoren, die Leistungsvoraussetzungen und damit Vigilanz, Effektivität und Zuverlässigkeit modulieren, durch externe Zeitgeber synchronisiert werden können.

Durch direkte Modulation der zeitlichen Anforderungsparameter war uns eine solche Mitnahme nicht gelungen. Wir versuchten es daher mit dem auch für die tagesrhythmischen Periodizitäten wichtigen Licht-Dunkel-Zeitgeber, in unserem Fall jedoch mit Perioden im Bereich von 5 s bis 4 min.

Durch einen von außen steuernden Rechteckimpulsgenerator variabel einstellbarer Parameter konnte eine Lichtquelle im Untersuchungsraum in bestimmten Frequenzen und Verhältnissen der Hell(L)- und Dunkel(D)-Phasen eingestellt werden. Durch polygraphische Untersuchungen der Herz- und Atemfrequenz, der Reaktionszeit und z. T. der Kurzzeitgedächtnisleistung in 75 zwei- und dreiteiligen Versuchen wurden etwa 400 Zeitreihen gewonnen und einer Korrelations- bzw. Spektralanalyse unterworfen (Einzelheiten zur Methodik in Sinz 1978a).

Über dem untersuchten Periodenbereich konnte nach Einwirkung von 20 verschieden frequenten LD-Zeitgebern ein mehrgipfeliges Häufigkeitsprofil für die Mitnahme der Circaminutenrhythmen gefunden werden, was dazu führte, daß bei bestimmten Frequenzen (0,25, 0,5, 1,0, 2,0, 4,0 min) eine Synchronisation von Modulationsrhythmen der Herz- und Atemfrequenz, der Re-

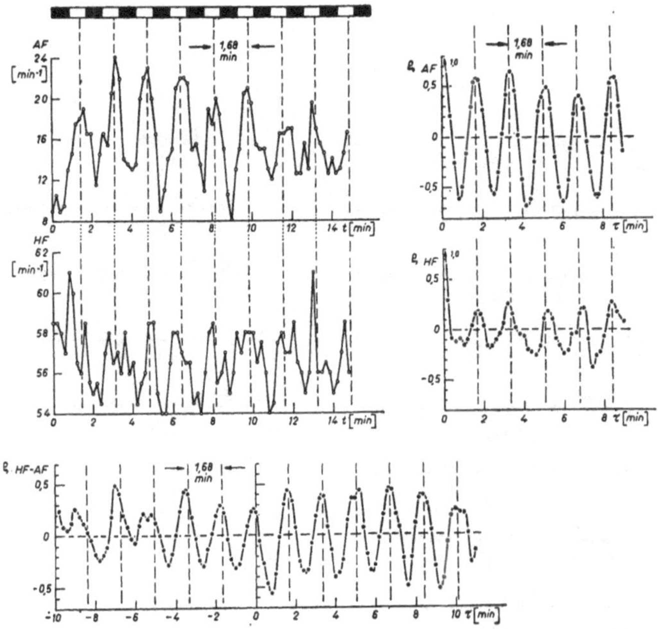

Abb. 16. **Beispiel einer exogenen Frequenzsynchronisation zwischen LD-Zeitgeberrhythmik (oben: weiße und schwarze Felder) und Modulationsrhythmen von Herz- und Atemfrequenz (links: Zeitreihen, rechts: Autokorrelationsfunktionen), die dabei selbst frequenz- und phasensynchronisiert sind (unten: Kreuzkorrelationsfunktion) (nach Sinz 1976b).**

aktionsgeschwindigkeit und des Kurzzeitgedächtnisses bzw. der Vigilanz leichter möglich war als bei anderen (Abb. 16 und 17).

Die für die einzelnen physiologischen Funktionsrhythmen unterschiedlichen Synchronisationshäufigkeiten weisen auf unterschiedliche Mitnahmebereiche und Eigenrhythmen hin, wie sie für endogene Oszillatoren zu erwarten sind.

Echter Mitnahme entspricht, wenn durch Phasensteuerung die Eigenperiode der Modulationsrhythmik

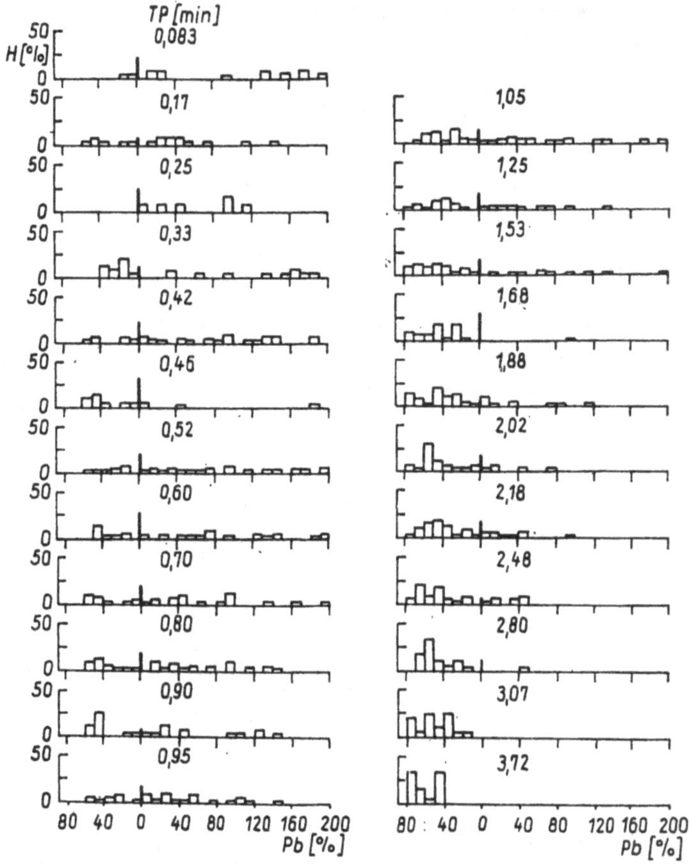

Abb. 17. Häufigkeitsverteilung der physiologischen Perioden in Abhängigkeit von ihrer prozentualen Abweichung von den jeweils angegebenen Zeitgeberperioden (TP von 0,083 bis 3,72 min). Die schwarze Säule entspricht der Häufigkeit (H) der mit der jeweiligen Zeitgeberperiode identischen Modulationsperiode. Die unter dem Einfluß des jeweiligen LD-Rhythmus aufgetretenen Perioden werden mit der Triggerperiode ins Verhältnis gesetzt und die Häufigkeit über der relativen Abweichung in Klassen von 10% im Periodenbereich von −80 bis +200% (für die kleineren bzw. größeren Perioden bezogen auf die Zeitgeberperiodik) aufgetragen. Man erkennt eine gute Mit-

verändert wird und im benachbarten Häufigkeitsgipfel der Frequenzsynchronisationen einbezogen ist. Genau das zeigt Abbildung 18.

Auf Grund sekundärer Mitnahmebereiche werden auch spontan dominante Oszillatoren von im harmonischen Verhältnis stehenden Zeitgeberperioden stärker synchronisiert als im Verhältnis 1:1 zur Zeitgeberperiode stehende schwache endogene Circaminutenoszillatoren. So ist im Periodenbereich von 1 bis 3 min zwar eine Häufung der Frequenzsynchronisationen entsprechend der Zeitgeberfrequenzen festzustellen, gleichzeitig treten aber annähernd gleichgroße Nebenmaxima im ganzzahligen Verhältnis auf (Abb. 17).

In dreiteiligen Versuchen (DD-LD-DD) von insgesamt 45 min, in denen die Veränderungen der Periodenhäufigkeit und der Frequenzsynchronisation geprüft wurde, zeigte sich eine phasengesteuerte frequenz- und parameterabhängige Zunahme zeitgebergleicher bzw. zeitgeberharmonischer Perioden vom ersten zum dritten Untersuchungsabschnitt, d. h., daß die neueingestellte Zeitgeberfrequenz weiterhin von der physiologischen Oszillation beibehalten wurde (Amenda, Wirth, Sinz 1980).

Diese Ergebnisse schließen einfache Periodenaufprägung durch exogene LD-Zyklen oder bloße Maskierung aus. Dagegen sind sie mit echter Mitnahme (Phasensteuerung) der physiologischen Schwingungen und einer Nachwirkung der Frequenzsynchronisation über die Exposition des Zeitgebers hinaus zu vereinbaren. Somit zeigen Circaminutenrhythmen Eigenschaften, die denen der Circadianperiodik und Pendelschwingungen, insbesondere aber dem Grenzzyklusverhalten nahe stehen (vgl. Teil II).

nahme im Bereich der Atemrhythmik (etwa 4 bis 5 Sekunden = 0,083 min), der 0,25-, 0,46- bis 0,6- und 1,68-Minuten-Rhythmik und eine häufige Einstellung auf harmonische Frequenzverhältnisse (besonders bei langwelligen LD-Rhythmen) (nach Sinz 1978a).

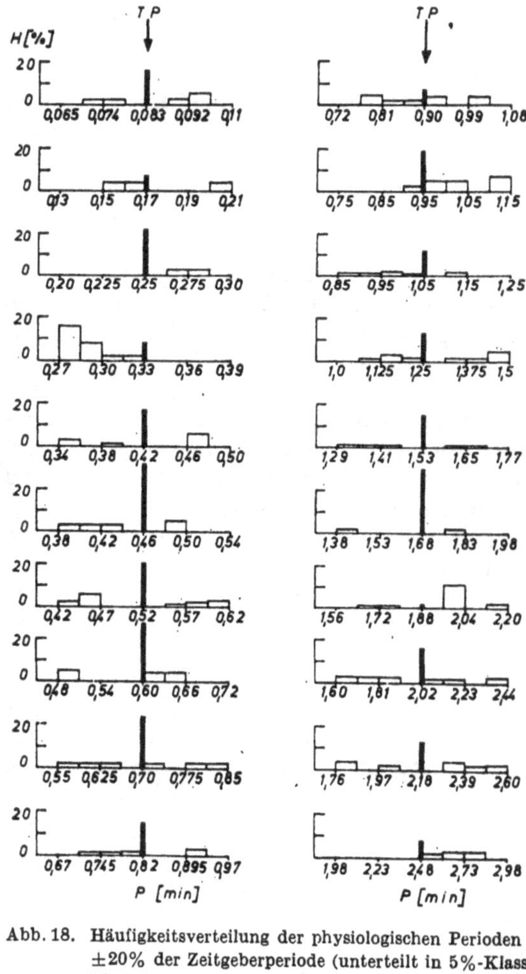

Abb. 18. Häufigkeitsverteilung der physiologischen Perioden im Bereich von ±20% der Zeitgeberperiode (unterteilt in 5%-Klassen). Unter dem Einfluß der LD-Periodik von 0,083, 0,25, 0,42, 0,46, 0,52, 1,53, 1,68 und 1,81 min treten im ±5%-Bereich keine Perioden auf: Reziprozität der Häufigkeiten von LD-Rhythmus-analogen und LD-Rhythmus-benachbarten Perioden als Hinweis darauf, daß die Synchronisation auf die Zeitgeberperiodik durch Mitnahme frequenzbenachbarter Schwingungen erfolgt (nach SINZ 1978a).

Wenn schon ein bei normaler Tätigkeit störend empfundener Hell-Dunkel-Wechsel auf Grund seiner phasensteuernden Wirkung auf physiologische Schwingungen die harmonische Frequenzordnung verbessert (und diese wieder positiv mit der Leistungsfähigkeit korreliert, SINZ 1978a), liegt es nahe, durch weniger bewußt wahrnehmbare Zeitgeberwirkungen — z. B. elektrische Gleichfeldschwankungen oder niederfrequente Modulation eines elektrischen VHF-Feldes — ähnliche Synchronisationswirkungen während der Arbeitstätigkeit zur menschlichen Leistungssteigerung oder auch zur Leistungssteigerung in der Tierproduktion (SINZ und SCHEIBE 1976) einzusetzen.

Tatsächlich wurden aus der Arbeitsgruppe von ADEY (1975) neuerdings Synchronisationseffekte bekannt, die mit amplitudenmodulierten elektrischen Hochfrequenzfeldern (VHF: 147-MHz-1,0 mW/cm^2-Felder) bei Modulationsfrequenzen zwischen 0,5 und 30 Hz (maximale Effekte um 10 Hz entsprechend dem mittleren Alphawellen-Frequenzbereich) erzielt werden. Eine solche Wirkung ist nicht verwunderlich, da neuronale Aktivitäten selbst elektrische bzw. elektromagnetische Felder generieren (ANNINOS 1973). Von der Feldstärke elektromagnetischer Hochfrequenzfelder hängt ihre Wärmewirkung im Gehirn ab, die für bestimmte aktivitätsmodulierende Effekte verantwortlich sein kann. Bei den von ADEY schon mit 0,5 bis 30 Hz amplitudenmodulierten elektrischen Hochfrequenzfeldern besteht die Möglichkeit, daß über ein extrasynaptisches zweites Signalsystem (neben dem interneuronal-synaptischen), wahrscheinlich durch transmembranäre allosterische Effektoren, Ca^{++}-Mobilisation und Triggerung stoffwechselabhängiger Membranoszillatoren Informationsverarbeitungsprozesse moduliert werden, ohne daß Temperaturwirkungen hierbei eine Rolle spielen. Diese Forschungsergebnisse lassen es möglich erscheinen, daß über weniger bewußt wahrnehmbare Zeitgeberfaktoren zentralnervöse

Schwingungsprozesse und Koordinationswirkungen mit konsekutiven kognitiven Leistungsvoraussetzungen gezielt beeinflußt werden können.

1.13 Auf der Suche nach hirnelektrischen Korrelaten psychischer Zeitstrukturen

In Beantwortung der Frage nach relevanten „Uhren" für kurze Zeitintervallbestimmungen werden wir trotz des angereicherten Wissens über eine Vielzahl von Sekunden- und Minutenoszillatoren immer unsicherer. Existieren zu den beschriebenen Verhaltens- und Leistungsrhythmen im Sekunden- und Minutenbereich auch analoge elektrophysiologische Oszillatoren oder gibt es Hinweise auf ihre durch Frequenzunter- bzw. -übersetzung mögliche Ableitung aus Primäroszillationen? Im letzteren Falle müßten allerdings die auf „Eigenschwingungen" hinweisenden Mitnahme- und Synchronisationsphänomene im Bereich mehrerer Frequenzbänder kompatibel gedeutet werden. Außerdem wäre bei Frequenzmultiplikation oder -demultiplikation als einziger Erklärung diese stufenlos, also keinesfalls nur ganzzahlig zu fordern, wofür es jedoch keinerlei Belege gibt.

Tatsächlich hat die Hypothese einer Ableitung frequenzvariabler sekundärer aus primären Oszillationen in Anbetracht der zahlreichen Hinweise auf eigenständige elektrophysiologische Generatoren geringere Chancen. Auch das Synchronisationsverhalten ist als echte Phasensteuerung und relative Koordination zwischen autonomen Oszillatoren im Sinne von v. Holst (1939) und nicht als Derivat einer unterschiedlich frequenz- und phasengewandelten Oszillation zu verstehen. Das soll im folgenden exemplarisch verdeutlicht werden.

Dabei brauchen wir auf die bekannten EEG-Rhythmen als Ausdruck differenter subkortikal-kortikaler Generatoren postsynaptischer Potentiale an kortikalen Pyramidenzellen in diesem Zusammenhang nicht weiter einzugehen (ihre Oszillationsmechanismen werden in I, 1.17.2. behandelt).

1.13.1. Aladžalova-Rhythmen und ISPO

Es sind vor allem sowjetische Autoren, die in jüngster Zeit die räumlich-zeitliche Organisation von elektrophysiologischen Potentialänderungen größerer Zeitkonstante mit höheren kognitiven Funktionen in Zusammenhang zu bringen versuchen.

Doch die ersten Entdeckungen liegen länger zurück. ALADŽALOVA (1956, 1964) beschrieb zwei charakteristische hirnelektrische Potentialschwankungen: einen A-Rhythmus mit einer Frequenz von 6 bis 8 min^{-1} und einen längerwelligen B-Rhythmus mit einer Frequenz von 0,5 bis 2 min^{-1}. Erregbarkeitsoszillationen in Perioden des A-Rhythmus sind auch an Einzelneuronen (GRANTYN und SINZ: Abb. 13) und in sensorischen Systemen (CHANG 1952) gefunden worden. Aber auch Oszillationen im Periodenbereich der B-Rhythmen wurden mehrfach bestätigt (KOROLEWA und KUZNETSOVA (1975), Abb. 19).

KOLTSOVA (1975) beschrieb periodische Amplituden- und Frequenzmodulationen von EEG-Wellen mit Frequenzen von 0,5 bis 12 min^{-1}. Darüber hinaus fand sie Harmonische und Subharmonische der Grundfrequenz und brachte sie mit der Organisation von Verhaltensprogrammen in Zusammenhang.

Paroxysmale Wellen im EEG können sowohl mit der Frequenz des Atemrhythmus und Blutdruckwellen höherer Ordnung (10- bis 25-Sekunden-Perioden) synchronisiert sein als auch mit längeren Perioden von 40 bis 200 Sekunden auftreten (FENYÖ und HASZNOS 1964, KÜNKEL 1978, POOLE 1962).

SEDLÁČEK (1973) fand dem A-Rhythmus ähnliche Potentialwellen, auch als ISPO bezeichnet („infra-slow potential oscillations") bei der Hirnentwicklung des

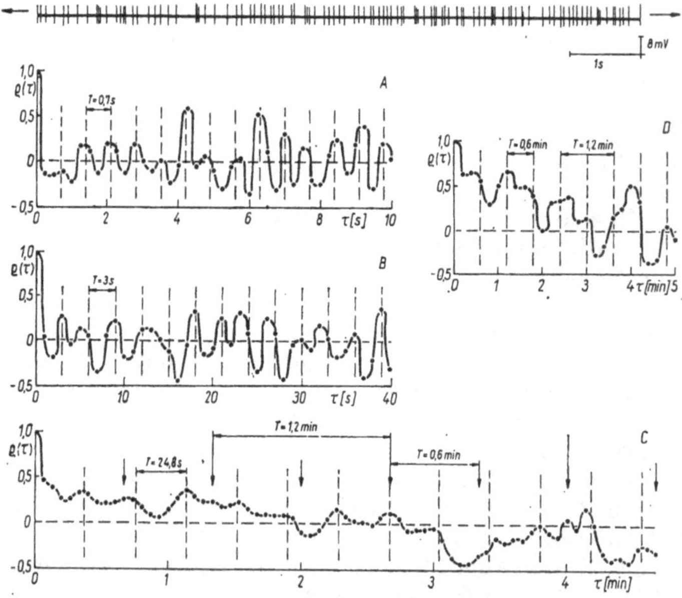

Abb. 19. **Ausschnitt aus einer extrazellulären Ableitung von einer CA1-Pyramidenzelle der Formatio hippocampi des Kaninchens. Die zugehörigen Autokorrelationsfunktionen wurden nach Integration der Spikefolge über unterschiedliche Intervalle Δt (bei unterschiedlicher Zeitauflösung) der Zeitenreihen erhalten: A: $\Delta t = 250$ ms, B: $\Delta t = 1$ s, C: $\Delta t = 4$ s, D: $\Delta t = 12$ s.**
Auf diese Weise wurde ein Frequenzspektrum der Modulationsrhythmen dieses Neurons von 2 Hz bis 0,3 min^{-1} erfaßt; die dominierenden Schwingungsperioden von 0,7 s, 3,0 s, 24,8 s, 36,0 s und 1,2 min konnten durch die Spektralanalyse validiert werden (nach Sinz 1978a).

Kückenembryos als erste Anzeichen der EEG-Aktivität. Die Unempfindlichkeit der ISPO gegen Gamma-Amino-Buttersäure, die die Erregungsübertragung blockiert (und die Aladžalova-Rhythmen unterdrückt), schließt synaptische Potentiale als Ursache aus. Ihre Hemmung nach Stoffwechselblockade (z. B. durch Natriumfluorid, das die enzymatische Aktivität des ATPase-Systems inhibiert) legt dagegen eine Stoffwechselgenese und die Ähnlichkeit mit jenen das Membranpotential auch nichtnervaler Zellen modulierenden metabolischen Oszillatoren nahe (SINZ und ISENBERG 1972, SHVIRKOV 1975).

1.13.2. Multioszillatorische Modulation des Alpharhythmus und von Reaktionspotentialen

Als „Waxing“ und „Waning“ (MOTOKAWA 1942) wird eine periodische Amplitudenmodulation der Alphawellen bezeichnet, die auf einer frequenzgleichen Modulation der EPSP-Amplitude der dem Ableitort nahegelegenen Neurone beruht (EPSP = erregendes postsynaptisches Potential). MIMURA (1971) unterscheidet vier Typen der Amplitudenmodulation des Alpharhythmus nach ihrer Periodenlänge:

Typ Is: 30 bis 60 s
Typ II: 10 bis 20 s
Typ III: 5 bis 7 s
Typ IV: ca. 1 s

Die periodischen Änderungen in der Amplitude der Alphawellen scheinen dem Zeitverlauf von Nachbildern zu entsprechen.

Aber nicht nur die Amplitude, auch die Frequenz der Alphawellen erfährt Modulationen vom Typ I und II, also im Circaminutenbereich, die als generalisierte Erregbarkeitsänderungen zu deuten sind.

Eine unter Guajakol-Glyzerinäther, einem Tranquillizer, generalisiert ausgelöste, ausgeprägte Spindelaktivität im 6-Sekunden-Rhythmus (Abb. 20) weist darauf hin, daß subkortikale (thalamische) Generatoren für die kortikalen Schwankungen der Alphawellenfrequenz verantwortlich sind.

Doch damit nicht genug: Auch die Gestalt der Alphawelle variiert systematisch im 6- bis 8-Sekunden-Rhythmus. So repräsentiert ein von GENKIN (1962) ermittelter

Formfaktor oder Asymmetrie-Parameter Δ für das Verhältnis von steigender und fallender Wellenfront funktionelle Zustandsänderungen, die mit einem Wechsel des Wachheitsgrades korrelieren. Bei Aufmerksamkeitsleistungen wird die Regelmäßigkeit dieser Schwingungen gestört, während sie sich im anschließenden Relaxationszustand wieder genau auf 7 Sekunden einstellen (Arte'eva et al. 1965).

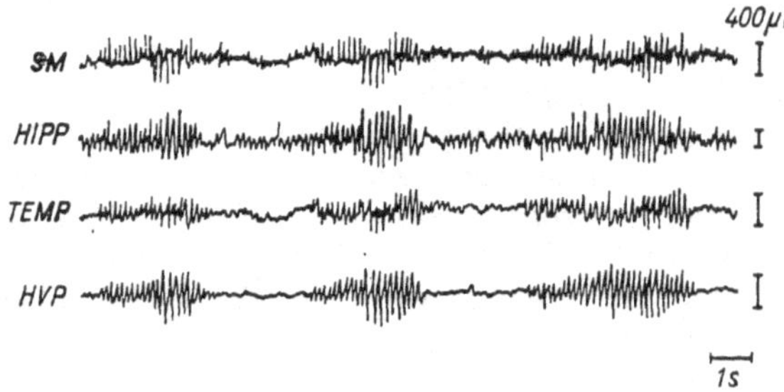

Abb. 20. Spontane Spindelaktivität einer Ratte im 6-Sekunden-Rhythmus 12 min nach Applikation von 200 mg/kg Guajakol-Glyzerinäther i. p. Ableitung mit subduralen Elektroden vom sensomotorischen und temporalen Kortex (SM und TEMP) und mit Tiefenelektroden vom Hippokampus (HIPP) und Hypothalamus (HYP).

Nach Chomskaja (1969) unterliegt der Parameter Δ den Gesetzmäßigkeiten der Orientierungsreaktion: Die Unterbrechung der Periodizität erfolgt nur auf die ersten Reizdarbietungen, bei wiederholter Stimulation wird die Periodizität wieder hergestellt. Nach Einführung einer Signalbedeutung für die Reize kommt es erneut zur elektrophysiologischen Orientierungsreaktion (Arousal) und Störung der Periodizität.

Die Parameteränderungen der Alphawellen-Aktivität haben auch klinischen Indikationswert: Die periodischen Asymmetrievariationen weisen bei verschiedenen Frontalhirndefekten charakteristisch verkürzte Perioden von 3 bis 5 Sekunden auf (Chomskaja 1969).

Einen weiteren Hinweis auf erregbarkeitsbedingte Amplituden- und Frequenzmodulationen liefern Untersuchungen zur periodischen Fluktuation ausgelöster Potentiale, für die anhand visueller Reaktionspotentiale vier analoge Typen beschrieben wurden (MIMURA 1971). Häufig wurde eine Circa-zwei-Sekunden-Periodik gefunden, so von CHANG (1952) und TREHUB (1965) für die Amplitudenmodulation durch Flickerlicht evozierter Potentiale und auch für die Modulation der Spikefrequenz (Abb. 19, DINGLE und FOX 1966). Auf Grund physiologischer Untersuchungen zur Zeiteinschätzung (PÖPPEL 1973, RICHARDS 1964), Zeitwahrnehmung und Informationsübertragung (BECHINGER et al. 1969) wurde ebenfalls ein 2-Sekunden-Oszillator postuliert.

1.13.3. Kortikale Gleichspannungsänderungen und Vigilanzschwankungen

Zwischen Variationen des transzephalischen DC-Potentials (TCDC) und allgemeinen Vigilanzänderungen wurden signifikante Beziehungen gefunden: Mit der Aufmerksamkeitszuwendung gegenüber exterozeptiven Reizen korreliert eine Negativierung des Frontalhirns und mit interozeptiven Reizen eine Positivierung (FRIEDMAN et al. 1967, COWEN 1967). Auch die Gewöhnung (Habituation) war mit einer Positivierung verbunden. Eine positive fronto-okzipitale Gleichspannungspotentialänderung geht mit einer längeren Reaktionszeit und eine negative Verschiebung mit einer kürzeren Reaktionszeit einher (FRIEDMAN und TAUB 1973).

Ein oberflächennegatives kortikales Gleichspannungspotential (CNV, Maximum am Vertex und Stirnhirn) tritt als Korrelat einer intentionalen Reaktion auf, weshalb auch von einer Erwartungs- und Bereitschaftsreaktion gesprochen wird (WALTER 1964). Die kontingente negative Variation (CNV) ist auch dann zu beobachten, wenn die Handlung auf den angekündigten zweiten Reiz nur lebhaft vorgestellt wird (COHEN 1969). Hiervon leitet sich die Voraussage ab, daß mit der CNV auch die Reaktionsgeschwindigkeit bzw. Entscheidungsfähigkeit wächst. Tatsächlich steigt mit zunehmender CNV die Reaktionsgeschwindigkeit und Zuverlässigkeit an (Borda 1970, Cohen 1969).

Wenn wir auf Grund aller bisherigen Ausführungen davon ausgehen, daß die kortikalen Wechsel- und Gleichspannungspotentiale spontanen Oszillationen unterworfen sind (Künkel 1978) und exzitatorische und inhibitorische Prozesse ebenso wie Aufmerksamkeitsleistungen fluktuieren (Rohracher 1937, Birbaumer 1975), dann müßte die Streuung der Reaktionsgeschwindigkeit und auch anderer sensomotorischer und Vigilanzindikatoren bei wiederholten Messungen mit der Varianz von Gleichspannungspotentialen kovariieren und sich damit wenigstens z. T. auf verborgene Regularitäten zurückführen lassen.

Von Friedman und Taub (1973) konnte diese Korrelation für fronto-okzipitale DC-Änderungen und von Low et al. (1967) für die CNV bestätigt werden.

Demnach ist zu postulieren, daß auch die von uns untersuchten Kurzzeitgedächtnis- und Reaktionszeitschwankungen auf analogen Erregungsschwankungen beruhen, wie sie sich in den Parametern der Alphawellen, der Gleichspannungspotentiale und evozierten Potentialen widerspiegeln.

Friedman et al. (1967) berichten über zeitliche Änderungen bei einfachen Reaktionsleistungen, die dann auftreten, wenn niederamplitudig modulierte Magnetfelder transversal auf zerebrale Areale einwirken, ein Effekt, der wahrscheinlich durch Veränderungen der transzephalischen Potentiale vermittelt wird und dessen Wert in der Beeinflussung von leistungsrelevanten Aktivierungsbedingungen liegen könnte.

1.14. *Auf der Suche nach den Primäroszillatoren kurzwelliger Rhythmen*

Nachdem wir uns einen Eindruck von der oszillatorischen Modulation zentralnervöser Prozesse verschafft haben, geht die Suche nach den Ursprüngen der Oszillationen weiter. Da wir eine multioszillatorische Modulation schon im Ausgang (Spikefolge) eines Neurons finden konnten (Abb. 19), darf der Generator der Rhythmen auf zellulärem Niveau vermutet werden. Der früher als Reflexrhythmus angesehene Atemzyklus ist geeignet, die endogene neuronale Natur der Rhythmogenese zu verdeutlichen.

1.14.1. *Rhythmogenese der Atmung*

Die klassische Reflexvorstellung beherrschte lange Zeit die Hypothesenbildung über die Entstehung des Atemrhythmus. Mit der schon 1868 von Hering und Breuer entdeckten reflektorisch inspirationshemmenden Lungendehnung wurde lange Zeit die Atemrhythmik als Resultat rhythmisch-peripherer Modulation eines inspiratorischen Dauertonus erklärt. Wäre dies richtig, müßte die Unterbindung der Rückkopplung (Durchschneidung des Nervus vagus) die Atmung stillegen. Das geschieht jedoch nicht. Die nervösen Rückkopplungen aus der Lunge und dem mechanischen Atemapparat haben daher unter physiologischen Bedingungen wohl eine optimierende, jedoch keine essentiell generierende Funktion. Diese ist nach den grundlegenden Untersuchungen von Adrian und Buytendijk an Fischen und von Hukuhara, Cohen und v. Baumgarten an Säugern eine Eigenschaft der Hirnstammneuronen.

Für die Rhythmogenese der Atmung spielen zwei Grundmechanismen die entscheidende Rolle:

1. die Rhythmogenese in der Einzelzelle,
2. die reziproke Innervation zwischen in- und exspiratorischen Neuronen im Zellverband.

Betrachten wir die Wechselwirkung inspiratorischer und exspiratorischer Neurone anhand eines Schemas des respiratorischen Oszillators mit vier Untersystemen (Abb. 21):

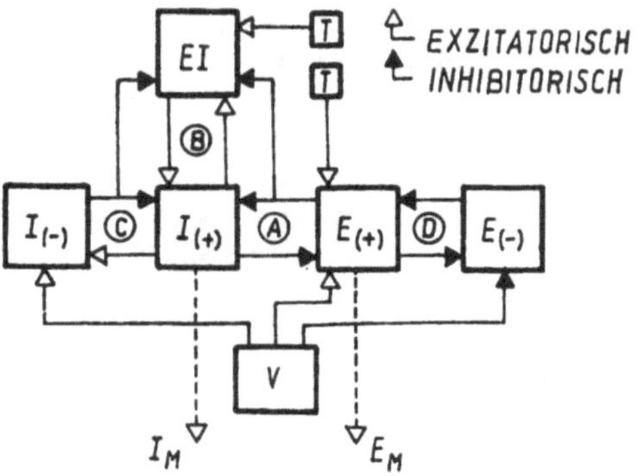

Abb. 21. Schema hypothetischer wechselseitiger Hemmung inspiratorischer und exspiratorischer „Halbzentren" im respiratorischen Oszillator und ihre Beziehungen zum afferenten vagalen Input (V):
Ein inspiratorisch-förderndes System $I_{(+)}$, welches begrenzt inspiratorische motorische Entladungen I_M produziert und ein exspiratorisch-bahnendes System $E_{(+)}$, das begrenzt zu exspiratorischen motorischen Entladungen E_M führt, besitzen folgende positive Rückkopplungen, die Entladungen aufrechterhalten und verstärken:

1. erregender Eingang zum inspiratorisch hemmenden System,
2. erregender Eingang zum exspiratorisch-bahnenden System und
3. inhibitorischer Eingang zum exspiratorisch-hemmenden System (nach COHEN 1974).

(A) Oszillatorische Hauptschleife als positives Rückkopplungssystem

Die Existenz wechselseitig hemmender inspiratorisch-bahnender und exspiratorisch-bahnender Neuronenpopulationen ist für den Wechsel der Atmungsphasen verantwortlich. Aktivitätsbeginn in einem der Teilsysteme ruft Hemmung des komplementären Teilsystems hervor, welches seinerseits Enthemmung des ersten Systems bewirkt. Somit verstärkt die Aktivität eines Systems sich selbst und vermindert die Aktivität im anderen

System. Die Schleife ähnelt demzufolge einem Multivibrator mit zwei stabilen Zuständen.

(B) Inspiratorische Initiatorschleife

In der späten exspiratorischen Phase steigt die Erregung exspiratorisch-inspiratorisch aktiver Neuronen (EI-Entladung) bis zu einem Schwellenwert an, bei dem die Entladung von inspiratorischen Neuronen einsetzt. Die Entladung der EI-Neuronen ist dann in dreifacher Weise gehemmt:

- durch Afferenzen von $I_{(+)}$-Neuronen,
- durch einen Teil des $E_{(+)}$-Systems,
- durch vagale Afferenzen von Lungendehnungsrezeptoren (Letzteres ist nicht notwendig, wie Vagotomie zeigt.).

Die Wiederaufnahme von EI-Entladungen in der mittleren exspiratorischen Phase erfolgt auf Grund

- der Abnahme der inhibitorischen frühexspiratorischen Entladungen,
- der Abnahme der Entladungen von hemmenden Dehnungsrezeptoren der Lunge während der Ausatmungsphase,
- der Erregung von einem tonischen Eingang (T) bzw. von Pacemakerzellen.

(C) Inspiratorisch-hemmende Schleife

Die Existenz einer inhibitorisch hemmenden Schleife wird durch die Beobachtung gestützt, daß einige Neuronen während der inspiratorischen Phase feuern, aber auch unabhängig von der Lungendehnung erregt sein können. Diese Neuronen stellt man sich mit einer inspiratorisch hemmenden Funktion vor; sie werden entsprechend Abbildung 21 ($I_{(-)}$) sowohl von Lungendehnungsrezeptoren (V) als auch durch Afferenzen von $I_{(+)}$-Neuronen erregt, und sie hemmen rekurrent $I_{(+)}$-Neuronen und begrenzen die inspiratorische Phase.

Obgleich die Entladung von $I_{(-)}$-Neuronen durch vagale Afferenzen gebahnt wird, stammen sie offensichtlich auch von Erregungen der $I_{(+)}$-Neuronen, da sie sogar dann während der inspiratorischen Phase auftreten, wenn keine Lungendehnung erfolgt.

(D) Exspiratorisch-hemmende Schleifen

Sie beenden die exspiratorischen Entladungen und ermöglichen dem EI-Netzwerk den Beginn der nächsten inspiratorischen Phase. Zusätzlich muß ein Erregungszufluß von seiten der Lungendehnungsrezeptoren bestehen, da eine während der exspiratorischen Phase gesetzte Lungendehnung zu einer Bahnung einiger exspiratorischer Neuronen und Unterdrückung anderer führt. Letzterer Effekt resultiert aus einer vagalen Hemmung der $E_{(-)}$-Neuronen, die eine exspiratorisch-inhibitorische Funktion haben: Auf diese Weise verlängert die Lungendehnung die exspiratorische Phase durch Desinhibition (Enthemmung). Zusätzlich existiert wahrscheinlich ein direkter erregender vagaler Eingang zu $E_{(+)}$-Neuronen.

In vereinfachter Form besagt die Theorie vom respiratorischen Oszillator, daß nur das im Endeffekt inspiratorisch wirksame System die Fähigkeit zur Autonomie besitzt und daß ein im wesentlichen exspiratorisch wirksames System schwellenabhängig (mit Verzögerung) aktiviert wird, welches rückwirkend einen hemmenden Einfluß ausübt. Hiermit geht eine Abnahme der autonomen inspiratorischen Aktivität einher, was wiederum eine Aktivitätsminderung des hemmenden Systems zur Folge hat. Die autonome Aktivität des inspiratorischen Systems steigt wieder an, und der Inspirations-Exspirations-Wechsel wiederholt sich in rhythmischer Folge.

1.14.2. Das Lotka-Volterra-Modell zur Beschreibung des autonomen respiratorischen Oszillators

Dieser Vorgang läßt sich nun mit dem Gleichungssystem von Lotka und Volterra beschreiben, das ursprünglich die Beziehungen zwischen einer Beutetier- und Raubtier-Population („Prey-Predator-Modell") darstellte, die durch rhythmische Schwankungen in den Populationsdichten beider Tierarten gekennzeichnet ist (Abb. 22): Danach vermehren sich die Beutetiere auf Grund eines unbeschränkten Nahrungsangebotes. Mit der Beutetierzahl vergrößert sich die Raubtierpopulation, was zur Dezimierung der Beutetiere führt. Hiermit vermindert sich das Nahrungsangebot und konsekutiv auch die Zahl der Raubtiere. Mit kleiner werdender Raubtier-Population kann sich die Beutetier-Population wieder erholen usw.

In dem von Lotka und Volterra unabhängig voneinander aufgestellten Differentialgleichungssystem

$$\frac{dx}{dt} = ax - bxy; \quad a > 0, b > 0 \tag{1}$$

$$\frac{dy}{dt} = -cy + dxy; \quad c > 0, d > 0 \tag{2}$$

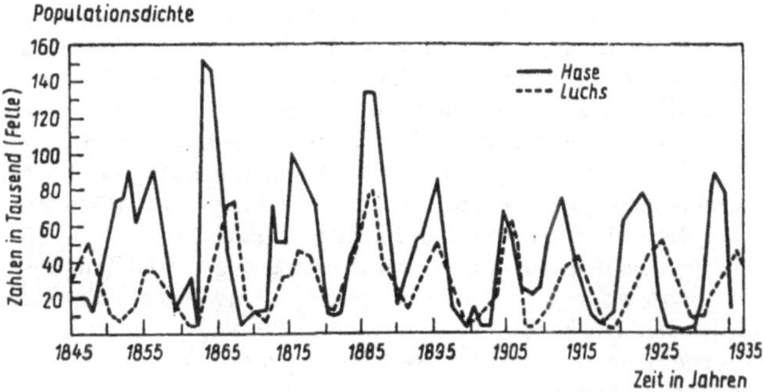

Abb. 22. A) Schwankungen in der Populationsdichte von Beute (Hase) und Räuber (Luchs), die anhand der jährlich abgelieferten Felle in der Hudson Bay Kompanie geschätzt wurden (nach MACLULICH aus RENSING 1973).

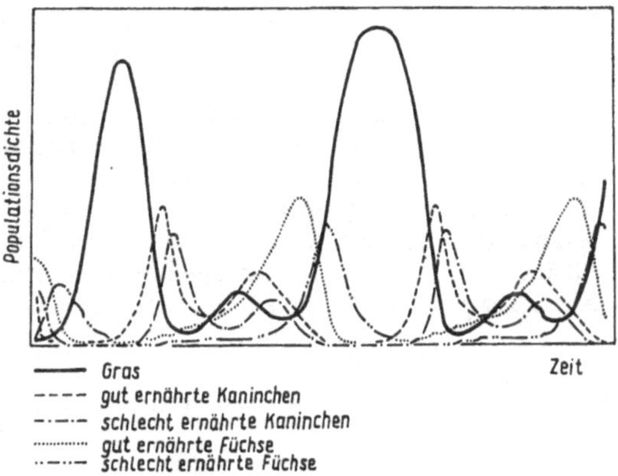

Abb. 22. B) Computersimuliertes Ökosystem aus Gras, gut und schlecht ernährten Kaninchen und gut und schlecht ernährten Füchsen (nach GARFINKEL aus RENSING 1973).

bedeutet $x = x(t)$ die Dichte der Beutetier-Population und $y = y(t)$ die Dichte der Raubtier-Population zur Zeit t. Die ersten Terme auf der rechten Seite der Gleichungen (1) und (2) stellen die natürliche Wachstums-(ax) bzw. Schrumpfungsrate ($-cy$) der sich selbst überlassenen Tierpopulationen dar. Die beiden anderen Termen beschreiben die auf statistischen Wechselwirkungen beruhende Dezimierung der Beutetiere ($-bxy$) bzw. Vermehrung der Raubtiere (dxy).

Die grafische Darstellung von x und y gegen die Zeit ergibt zwei Schwingungen mit bestimmter Amplitude, Frequenz und Phasenbeziehung.

In analoger Weise kann man ökologische Modelle im Komputer simulieren und erhält dann je nach der Elementenzahl des Systems unterschiedlich komplexe Kurvenscharen.

Auf Grund derartiger mathematischer Modelle läßt sich voraussagen: Eine Ursache, die sowohl Räuber wie Beute dezimiert, erhöht die durchschnittliche Beutepopulation und vermindert die des Räubers. Diese Vorhersage verifizierte sich in der Insektenbekämpfung durch den Mangel unspezifischer Insektizide die bei Anwendung auf das System Schildlaus (Beute)—Marienkäfer (Räuber) tatsächlich zur unerwünschten Zunahme der Schildläuse führte (RENSING 1973).

In Anwendung des Gleichungssystems auf die Atmung bezeichnen wir nach LÜSCHER et al. (1977) $x = x(t)$ als Aktivierungszustand (Zahl und Entladungsfrequenz aktivierter Neuronen) der inspiratorischen Neuronenpopulation und $y = y(t)$ als Aktivierungszustand der inspirationshemmenden Neuronenpopulation zur Zeit t. Demnach verhält sich die autonome Aktivierungsrate der inspiratorischen Neuronenpopulation gemäß

$$dx/dt = ax;$$

die exspiratorische Neuronenpopulation ändert ihren Aktivierungszustand entsprechend

$$dy/dt = -cy.$$

Die durch das inspiratorische System bedingte Erregung des exspiratorischen Systems erfolgt nach der Beziehung $dy/dt = dxy$, und die durch das exspiratorische System erzwungene Hemmung des inspiratorischen Systems verhält sich gemäß

$$dx/dt = -bxy.$$

Bei dieser Übertragung des LOTKA-VOLTERRA-Modells auf

die Teilsysteme der Rhythmogenese der Atmung werden Sättigungsprozesse in der Erregbarkeit beider Neuronenpopulationen der Einfachheit halber vernachlässigt.

Am Modell kann durch geeignete Wahl der Parameter und Anfangsbedingungen jede beliebige „Atmungsfrequenz" und jedes beliebige Verhältnis zwischen der Dauer der Inspirations- und der Exspirationsphase simuliert werden (Abb. 23).

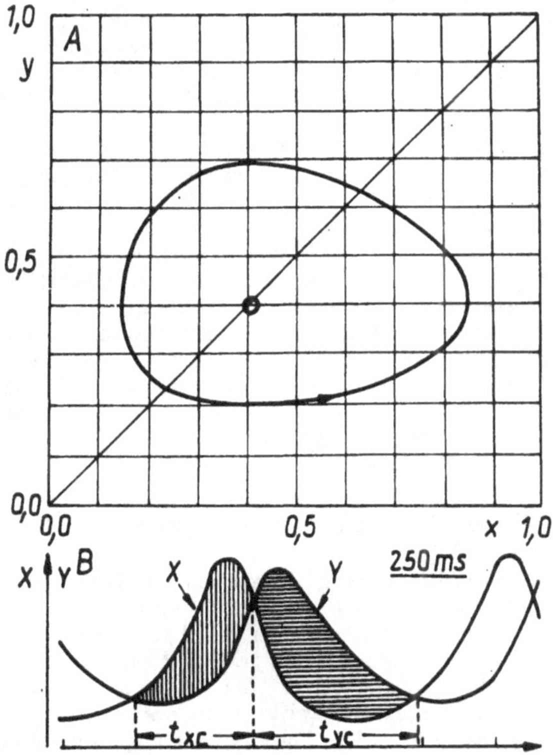

Abb. 23. Lösungen x und y der LOTKA-VOLTERRA-Gleichung, dargestellt in der Phasenebene (A) und als Funktion der Zeit (B).
Die Inspirationsphase im Modell ist durch $x > y$ definiert (t_{xc}), die Exspirationsphase durch $y > x$ (t_{yc}) (nach LÜSCHER, GREFF und HESS 1977).

Nachdem diese Größen von LÜSCHER et al. empirisch für einen der Ruheatmung entsprechenden Grundrhythmus eines künstlich beatmeten, beidseitig vagotomierten Tieres angepaßt worden waren, wurde das Modell bezüglich seiner Reaktionen auf phasenbezogene Störungen untersucht. Die Übereinstimmung der Modellreaktionen mit den am Tierversuch beobachteten Atmungsreaktionen zeigen, daß das LOTKA-VOLTERRA-Modell die Funktionsabläufe in den beiden Neuronenpopulationen sowie deren Wechselbeziehungen adäquat beschreiben kann. Die Erregungsgeschwindigkeit im autonom tätigen inspiratorischen System ist demnach jederzeit proportional zu seinem aktuellen Aktivierungszustand, wobei die Aktivierung auf autonomer Selbsterregung innerhalb der Neuronenpopulation beruht.

Alle bisherigen Modelle der Rhythmogene der Atmung setzen zeitliche Verzögerungen im hemmenden Rückkopplungsmechanismus voraus, weil sonst ein solches System einem statischen Gleichgewichtszustand zustreben würde. In der neueren Literatur wird für das Zustandekommen einer zeitlichen Verzögerung eine Diskontinuität im hemmenden Rückkopplungsmechanismus verantwortlich gemacht, die nach COHEN (1974) darin besteht, daß das inspirationshemmende System erst beim Erreichen einer bestimmten Schwelle in Aktion tritt. Das von LÜSCHER et al. (1977) aufgestellte Modell zeigt nun, daß zeitliche Verzögerung keine Voraussetzung für die Generierung der Atemrhythmik ist.

1.14.3. *Phasenabhängiges Phasenantwortverhalten*

Die Oszillationen der Atmung entsprechen sowohl nach dem Modell als auch nach tierexperimentellen Untersuchungen dem Verhalten von Grenzzyklen mit von der Schwingungsphase abhängigen Phasenreaktionen auf Störreize: Elektrische Reizung des Nucleus parabrachialis (im „pneumotaktischen Zentrum" der Brückenregion) bewirkt in der ersten Hälfte der Exspirationsphase eine leichte Phasenverkürzung (von etwa 0,5 s), während eine etwa 2,2 s nach Beginn der Exspirationsphase oder später verabreichte gleichartige Impulsserie zur drastischen Verkürzung und Umschaltung in die Inspirationsphase führt (COHEN 1974).

Ursache ist eine phasenabhängige Schwellenänderung für

Phasenumkehrungen: Die Schwelle zur Auslösung der neuen Phase vermindert sich zunehmend zur späteren Exspirationsphase hin. Diese Feststellung legt nahe, daß während jeder Phase ein langsamer Anstieg der unterschwelligen Erregung in dem kritischen Oszillator-(Trigger-)System erfolgt.

1.14.4. Pacemakertheorie der Rhythmogenese

Die Theorie der reziproken Hemmung wird durch Ableitexperimente gestützt, reicht jedoch nicht aus, die Daueraktivität und Regelmäßigkeit der Atemrhythmik zu erklären. Beides läßt sich zwanglos verstehen, setzt man die Selbsterregung der einzelnen rhythmischen Neuronen voraus. Die eben dargestellten Befunde zum Phasenantwortverhalten sprechen für eine rhythmische Variation des Membranpotentials und der Entladungsschwelle.

V. Baumgarten et al. (1960) und Salmoiraghi und v. Baumgarten (1961) konnten durch Mikroelektrodenableitungen Pacemakerpotentiale in einzelnen respiratorischen Neuronen in der Medulla oblongata der Katze nachweisen: Kurz vor Beginn der Entladungsperiode zeigen inspiratorische Neuronen eine Depolarisation. Bei Erreichen der kritischen Entladungsschwelle entsteht das erste Aktionspotential. Das Membranpotential kehrt danach nicht mehr auf den ursprünglichen Wert zurück, sondern bleibt etwas depolarisiert und geht gleich in die nächste Depolarisation und das folgende Aktionspotential über usw. Im weiteren Verlauf der Entladungssalve wird die Repolarisation nach jedem Spitzenpotential immer stärker, während sich die Entladungsschwelle noch weiter gegen ein Membranpotential von Null verschiebt. Hierdurch vergrößert sich der Abstand zwischen Repolarisationsniveau und Entladungsschwelle, so daß die Salve schließlich beendet wird. Es folgt weitere Hyperpolarisation während der nichtinspiratorischen Phase. Die nächste Salve leitet sich wieder durch eine Depolarisation und Verminderung des Repolarisationsniveaus ein. Der ungleichmäßige wellenförmige Verlauf von Entladungsschwelle und Repolarisationsniveau und damit der von beiden eingeschlossenen „äußeren Schwelle“ sind für die Rhythmogenese der Atmung hinreichende Mechanismen. Die Möglichkeit zusätzlicher synaptischer Modulation der Membranpotentialänderungen ist damit nicht ausgeschlossen, im Gegenteil: Auch bei Rhythmogenese im einzelnen (Schrittmacher-) Neuron muß ein Mechanismus für die Synchronisation von Neuronen der gleichen Population und für das geordnete Alternieren mit der Neuronenpopulation der Gegenphase gefordert werden.

1.14.5. Beziehungen zwischen zentralem Atemrhythmus und der hirnelektrischen und Leistungsmodulation

Mit den zwei Halbsystemen der rhythmisch tätigen in- und exspiratorischen Neuronen stehen früher als pontines „pneumotaktisches“ und „apneustisches Zentrum“ bezeichnete Substrate im Hirnstamm in Wechselwirkung (Koepchen 1972). Sie modulieren die Spontanaktivitäten der respiratorischen Neuronen und stimmen sie mit der Gesamtleistung des Organismus ab; andererseits vermitteln sie auch Erregungen vom „Atemzentrum“ nach höheren subkortikalen und kortikalen Regionen, so daß wir Parameter des EEG und evozierter Potentiale im Atemrhythmus moduliert finden (Typ III-Rhythmen nach Mimura 1971, Hukuhara 1974). Auch die Pupillenweite wird durch die Eigenaktivität respiratorischer Neuronen, aber auch durch Blutdruckschwankungen, die über Barorezeptoren in großen Gefäßen an die retikuläre Formation der Medulla oblongata nervös übertragen werden, moduliert (Borgdorff 1975). Eine Beziehung des Atemrhythmus zur Reaktionszeit wurde erstmals von Roitbak et al. (1962) und später von Beh und Nix-James (1974) mitgeteilt. Mit der Inspiration ging eine Verkürzung, mit der Atempause eine Verlängerung optomotorischer Reaktionszeiten einher (Schwingungsbreite 20%). ENGEL und HILDEBRANDT (1964) zeigten, daß diese Reaktionszeitschwankungen auch nach Atemanhalten in Exspirationsstellung in einem Rhythmus fortbestehen, dessen Periode dem der Spontanatmung entspricht. Von allen Autoren wurden als Ursache der modulierten Reaktionsgeschwindigkeit Änderungen der zentralen Verarbeitungszeit unter dem Einfluß des zentralen Atemrhythmus angenommen.

Aber auch zwischen Phasen einer Herzaktion und Reaktionszeit fanden sich signifikante Korrelationen (CALLAWAY 1965, ENGEL und HILDEBRANDT 1969). Diese schnellen Modulationen könnten im EEG zu MIMURA-Rhythmen vom Typ IV führen, während Blutdruckwellen eher vom Typ II repräsentiert würden. Doch auch zentralere subkortikale Oszillatoren, z. B. die PGO-Wellen (pontino-geniculo-occipitale-Wellen) der Brückenregion im 1-Hz-Rhythmus und verschiedene Gleichspannungsfluktuationen sind potentiale Generatoren.

1.14.6. Langwellige multioszillatorische Modulation der Ventilation

Auch der Einfluß langwelliger respiratorischer Modulationen auf zentrale Areale und Leistungen ist nachweisbar.

Als langwellige Rhythmen der Ventilation wurden Atemperioden vom CHEYNE-STOKEschen und Biotschen Atemtyp — zumeist als pathologische Phänomene — beschrieben. Die Existenz selbstaufrechterhaltener Oszillationen mit Perioden im Minuten- und Stundenbereich konnten IBARELL (1960) und GOODMAN (1966) für die Sauerstoffaufnahme, die Kohlendioxidabgabe, die O_2- und CO_2-Konzentration der Totraumluft sowie den respiratorischen Quotienten mit Schwingungsbreiten von 4 bis 20% des Mittelwertes nachweisen. Da sich z. B. bei der Modulation eines Parameters 2-, 10-, 20-, 30-min- und 2-Std.-Perioden überlagern, kann aus der Summationswirkung aller Perioden und mehrerer Parameter eine Variation von ±30% des Mittelwertes zustandekommen. Hierin liegt die große klinische, aber auch arbeits- und sportphysiologische sowie wissenschaftlich-experimentelle Bedeutung der bislang unbekannten vielgestaltigen Modulationsrhythmen. Jeder klinische Test, der auf der Annahme beruht, daß die Atmung bzw. Gasaustauschgeschwindigkeit konstant bleibt, muß mit Vorbehalten betrachtet werden.

Manche technische Assistentin hat korrekter gemessen als es der Chef ihr auf Grund abweichender Ergebnisse bei Wiederholungsmessungen zugestehen möchte.

Soll eine Antwortfunktion auf eine Eingangsfunktion untersucht werden, hat man sich Gewißheit darüber zu verschaffen, daß die Ausgangsfunktion nicht nur die oszillatorische Änderungen der zu untersuchenden Variablen repräsentiert.

Die niedrige Amplitude der einzelnen Modulationsrhythmen, die erforderliche Dauer kontinuierlicher oder häufiger diskreter Registrierungen sowie der mathematische Analyseaufwand sind Gründe dafür, daß circaminutenrhythmische Oszillationen bisher nur vereinzelt aufgefunden und analysiert wurden. Hinzu kommt, daß wegen des statistischen Charakters der Oszillationsausprägung diese zumeist als Bestandteil der üblichen Varianz biologischer Meßergebnisse abgetan wurde. Erst die Abkehr von dem mechanistischen Reiz-Reaktions-Konzept und das Verständnis spontanaktiver, also endogener metabolischer und ohne feste Zeitkopplung zu äußeren rezeptorisch vermittelten Reizerregungen hervorgerufener Aktivitätsänderungen ließen geradezu die Ausprägung von Oszillationen selbsterregter organismuseigener Oszillatoren erwarten.

Unabhängig und in Erweiterung der GOODMANschen Arbeiten untersuchten wir die Modulationsrhythmik der Atemfrequenz, des Atemvolumens und der CO_2-Abgabe im Circaminutenbereich und ihre Koordination mit Herz- und Kreislaufrhythmen, aber auch mit entsprechenden Rhythmen sensomotorischer und kognitiver Systeme (vgl. Abb. 15).

Hierauf wird in Teil III zurückgekommen.

1.15. *Phänomenologie und Ursachen von Herz-Kreislaufrhythmen*

Zunächst wollen wir die Theorie der zellulären Rhythmogenese verallgemeinern und ihre Anwendbarkeit auf die Herz-Kreislauf-Rhythmik prüfen. Dabei müssen wir nach der Feststellung rhythmischer Modulation der Herzfrequenz in situ die circaminutenrhythmische Modulation über in-vivo-Experimente auch für das der zentralnervösen Kontrolle entzogene Herz nachweisen. Das gleiche gilt für isolierte Gefäßpräparate.

Am bekanntesten sind bei Messungen am intakten Individuum Schwankungen der Herzfrequenz im Atemrhythmus, die sogenannte respiratorische Arrhythmie. Diese ist bei hohem Vagotonus bzw. in Ruhe besonders ausgeprägt und vermindert sich bei kognitiver Beanspruchung, so daß sie u. U. als ein Maß des Beanspruchungsgrades genutzt werden kann. Auch in der Frequenz des 10-Hz-Blutdruckrhythmus (THM-Wellen) erfolgt eine Modulation des Herzrhythmus. Weniger bekannt waren bislang regelmäßige multioszillatorische Modulationen der Herzfrequenz mit Perioden im Circaminutenbereich (Abb. 14, 15, 16), obwohl erste Hinweise hierauf schon aus dem Jahre 1873 von LUCIANI (LUCIANIsche Perioden) aus der Leipziger Physiologischen Anstalt unter Leitung von Carl LUDWIG stammen und weitere Untersuchungen von JORDAN (1960) vorliegen.

Rhythmische Schwankungen des artiellen Blutdrucks wurden schon von LUDWIG 1847 bei Hunden und Pferden beobachtet.

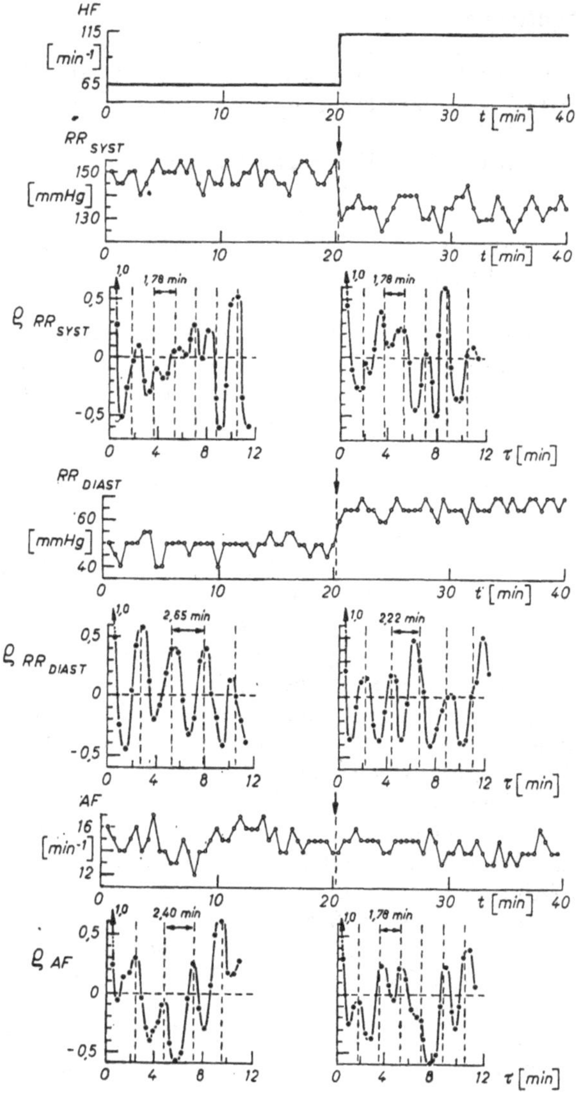
HF
115
[min⁻¹]
65
t [min]
RR SYST
150
[mmHg]
130
1,78 min
ϱ RR SYST
τ [min]
RR DIAST
60
40
2,65 min
2,22 min
ϱ RR DIAST
AF
16
12
2,40 min
ϱ AF

Neben dem Puls, der als Blutdruckschwankung 1. Ordnung bezeichnet wird, finden sich synchron zur Atmung Blutdruckwellen 2. Ordnung: Mit einiger Verzögerung folgt dem Inspirationsbeginn ein Blutdruckanstieg, dem Exspirationsbeginn ein Blutdruckabfall. Die Blutdruckwellen 3. Ordnung oder Traube-Hering-Mayerschen Wellen (THM-Wellen) umfassen zwei oder mehrere Atemzüge mit einem Häufigkeitsmaximum bei 10-Sekunden-Perioden.

Diese bevorzugte Eigenfrequenz läßt sich dadurch bestätigen, daß man die Atmung nach vorgegebenem Takt stufenweise verlangsamt und der Frequenz des Blutdruckrhythmus annähert. Durch Resonanzüberhöhung erreichen die Amplituden der Blutdruckwellen im Bereich von 0,1 Hz ein Maximum (Golenhofen und Hildebrandt 1958).

Korrelations- und spektralanalytisch haben wir eine multioszillatorische eigenständige Modulation des Blutdrucks auch im Minutenbereich nachweisen können (Abb. 24). Hinsichtlich der Einteilung wäre es ziemlich willkürlich, sie nun als Rhythmen 4., 5. oder x. Ordnung zu bezeichnen. Spätestens an dieser Stelle wird klar, daß der lobenswerte anthropomorphe Ordnungswille dort nur eine künstliche Klassifizierung vornehmen kann, wo ein häufigkeitsvariables Kontinuum von Modulationsrhythmen mit Sekunden- bis zu Tages- und Jahresperioden besteht, und dies nicht nur für die Herzaktion, die Atmung und für den Blutdruck, sondern auch für viele andere Parameter (vgl. Abb. 25). Dabei

<-

Abb. 24. Die Fixation der Herzfrequenz durch einen externen elektronischen Schrittmacher verhindert nicht die rhythmischen Schwankungen von Blutdruck und Atmung: Diese beruhen auf eigenständigen Oszillatoren. Eine sprungförmige Verstellung der Herzfrequenz um 50 min^{-1} am externen Pacemaker löst phasenabhängig unterschiedliche Sprungantworten aus: diastolischer Blutdruck und Atemmodulationsrhythmik werden beschleunigt, die Cicaminutenrhythmik des systolischen Blutdrucks bleibt frequenzkonstant (Sinz und Sinz 1978).

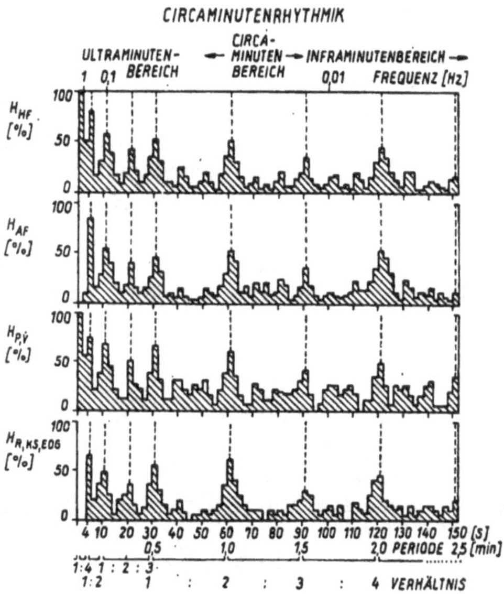

Abb. 25. Relative Häufigkeitsverteilung von 7890 Perioden der Circaminutenrhythmik (über dem Ultra- und Inframinutenbereich) von Herzfrequenz (H_{HF}), Atemfrequenz (H_{AF}), Blutdruck der A. femoralis und Durchblutung der Akren (Plethysmographie) ($H_{P,\dot{V}}$) sowie von sensomotorischen Reaktionszeiten (R), Kurzspeicherleistung (KS) und sakkadischen Augenbewegungen (EOG).

HF: Neben dem Sekundenrhythmus des Herzschlages findet sich spektralanalytisch häufig ein überlagerter 2-s-Rhythmus. Die höherfrequenten Rhythmen sind durch weniger Auswertungen abgesichert als die niederfrequenten; das gilt auch für die weiteren Parameter. Der zweite Gipfel (4- bis 6-s-Klasse) enthält die respiratorische Arhythmie, der dritte Gipfel den 10-s-Rhythmus usw.

H_{AF}: Der erste Häufigkeitsgipfel ergibt sich aus dem Atemrhythmus; die Gipfel bei längeren Perioden entsprechen Modulationsschwingungen.

$H_{P,\dot{V}}$: Für die kürzesten Perioden wurden fortlaufend Registrierungen des Blutdrucks, der A. femoralis mit Hilfe eines Statham-Druckwandlers und plethysmographische Registrierungen der Fingerdurchblutung herangezogen.

Die längeren Blutdruckwellen wurden auch mit der Methode nach Riva-Rocci erfaßt.

$H_{R,KS,EOG}$: Die kürzeren Perioden stammen von Elektrookulogrammauswertungen, wobei mit Bruchteilen einer Sakkade gerechnet wurde; im 10-s-Rhythmus sind bereits sensomotorische Reaktionszeitschwankungen und im 1-min-Rhythmus Kurzspeicherschwankungen enthalten (Sinz 1977a).

stellt sich die später zu beantwortende Frage, wie statt eines chaotischen oszillatorischen Durcheinanders eine multioszillatorische Funktionsordnung entstehen kann.

Rhythmen der peripheren Durchblutung wurden mehrfach beschrieben. Im Muskel dominiert eine synchronisierte Periodik von 1 min, in der Haut und in inneren Organen wird daneben auch die 30-s-Bande bevorzugt (Golenhofen und Hildebrandt 1957, Golenhofen 1977). Die Circa-1 min-Periodik von Haut- und intestinaler Durchblutung verläuft um etwa 180° phasenverschoben zur Muskeldurchblutung, so daß eine weitgehende Amplitudenkompensation auch bei großer Schwingungsbreite resultiert. Dieses Prinzip der reziproken Kompensation gilt auch für Hautfunktionen beider Gefäßsysteme: während Muskelarbeit, wobei kompensatorisches Verengen der Hautgefäße zugunsten der Muskeldurchblutung erfolgt, und während Thermoregulation, in der die Hautdurchblutung gesteigert und die Muskeldurchblutung reduziert ist.

Für periodische Erregbarkeitsschwankungen als Ursache der Vasomotorik sprechen:

- das Auftreten rhythmischer Konstriktionen bei konstanter Dauerreizung (nervöser Grundtonus, Dehnung),
- die Einstellung ganzzahliger vielfacher Frequenzverhältnisse zwischen Gefäßrhythmus und artifiziellem Reizrhythmus,
- frequenzspezifische Resonanzschwingungen bei rhythmischer Reizung.

Die Formen, in denen die Vasomotorik auch unter natürlichen Kreislaufbedingungen rhythmischen Innervationsmustern sympathischer Gefäßnerven folgt, ähneln den Beziehungen zwischen führendem und geführtem Rhythmus wie bei Mitnahme und Synchronisation anderer vegetativer und sensomotorischer Rhythmen (vgl. Teil III.1.).

Nachdem wir bisher nur in zentralnervösen oder

zentralnervös kontrollierten Systemen physiologische Circaminutenrhythmen nachgewiesen haben, ist die Frage naheliegend, ob diese Rhythmik nur in Verbindung zum Zentralnervensystem generiert wird. Zur experimentellen Beantwortung dieser Frage bieten sich Untersuchungen am isolierten Herzen an, nachdem in situ unter verschiedenen Bedingungen stets eine Modulation der Herzfrequenz im Circaminutenrhythmus gefunden werden konnte. Da die Autorhythmie zu den besonderen Eigenschaften des Herzens gehört, eignet es sich auch für die

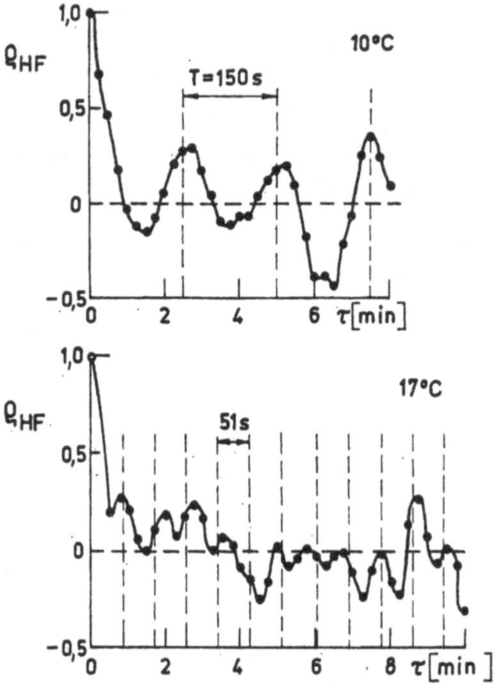

Abb. 26. Autokorrelationsfunktion der Frequenzen eines isoliert schlagenden Froschherzens bei 10 und 17 °C; angegeben sind die dominierenden Perioden T [s], woraus sich für die Modulationsfrequenz ein Q_{10} von ~ 4 errechnet (nach SINZ 1973b).

Suche nach zentralnervös unabhängigen niederfrequenten endogenen Modulationen.

Die Herzaktionen von 12 isolierten Froschherzen in Kaltblüter-Tyrode-Lösung wurden mechanoelektrisch auf einen Direktabschreiber übertragen und über Spezialelektroden der Sinusrhythmus abgeleitet. Anhand von 44 Autokorrelationsfunktionen konnten Modulationsschwingungen im Frequenzbereich von 0,2 bis 1,5 min nachgewiesen werden. Dabei war eine biochemischen Systemen analoge Temperaturabhängigkeit festzustellen (Abb. 26). Insgesamt wurde ein mittlerer Q_{10} von 2,3 errechnet (Abb. 27).

Circaminutenrhythmen konnten auch für die Kontraktionsamplitude gefunden werden.

Die in-vitro-Untersuchungen am Warmblüterherzen

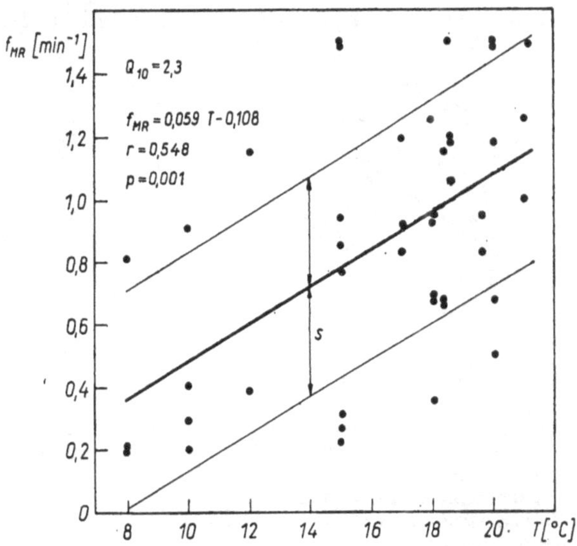

Abb. 27. **Regressionsgerade und Standardabweichung (s = 0,354) der minutenrhythmischen Frequenz (f_{MR})-Temperatur(T)-Beziehung für die berechneten Frequenzen zwischen 8 und 21,2 °C von allen Froschherz-Präparaten (nach Sinz 1973b).**

(Ratte, Kaninchen) erfolgten in thermostasierter Kammer am über die Aorta perfundierten LANGENDORFF-Präparat. Das Perfusat, Tyrodelösung, enthielt neben verschiedenen Ionen und Glukose ATP und Vitamin-B-Komplex; es wurde durch ein Gasgemisch von 95% O_2 und 5% CO_2 druckkonstant eingeleitet. Das Elektrokardiogramm wurde zwischen Aorta und Vorhofsgewebe abgenommen.

Die Autokorrelationsfunktionen der in 5-s-Intervallen diskretisierten Ableitungen zeigten wieder temperaturabhängige Circaminutenrhythmen (Abb. 28), die die mittlere Herzfrequenz von 143,7 $\pm$ 6,3 min^{-1} modulierten. (Auch der Korrelationskoeffizient zwischen Herzsinusfrequenz und Temperatur ist signifikant positiv: $r = 0{,}88$, $Q_{10} \sim 2$).

Wie WEST mit Hilfe der intrazellulären Ableitung von Schrittmacherzellen im Vorhof des Kaninchenherzens zeigen konnte, kommt es infolge einer Instabilität der

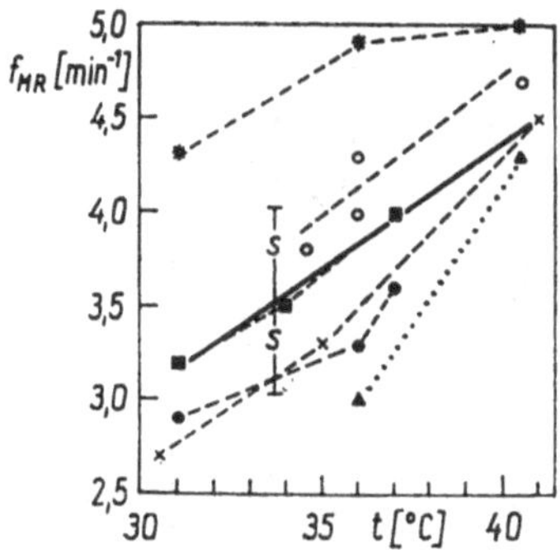

Abb. 28. Abhängigkeit der Modulationsfrequenz (f_{MR}) des Warmblüterherzens (Ratte) von der Badtemperatur. Gleiche Symbole bedeuten Meßwerte von einem Herzen;
Regressionsgerade: $f_{MR} = 0{,}13\,T - 0{,}87$
Korrelationskoeffizient $r = 0{,}623$, $p = 0{,}01$
mittlerer $Q_{10} = 1{,}4$.
Das durch Dreiecksymbole repräsentierte Präparat hat den Q_{10}-Wert 2,4. Das gleiche gilt für das durch geschlossene Kreise symbolisierte Präparat im gleichen Temperaturbereich (nach ROSSBERG und SINZ 1973).

Membran bzw. der langsamen diastolischen Depolarisation zu einem Präpotential, das bei Erreichen einer kritischen Schwelle entsprechend dem Alles-oder-Nichts-Gesetz eine fortgeleitete Erregung auslöst. Nach Repolarisation kann sich dieser Vorgang ähnlich einem Relaxationsoszillator wiederholen.

Der intrazelluläre Potentialverlauf während der Aktionspotentialbildung ähnelt also jenem der respiratorischen Neurone bei Generierung einer Aktionspotentialsalve. Die Fähigkeit zur Autorhythmizität ist nicht nur auf Schrittmacherzellen beschränkt, sondern auch bei Herzmuskelzellen endogen programmiert. Die elektrophysiologische und mikrokinematographische Registrierung von bis zu sechs Monaten in Zellkulturen gehaltenen, dabei autorhythmisch sich kontrahierenden Herzzellen (Boder et al. 1971) belegt die Existenz zellulärer selbsterregter Oszillatoren. Dabei unterliegt auch die Aktionspotentialfolge rhythmischen Schwankungen.

Wo ist der zelluläre Generator lokalisiert?

Erhöhung der Natriumpermeabilität oder Verminderung der Kaliumpermeabilität können die Erregbarkeit steigern (z. B. bei ektopischen Schrittmachern). Es ist gut bekannt, daß die Steilheit des Pacemakerpotentials und damit die Frequenz der Oszillation von dem mittleren Ruhemembranpotential abhängt. Trotzdem muß die Oszillation des Membranpotentials nicht notwendigerweise selbsterregt sein. Mehrere Beobachtungen sprechen für unabhängige Generatoren, welche als zellinterne „Uhren" die beobachteten Membranoszillationen triggern. Die circaminutenrhythmischen Schwingungen lassen sich besser unter der Voraussetzung unabhängiger Triggermechanismen verstehen als durch selbstregulierte Membranoszillatoren. Auch die multioszillatorische Modulation ist eher aufgrund metabolischer Rhythmen verständlich.

Schließlich weisen Minutenrhythmen des glykolytischen Stoffwechsels von Herzmuskelzellen eindringlich darauf hin (Frenkel et al. 1973), daß wenigstens für die circaminutenrhythmische Modulation der Pacemakerrhythmik gleichfrequente Oszillationen basaler energieliefernder Multienzymsysteme verantwortlich sein könnten.

Auch die Wechselwirkungen zwischen Schrittmacherzellen am Herzen und den Zellen des Reizleitungssystems führen zu echter oszillatorischer Synchronisation. Darüber hinaus gelang die Synchronisation durch gleichfrequente sinusförmige elektrische Reize oder Multiple der Spontanfrequenz sowohl beim Sinuatrialknoten als auch bei sekundären Schrittmachern, insbesondere beim Atrioventrikularknoten des Rattenherzens. Prinzipiell besitzen alle Myokardzellen Potenzen zur Schrittmachertätigkeit und zu langwelligeren Erregbarkeitsvariationen. So können unter pathologischen Veränderungen des Zellstoffwechsels die Fasern des Arbeitsmyokards sogar Schrittmacherfunktion übernehmen. Wir fanden beim Frosch auch eine spontanrhythmische Modulation der Kontraktionsamplitude des isolierten Herzens.

Was wir für die Herzfrequenz bei in-situ- und in-vitro-Untersuchungen demonstrieren konnten, gilt im Prinzip auch für die Generierung von Kreislaufrhythmen. Auch wenn sich hier Schwingungen unterschiedlicher Herkunft in komplexer Weise überlagern, so entstehen auch sie im wesentlichen auf intrazellulär-neuronaler und glattmuskulärer Basis im Nerven- und Gefäßsystem.

Neben der zentralen Verursachung der Rhythmik wirken normalerweise rein atemmechanische intrathorakale Druckschwankungen rhythmisierend.

Eine ganz wesentliche Ursache der Kreislaufrhythmik stellt die Eigenrhythmik der glatten Gefäßmuskulatur dar (Schwankungen des peripheren Widerstandes). Dabei kann der Eigenrhythmus der peripheren Gefäße in relative Koordination zur phasischen zentralen Innervation treten (Koepchen et al. 1967, Seller et al. 1967).

Schließlich bleibt zu berücksichtigen, daß die Blutdruckregulation über die Pressorezeptoren wie jedes rückgekoppelte System mit Totzeit prinzipiell schwingungsfähig ist (Wagner 1950, Drischel 1964). Die zeitlichen Verzögerungen und damit möglichen Blutdruckschwankungen beruhen vorwiegend auf der langsamen Kontraktionsgeschwindigkeit der glatten Muskulatur. Die Amplitude ist natürlich auch von den Verstärkerparametern des zentralen Reglers abhängig, die bei fieberhaften und neurovegetativen Erkrankungen verändert sein können.

Somit schließt die Atem-, Herz- und Kreislaufregulation eine Kombination oszillierender Systeme mit zentral-autonomen, peripher-autonomen atemmechanischen und regulatorisch bedingten Schwingungen ein. Aus dem Zusammenspiel resultiert eine Tendenz zu regulatorisch und koordinativ bedingten Frequenz- bzw. Zeitstrukturen (vgl. Abb. 25).

1.16. Physiologische Bedeutung von Kreislaufrhythmen

Der biologische Selektionswert der Kreislaufrhythmik im Rahmen der Kreislaufregulation kann man in der Erhöhung von Stabilität, Wirkungsgrad und Ansprechgeschwindigkeit sehen:

a) Erhöhung der Betriebsbereitschaft und Ökonomie
Aschoff (1959) wies auf die Erhöhung der Reaktionsbereitschaft durch Oszillationen hin. Der dynamische Zustand der Stellglieder ist nicht nur wirkungsvoller, sondern auch ökonomischer.

b) Erhöhung der Reaktionsgeschwindigkeit und Funktionskontrolle
Rhythmische Modulation von Kreislaufgrößen gestattet auf Grund der Differentialquotientenempfindlichkeit der Rezeptoren eine Sofortmessung ihrer Änderungen (z. B. Blutdruck: dp/dt); der Regler ist ständig über den Zustand der Peripherie informiert. Verzögerungsfreie Messungen sind Voraussetzung rascher Gegenmaßnahmen.

c) Rhythmische Filtrationspumpe und Durchblutungsförderung

Rhythmische periphere Widerstandsänderungen bewirken einen verbesserten Flüssigkeitsaustausch und verhindern auch bei erhöhtem Sympathikotonus eine gewebeschädigende Durchblutungssperre (KOEPCHEN) 1972).

d) Zur Funktionsabstimmung zwischen zentralem und peripherem System trägt die multioszillatorische Koordination bei, wodurch gleichzeitig die Stabilität des Gesamtsystems erhöht wird (Abb. 25, Teil III).

Zurück zum Ausgangspunkt. Nachdem wir bei der Erörterung von Zeitmeßmechanismen feststellen mußten, daß neben dem Tagesrhythmus zahlreiche kurzwellige Schwankungen psychophysiologische Funktionen modulieren, sind wir diesen von der psychologischen Ebene über die physiologische bis hin zur zellulären nachgegangen, wobei sich der Verdacht verdichtete, daß die Primäroszillationen letztlich intrazellulär verankert sind. Hierauf weisen nicht nur Ähnlichkeiten der Rhythmogenese der Atmung, des Herzschrittmachers und der glatten Muskulatur hin (SINZ 1978, Kap. 14), sondern auch die Erregungsdynamik von Neuronen selbst, deren Oszillationen wie die der Atemneuronen durch VOLTERRA-Gleichungen beschrieben werden können (POGGIO und TORRE 1977).

Behandeln wir abschließend die für unsere psychophysiologische Problematik grundlegenden Eigenschaften neuronaler Selbsterregung mit verschiedenartigen Oszillatorfrequenzen und ihre Bedeutung für jene psychischen Leistungen der Zeitschätzung und des Gedächtnisses, von denen wir ausgegangen waren.

1.17. Mechanismen neuronaler Oszillatoren

Mindestens drei Arten von Mechanismen kommen für die Generierung der neuronalen Rhythmizität in Frage (Abb. 29):

1. Neuronale Reverberationskreise (Abb. 29a)
2. Rekurrente Hemmung (Abb. 29b)
3. Pacemakerneurone (Abb. 29c, d)

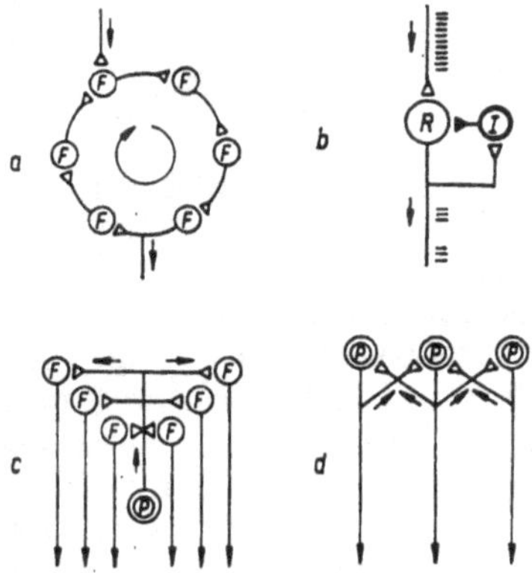

Abb. 29. Schema rhythmogener Neuronennetzwerke
a) Reverberationskreis mit 6 Folgeneuronen (F)
b) Rhythmisierung durch rekurrente Hemmung (*R* = Relaisneuron, T = inhibitorisches Neuron)
c) Aggregate von 6 Folgeneuronen (F), getriggert durch ein gemeinsames Pacemakerneuron (P)
d) Aggregate von 3 Pacemakerneuronen, die durch gegenseitig erregende synaptische Verbindungen phasengekoppelt sind.

1.17.1. Kreisende Erregung in geschlossenen Neuronenketten (reverberating circuits)

Hierbei wird die Frequenz der Oszillationen von der Leitungszeit durch den Kreis von Neuronen und die synaptischen Verzögerungen bestimmt (Totzeitglieder). Doch trotz ihrer Beliebtheit, deren sich Reverberationskreise für die Modellierung von neuronalen Schwingungen und Kurzspeicherleistungen erfreuen, sind sie für Perioden über 3 Sekunden wegen der großen Zahl von Neuronen, die für solch eine geschlossene Kette erforderlich wären, nicht sehr wahrscheinlich.

1.17.2. *Rhythmisierung eines Erregungsstromes durch rekurrente Hemmung — thalamische Rhythmogenese*

Wird ein Neuron, das einem konstanten Erregungsfluß ausgesetzt ist, durch rückläufige Abzweigungen (Kollateralen) seines Ausgangs (Axon) über eine Zwischenzelle (inhibitorisches Interneuron) gehemmt, erfolgt eine rhythmische Unterbrechung seiner Aktionspotentialfolge (vgl. Abb. 29b). Infolge hochfrequent feuernder Interneurone mit lang anhaltenden inhibitorischen postsynaptischen Potentialen (IPSP) am nachgeschalteten Neuron kann eine Salvenaktivität mit Ruheintervallen bis zu 100 bis 200 ms entstehen, wie sie z. B. dem im Septum generierten hippokampalen Thetarhythmus und dem thalamischen Oszillator der kortikalen Spindel- und Alphawellen zugrunde liegen.

Folgende Beobachtungen belegen die zentrale Rolle spezifischer Projektionssysteme des Thalamus als zerebralen Schrittmacher der im Elektroenzephalogramm repräsentierten Alphaaktivität:

a) Elektrische oder sensorische Dauerreizung spezifischer Projektionskerne des Thalamus führt zu einer rhythmischen Burst- bzw. Spindelaktivität an ihrem Ausgang.

b) Fokale Mikroableitungen in spezifischen Thalamuskernen lassen Periodizitäten erkennen, die nach Burstdauer und Ruheintervall postsynaptischen Potentialen kortikaler Pyramidenzellen und Summenpotentialwellen in korrespondierenden Hirnarealen entsprechen. Die rhythmische Aktivität kleinster thalamischer Zellgruppen synchronisiert damit die Aktivität kortikaler Bereiche in der Ausdehnung weniger Quadratmillimeter.

Mechanismus der thalamischen Rhythmogenese

Nach elektrischer Dauerreizung oder natürlicher sensorischer Reizung werden die Relaiszellen des Thalamus erregt, die einerseits zum Kortex projizieren und andererseits inhibitorische Zwischenneuronen im Nucleus reticularis thalami erregen, die rückwirkend zur Hemmung der Relaiszellen über 80 bis 200 ms führen (negative Rückkopplung). Die Frequenz der kortikalen Erregungen

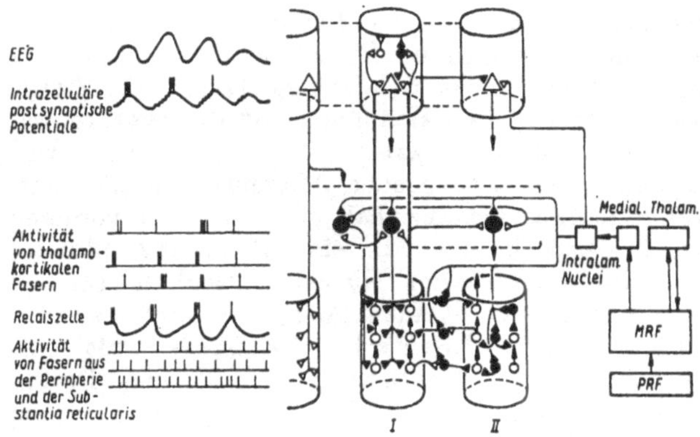

Abb. 30. Der Thalamus als Schrittmacher rhythmischer EEG-Wellen. Auf eine enge Phasenbeziehung der Salvenaktivität thalamischer Relaiszellen und thalamokortikaler Fasern sowie exzitatorischer postsynaptischer Potentiale als Grundlage der Summenpotentialwellen im EEG weist die linke Seite hin. Ursache für die gruppierten Entladungen trotz dauerndem Erregungszufluß sind rekurrente Hemmungen (I) der Relaiszellen über inhibitorische Interneurone (schwarz)i m Nucleus reticularis thalami. Diese oszillatorische Schrittmacheraktivität führt zur synchronisierten postsynaptischen Erregung kortikaler Pyramidenzellen.

Die kleinen Interneurone (dargestellt in II und zwischen I und II) vermitteln laterale Hemmung innerhalb der spezifischen Thalamuskerne und innerhalb der Hirnrinde und tragen vermutlich zur Ausbreitung synchroner Erregungs- und Hemmungszyklen bei. Die Stärke der rekurrenten Hemmung und das Ausmaß der Synchronisation wird durch aufsteigende polysynaptische retikuläre Bahnen bestimmt, die über hemmende Synapsen die Erregbarkeit der Interneuronen kontrollieren. Eine weitere Bahnverbindung von den mittellinienahen Thalamuskernen zum N. reticularis thalami wirkt direkt erregend auf die Interneuronen und hemmt dadurch die Übertragung in den spezifischen Schaltkernen.

MRF: mesenzephale retikuläre Formation

PRF: pontine retikuläre Formation (Brückenformation) (nach SIMON 1977) wird so durch die Stärke und Periode der Hemmungskopplung auf die thalamischen Projektionszellen bestimmt (Abb. 30).

Synchronisation und Desynchronisation

Synchronisation multipler thalamischer Oszillatoren und kortikaler synaptischer Potentiale wird durch gleichzeitige Hemmung vieler Relaiszellen erzeugt. Die Stärke dieser rückgekoppelten Hemmung und die Synchronisation des thalamokortikalen Erregungsstromes wird maßgeblich von aufsteigenden Afferenzen aus der Formatio reticularis mesencephali geregelt: Von vorderen Brückenkernen erfolgt z. B. eine Hemmung inhibitorischer Interneurone im Nucleus reticularis thalami (Desinhibition oder Enthemmung), wodurch es auch zur Enthemmung thalamischer Relaiszellen mit Auflösung thalamischer Rhythmusbildung kommt (Desynchronisation). Damit führt die aufsteigende Erregung des Thalamus zur rhythmischen Hemmung und Synchronisation, seine Hemmung jedoch zur Aufhebung der Hemmung und Desynchronisation.

Indirekte und kortikale Hemmung

Hintere Brückenkerne können vordere hemmen und damit deren Desynchronisationswirkung unterdrücken; es resultiert Synchronisation im Thalamus und EEG.

Desynchronisation thalamischer und kortikaler Aktivität kann auch durch Frontalhirnreizung ausgelöst werden. Somit ist eine Kontrolle der Hemmungskopplung und damit der Synchronisation thalamischer und kortikaler Erregungen unter Umgehung aufsteigender retikulärer Bahnen möglich.

Korrelation zwischen EEG und synaptischen Potentialen

Die im EEG mit Makroelektroden abgeleiteten Summenpotentiale korrelieren hinreichend gut mit Mikroableitungen exzitatorischer postsynaptischer Potentiale

(EPSP) einzelner im Makroelektrodenbereich gelegener Neuronen, die als Folge thalamischer Schrittmacheraktivität entstehen (Abb. 31). Zumeist ist dabei die depo-

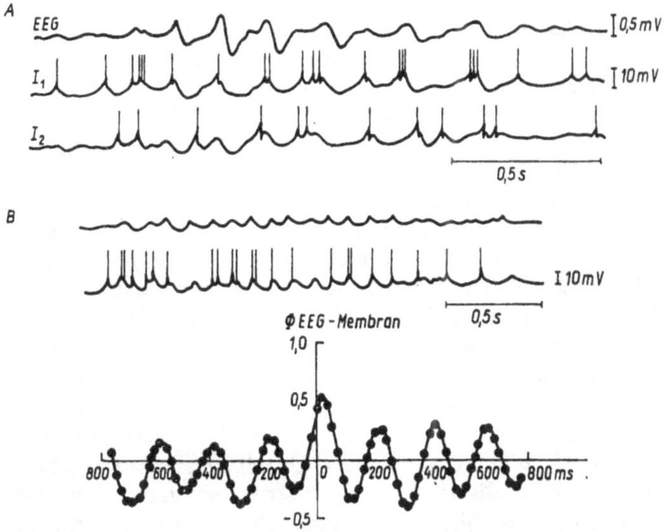

Abb. 31. A: Phasen- und Amplitudenbeziehungen von EEG-Wellen und Membranpotentialschwankungen zweier Nervenzellen des sensomotorischen Kortex. Mit den EEG-Spindeln korrelieren größere intrazelluläre (I_1, I_2) Potentialamplituden (nach RAABE und LUX aus SIMON 1977)

B: Kreuzkorrelationsfunktion zwischen EEG-Wellen und langsamen Membranpotentialschwankungen eines Neurons des sensomotorischen Kortex. Oberflächennegativität ist positiv mit Zelldepolarisation korreliert. Die Aktionspotentiale wurden wie A nicht in voller Größe dargestellt und für das Korrelogramm völlig gefiltert (nach CREUTZFELDT, LUX und WATANABE, A und B aus SIMON 1977).

larisierende (intrazellulär positive) Phase der Membranpotentialschwankungen mit der Oberflächennegativität korreliert. Da die EPSPs vorzugsweise an den zur Hirnrindenoberfläche hin gerichteten Dendriten der kortikalen Pyramidenzellen entstehen und in der unmittelbaren extrazellulären Umgebung der Stromquelle, die das EPSP erzeugt, ein negatives Feldpotential entsteht, müßte man tatsächlich eine derartige Phasenlage zwischen EEG-Wellen und EPSP-Depolarisation erwarten (Abb. 31).

Die Beziehungen zwischen intrazellulär abgeleiteten EPSP und EEG- oder evozierten Potentialen sind also offensichtlich, auch wenn die Phasen nur mit einem kleinen Teil der Zellen einer Population übereinstimmen, eben jenem, der synchronisiert ist. Eine inverse Phasenbeziehung wird gefunden, wenn zur Potentialbildung des EEG inhibitorische postsynaptische Potentiale (IPSP) am tieferliegenden Soma ausgelöst werden. Da das EEG eine gemittelte (und räumlich gerichtete) Stromproduktion vieler Zellen einschließt, sind Divergenzen zwischen EEG-Wellen und Membranpotentialschwankungen einzelner Neuronen nicht überraschend. Aufschlußreich für die enge Korrelation und die Genese langwelliger Schwankungen (Alažalova-, Mimura-Wellen usw.) ist, daß auch Amplitudenvariationen der intrazellulären und EEG-Wellen korrelieren. Durch IPSPs am Zellsoma wird ein lokalisierter Stromaustrittsort gegenüber dem dendritischen Eintrittsbereich des Stromes geschaffen. Es resultiert eine stärkere Ausrichtung des Dipolfeldes zwischen oberflächlichen und tiefen Kortexschichten und damit eine Vergrößerung der im EEG erfaßten Potentialdifferenzen.

Bedeutsamkeit des thalamischen Schrittmachers für die Informationsverarbeitung im Gehirn

Da für das Individuum bedeutsame sensorische Signale zur Desynchronisation der thalamischen Erregungszyklen führen, stellt sich die Frage nach dem „Sinn" der oszillatorischen Aktivität thalamokortikaler Neuronensysteme.

Die Ausprägung der Synchronisation im EEG repräsentiert nicht die Gesamtaktivität der abgeleiteten Neuronenpopulation, sondern ist Ausdruck des Signal-Rausch-Verhältnisses, das aus dem Verhältnis synchronisierter und desynchronisierter Neuronen resultiert. Dabei genügt für eine 10fache Dominanz des Signals die Synchronisation von nur einem Bruchteil der Zellen einer abgeleiteten Neuronenpopulation.

Mit der Synchronisation thalamokortikaler Erregungskreise ist eine Einschränkung der Übertragungskapazität thalamischer Relaiskerne und kortikal zugeordneter Felder verbunden, was durch starke Hemmfelder unterstrichen wird. Andererseits könnte durch die Schrittmacheraktivität des Thalamus eine sukzessive Ablesung essentieller Information und die Koordination von thalamokortikalen Informationsflüssen geregelt werden. Tatsächlich gibt es Anhaltspunkte dafür, daß durch Kopplung thalamischer Oszillatoren der Erregungsfokus im Thalamus und parallel dazu in der Hirnrinde wandert. Nach Elul (1972) arbeiten kleinere kortikale Neuronenpopulationen zwischen 100 und 300 ms, um dann durch die synchronisierte Aktivierung anderer Neuronengruppen mit lateraler Hemmung abgelöst zu werden. Die dadurch bewirkte zyklische Sequenz zerebraler räumlicher Erregungsmuster legt die Frage nahe, ob der in Mikro- und Makroableitungen gefundenen räumlich-zeitlichen Fluktuation mit Perioden von ca. 200 ms auch Elementarzeiten komplexer Operationen wie syntaktische und semantische Merkmalskodierung, Informationsvergleich und Entscheidung entsprechen könnte. Zeitquanten dieser Größenordnung wurden — wie bereits erwähnt — von Klix und Hoffmann (1976) in Dekompensationsanalysen komplexer Lösungszeiten und in physiologischen Paralleluntersuchungen unserer Arbeitsgruppe wahrscheinlich gemacht. Auch für die Fähigkeit der geordneten Erinnerung und sprachlichen Reproduktion sequentiell strukturierter Information ist die zyklische Determiniertheit phasengekoppelter Vergleichs-, Entscheidungs- und Speicherprozesse zu fordern.

Während für den Retrievalvorgang (Erinnerung) die

Synchronisation der gedächtnisrelevanten Potentialmuster Voraussetzung sein dürfte, ist die Verarbeitung der Information an bestimmte über das Gehirn verteilte Synchronisations-Desynchronisations-Muster der Neuronenpopulationen gebunden.

Zusammenfassung und abschließende Bemerkungen zu analogen EEG-Wellen

Die Rhythmogenese im Thalamus beruht auf rekurrenter Hemmung und der damit ausgelösten Quantelung einer afferenten Dauererregung. Selbsterregte Neuronenaktivitäten können in den thalamischen Oszillator einbezogen sein. Die von der Schrittmacheraktivität thalamischer Zellen an Dendriten kortikaler Pyramidenzellen synchron ausgelösten EPSP und somatischen IPSP sind die Grundlage der rhythmischen EEG-Wellen.

Die Schrittmacher des Betarhythmus, der auch im isolierten Kortex auftreten kann, sind noch nicht identifiziert. Daß ihre Frequenzen häufig harmonisch zur Alphafrequenz liegen, kann auf einer mehr oder weniger lockeren Ankopplung an die Oszillatoren des Alpharhythmus beruhen.

Theta- und Deltawellen werden über kortikothalamische rückläufige Verbindungen unterhalten; entstehen können sie kortikal und thalamisch (der typische Thetarhythmus des Septums ist besonders im Hippokampus ausgeprägt).

Über der vorderen Kopfregion findet man im Alphafrequenzbereich etwa zu einem Anteil von 5% der Gesamt-EEG-Aktivität einen arkadenförmigen My-(μ)-Rhythmus (7 bis 11 Hz). Eine Akzentuierung oder Auslösung erfährt der My-Rhythmus durch Hypnose oder Augenbewegungen bei Betrachten von Bildmaterial. Ein Zusammenhang mit Angst, aggressiven Spannungszuständen, Hyperaktivität und psychiatrischen Erkrankungen konnte festgestellt werden.

Obwohl der My-Rhythmus als subharmonische einer in der Frontalhirnregion gefundenen schnellen Aktivität gedeutet wurde, sind Entstehung und Bedeutung immer noch unklar.

Eine seltene Aktivität im Alphafrequenzbereich ist die Kappa-Aktivität, die in einer bitemporalen Ableitung imponieren kann. Sie wird durch Beanspruchung mit schwierigen Rechenaufgaben und sprachlicher Verarbeitung von schweren Testaufgaben verstärkt (Chapman 1972).

1.18. Allgemeine Eigenschaften endogen rhythmischer Nervenzellen

Die neurophysiologische Forschung der letzten 25 Jahre hat eine Fülle von Hinweisen auf die Existenz von Pacemakerzellen geliefert (Sokolov et al. 1975).

Nicht alle Zellen in einer phasensynchron oszillatorisch entladenden Neuronenpopulation müssen Pacemakerzellen sein. Eine oder einige wenige reichen für die initiale Erregung aus, die sich dann synaptisch zu zahlreichen Folgezellen ausbreitet (vgl. Abb. 29c).

Eine Kombination von Pacemaker- und Folgezellen wurde zuerst im Herzganglion des Hummer und im Abdominalganglion der Meeresschnecke *Aplysia* und später in mehreren Strukturen gefunden.

Während den Spikeentladungen in einer Folgezelle gewöhnlich ein zusammengesetztes EPSP vorausgeht, ist dies für Pacemakerzellen nicht erforderlich. Stattdessen zeigen sie ein charakteristisches langsames depolarisatorisches Pacemakerpotential, das bei Erreichen der kritischen Schwelle ein Aktionspotential auslöst. Jedem Aktionspotential folgt ein hyperpolarisatorisches Nachpotential, von dem das nächste Pacemakerpotential ausgehen kann.

Wenn nach Applikation von Tetrodoxin die gesamte Spikegenerierung unterdrückt ist, überdauert immer noch das Pacemakerpotential (Abb. 32).

Intrazelluläre Ableitungen von Pacemakerneuronen

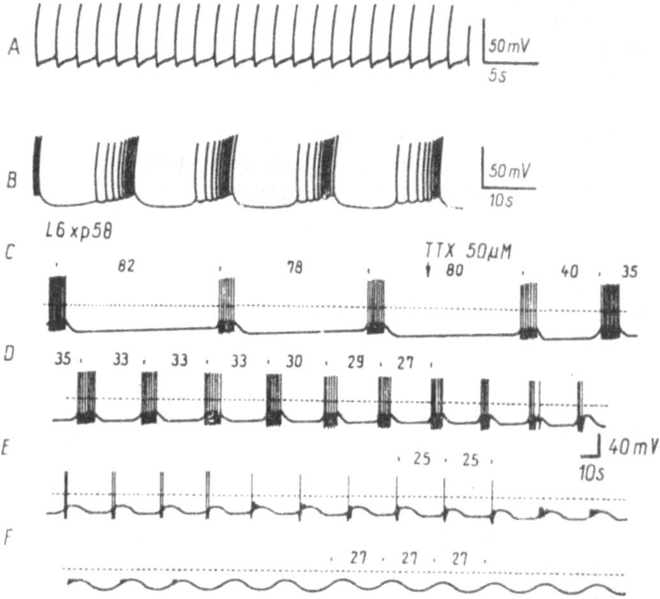

Abb. 32. Intrazelluläre Ableitung von isolierten Neuronen: A — Beating-Pacemaker, B — Burster-Pacemaker (von CHEN, v. BAUMGARTEN und TAKEDA 1971).
C bis F zeigen Teile einer kontinuierlichen Aufzeichnung der Burst- und Spikeaktivität des L6-Neurons von Aplysia und ihrer Hemmung unter Tetrodotoxin (TTX) innerhalb von 10 min nach Applikation. Dabei verkürzen sich die Depolarisationsperioden auf 27 s (15 mV) bei bloßem Auftreten der Pacemakerpotentiale. Die gestrichelte Linie repräsentiert das Nullpotentialniveau (nach MATHIEU und ROBERGE 1971).

zeigen eine frappierende Ähnlichkeit zu Ableitungen der Pacemakerzellen des Herzens, so daß ein gemeinsamer Mechanismus wahrscheinlich ist.

Pacemakerzellen können zusätzlich zur endogenen Erregung noch synaptisch moduliert werden.

Als ein typisches Beispiel haben wir die rhythmogenetisch aktiven respiratorischen Neuronen kennengelernt. Die synaptischen Verbindungen zwischen den einzelnen Pacemakerzellen und ihren Folgezellen können die enge Phasenkopplung und simultane Entladung während der inspiratorischen und exspiratorischen Phase der Atmung erklären (vgl. Abb. 29d).

Es gibt regelmäßig entladende Pacemakerzellen (beating cells) und in rhythmischen Gruppen oder Bursts entladende Neuronen (Abb. 32). Bursterzellen zeigen Pacemakerpotentiale innerhalb der Spikegruppe und eine Hyperpolarisation am Burstende. Die meisten respiratorischen Neurone sind typische Bursterzellen. Bursterzellen mit Oszillationen des Membranpotentials werden als oszillierende Bursterzellen bezeichnet (Arvanitaki und Chalazonitis 1967, Frazier et al. 1967, Strumwasser 1965, Abb. 32).

Das Abdominalganglion von *Aplysia* enthält zahlreiche Beating- und mehrere Bursterzellen. Die Ableitung von diesen relativ großen und gut zugänglichen Ganglienzellen ist leichter als die von Wirbeltierneuronen.

Alving (1968) und Chen et al. (1971) gelang die vollständige Isolation einzelner Aplysia-Neuronen durch eine Kombination mechanischer und enzymatischer Methoden.

Die Frage war, ob die rhythmische Aktivität auch unter diesen Bedingungen der Isolation aufrechterhalten wird.

Das Ergebnis ist überzeugend: Vollständig aus dem Nervenzellverband herausgelöste Neuronen zeigen regelmäßige Entladungen bzw. Burstaktivität über viele Stunden (Abb. 32).

Beating-Pacemaker können in Burster-Pacemaker durch Erhöhung der K^+-Konzentration oder Erniedrigung der Ca^{++}-Konzentration im umgebenden Nährmedium umgewandelt werden (Sokolov et al. 1975).

Pacemakerzellen reagieren nicht einheitlich auf Temperaturänderungen. Im allgemeinen beschleunigt die Temperatur die Rhythmen im Sinne der vant Hoffschen Regel. Diese Wirkung wird jedoch teilweise durch begleitende Veränderungen des Ruhepotentials kompensiert, welches gewöhnlich unter Erwärmung hyperpolarisiert. Da Hyperpolarisation mit Hemmung verbunden ist, ist der Nettoeffekt der Temperaturänderung bei einigen Zellen gleich Null (v. BAUMGARTEN 1974). Dieses homöostatische Prinzip einiger Pacemakerzellen kann mit dem postulierten Temperaturkompensationsmechanismus der 24-Stunden-Uhr verglichen werden.

Hinsichtlich der Frage nach der Lokalisation des Spike- und Burstgenerators kamen wir schon zu dem Ergebnis, daß vieles gegen einen membraninhärenten Oszillator spricht. Neuere Befunde mit Stoffwechselblockern weisen auf einen eng metabolisch gekoppelten Generator hin, wie er z. B. in Form des glykolytischen Systems bekannt ist (vgl. Teil II.).

Wenn die Pacemakeraktivität an das glykolytische Multienzymsystem gebunden ist, müßte dessen Hemmung durch geeignete Stoffwechselinhibitoren, die das Membranpotential unbeeinflußt lassen, auch die Schrittmacheraktivität unterbinden. Genau das konnte festgestellt werden: Phlorizidin, Sodiumiodoazetat und Deuteriumoxid (schweres Wasser) lassen das Membranpotential intakt, unterdrücken jedoch die Pacemakerrhythmen (LABOS und CHALAZONITIS 1969, v. BAUMGARTEN 1974). Ihre Regenerierung kann durch erhöhte Glukosezugabe erreicht werden. Vermehrte Inhibitorzugabe verstärkt dann wieder die Hemmung und Störung der Rhythmogenese. Dies belegt die wichtige Rolle der Glykolyserhythmen. Bei homogenisierten Suspensionen von Herz- und Leberzellen wurden glykolysegekoppelte Oszillationen des pH-Wertes und des NADH-Systems beobachtet. Da es sich bei der Glykolyse um ein in allen Zellen vorhandenes, in den Energiehaushalt einbezogenes Stoffwechselsystem handelt, sind gleiche Rhythmen ubiquitär verbreitet.

So können respiratorische, Herz- und sogar komplexe Verhaltensrhythmen durch schweres Wasser und andere Glykolysehemmer unterdrückt werden (ENRIGHT 1971). Es liegt somit nahe, die in großen Abständen generierten

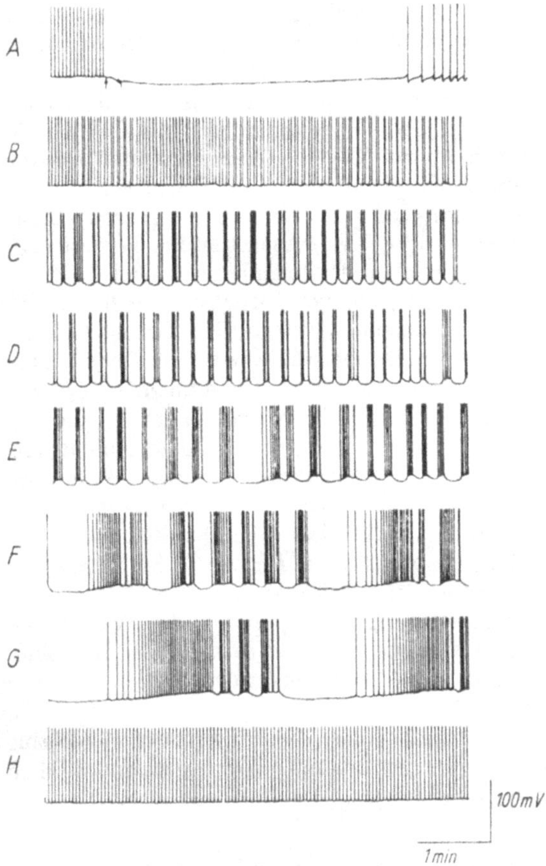

Abb. 33. Zeitabhängige Variation von Burst-Mustern in Anwesenheit von hohen Konzentrationen von Desoxy-F-6-P. Wurden 5 mM Desoxy-F-6-P zu einem R_3-Neuron von Aplysia appliziert (Pfeil in A), folgt eine initiale Ruheperiode. Nach 85 min entwickeln sich Doppelspikes (B), die sich nach 120 min (C), 135 min (D) und 150 min (E) in Bursts umwandeln. Letztere können nach längeren Zeitperioden, 245 min (F) und 250 min (G), verschmelzen. Das ursprüngliche Beating- oder Spikemuster wird nach Auswaschen des Neurons in normalem Seewasser wiederhergestellt (H) (nach CHAPLAIN 1976a).

Bursts oder die kontinuierliche Frequenzmodulation im Circaminutenrhythmus auf metabolische Oszillationen glykolytischer Schrittmacher zurückzuführen.

Das muß jedoch nicht in gleicher Weise für die Spikegenerierung gelten. Problematisch ist, daß die Pacemakeraktivität durch starke Glykolysehemmer wie Sodiumiodoacetat erst nach 6 bis 8 Stunden unterdrückt wird.

Wäre es denkbar, daß noch ein anderes glukoseabhängiges, membranbezogenes Enzymsystem zur Generierung der einzelnen Aktionspotentiale einbezogen ist?

Untersuchungsergebnisse von CHAPLAIN (1976a) schließen die oxidative Phosphorylierung, den Tricarbonsäurezyklus und den Pentosephosphatzyklus als Generatoren aus. Dagegen zeigen radioaktive Messungen (CHAPLAIN 1976a) von isolierten R_3 bis R_{13} Neuronen des Abdominalganglions von *Aplysia californica* eine deutliche Korrelation zwischen der Frequenz der von zwei membrangebundenen Enzymen vermittelten Substratzyklen und der neuronalen Spikeaktivität. Es handelt sich um Fruktose-1,6-diphosphatase (FDPase) und Phosphofruktokinase (PKF). PKF-Aktivatoren, F-6-P und 1-desoxy-F-6-P, induzieren Spikedoupletts und -tripletts und führen letztlich zu einem aufrechterhaltenen Burstingmuster bei zuvor regelmäßig feuernden R_3, R_5, R_6 und R_{11}-Neuronen (Abb. 33).

Es ist daher naheliegend, die PKF für die variable Rhythmisierung der neuronalen Aktivität verantwortlich zu machen (vgl. III.1.5.).

1.19. Oszillatormechanismen und Gedächtnis

Die neuronale Rhythmizität ist in vielfacher Hinsicht bedeutsam. Hier soll im wesentlichen der Aspekt der Informationsspeicherung in einer neuartigen Version diskutiert werden (v. BAUMGARTEN 1974, SINZ 1976a).

Lernen und Gedächtnis sind sehr komplizierte Vorgänge und als solche zurecht Gegenstand der Psychologie. Letztlich müssen sie jedoch auf funktionellen Änderungen individueller Neuronen beruhen, selbst wenn die kognitiven Leistungen das Resultat der enormen Komplexität interneuronaler Verbindungen darstellen.

Wenn Wechselwirkungen zwischen den Neuronen durch variable Erregungsmuster und Wirkungsgradverstellungen in den synaptischen Übergängen realisiert werden, müßten dauerhafte Veränderungen dieser Verschaltungspläne zu einer gestörten Informationsverarbeitung und Nichtreproduzierbarkeit früherer kognitiver Leistungen führen. Daß dies nicht der Fall ist, legt an sich nahe, die mit der Langzeitspeicherung postulierten Veränderungen nicht so sehr an den Übergängen zweier Neuronen, sondern in Eigenschaften der Neuronen selbst zu suchen. Weil es jedoch hierfür keine Anhaltspunkte gab, während die Synapse als Kontrollstelle zweier Neuronen als „locus minoris resistentiae" für toxische, narkotische, sedative und andere pharmakologische Wirkungen sowie in ihrer Rolle für Erregungsprozesse seit Jahrzehnten im Zentrum des Interesses steht, dominieren mit großem Abstand die synaptischen oder Konnektionstheorien der Informationsspeicherung. Schließlich gibt es ja auch bei ca. 10^{10} Neuronen im Gehirn etwa 10^{14} Synapsen, die als „locus memoriae" in Frage kommen könnten. Doch eher, als die funktionelle Modifikabilität der Synapse ihre dauerhafte Modifikation nahelegt, schließt sie diese wegen der Notwendigkeit, die Arbeitsprogramme funktionsgerecht zu erhalten, aus. Außerdem haben Jahrzehnte eifrigster internationaler Synapsenforschung keinen ernsthaften Hinweis auf den Gedächtnismechanismus geliefert. Dies gilt für die posttetanische Potenzierung, die heterosynaptische Bahnung und andere Änderungen des synaptischen Wirkungsgrades auf der Grundlage des Gebrauchs und Nichtgebrauchs von Synapsen. Dynamische Änderungen als Folge von perseverierender Aktivität in Reverberationskreisen müssen ebenfalls als Erklärung für die Plastizität des Nervensystems abgelehnt werden, da Unterkühlung und Elektrokrampfschock diese Erregungskreise stillegen, ohne das Langzeitgedächtnis zu beeinträchtigen. Bis heute wurden keine langdauernden synaptischen Änderungen im Lernprozeß nachgewiesen (einige Tage anhaltende Potenzierung der synaptischen Aktivität im Hippokampus nach frequenter Erregung sind nicht Grundlage des Langzeitgedächtnisses).

Dagegen können Änderungen der endogenen Rhythmizität langdauernde Gedächtniseintragungen erklären.

In Abbildung 16 haben wir die Mitnahme und Synchronisation vegetativer Funktionsrhythmen durch äußere Zeitgeberzyklen belegt. Es zeigte sich nun, daß die unter dem Zeitgebereinfluß eingestellte Frequenz der Funktionsrhythmen kognitiver, sensomotorischer und vegetativer Funktionen auch nach Zeitgeberexposition über gleichmäßigere Beleuchtungsbedingungen einige Zeit erhalten blieb. Hiermit ist erstmals eine selektive Konditionierung circaminutenrhythmischer Oszillatoren nachgewiesen. Zeitgeberabhängige Verstellungen von Oszillationen sind seit einiger Zeit auch von einzelnen Neuronen bekannt. Strumwasser (1967) konnte nicht nur zeigen, daß von *Aplysia* isolierte Neuronen eine tagesrhythmische Variation ihrer Burstaktivität in Analogie zum Aktivierungsrhythmus der lichtaktiven Meeresschnecke aufweisen, sondern auch ein Freilaufen dieser Rhythmen unter konstanten Umweltbedingungen mit Circa-Tagesperioden z. B. von 26,5 Stunden. Wir sprechen in der Chronobiologie bei dieser selbsterregten bzw. endogenen „Circa-Tagesrhythmik“ (nachweisbar unter Ausschaltung äußerer Zeitgeber und Einstellung konstanter Umweltparameter: Licht, Temperatur, Luftfeuchtigkeit usw.) von circadianer Rhythmik (Halberg 1954).

Wird *Aplysia* einem künstlichen Licht-Dunkel-Rhythmus ausgesetzt, der gegenüber dem normalen Tagesrhythmus phasenverschoben ist, dann behält unter konstantem Lichtregime die isolierte Zelle noch über Tage den konditionierten Rhythmus bei.

Strumwasser beobachtete diese Phasenverschiebung ganz zufällig bei *Aplysia*, die er an der Westküste der USA gefangen hatte und an der Ostküste ableitete. Es handelt sich um die gleiche Phasenverschiebung circadianer Rhythmik, die wir bei einem raschen Flug über mehrere Zeitgeberzonen erleben, und die einige Tage für die Anpassung an die neue Ortszeit erfordert.

Diese Mitnahme- oder Konditionierungsphänomene sind nicht nur bei Circaminuten- und Circadianrhythmen, sondern auch bei Sekunden- und Millisekundenrhythmen möglich. So hat Morell (1961) wohl als erster die Konditionierung eines Burstmusters durch eine Lichtblitzfolge bei spontanaktiven sensorischen Neuronen zeigen können (Abb. 34).

Einen Hinweis auf die reizabhängige Modifizierung der Pacemakerfrequenz auf zellulärem Niveau erbrachte v. Baumgarten (1970) bei *Aplysia* durch transmembranäre Applikation rhythmischer Depolarisationsreize und intrazelluläre Ableitung. Dabei konnte die endogene Pacemakeraktivität der Reizfrequenz angepaßt werden und eine Zeitlang über die Reizapplikationen hinaus erhalten bleiben. Einzelne Reize konnten noch nach 20 Minuten das konditionierte Reaktionsmuster reaktivieren.

Diese Ergebnisse erinnern an die „Assimilation von Rhythmen", die Livanov und Poliakov (1945) schon in der frühen EEG-Ära im Hirnstrombild nach rhythmischer Reizung ihrer Tiere beobachteten.

Auf der Grundlage solcher Beobachtungen frequenzgerechter Wiedererregungen leitet sich eine Hypothese des Lernens und Speicherns auf der Grundlage von Oszillatormechanismen ab, die auf bestimmte Frequenzen selektiv ansprechen, im Lernprozeß verstärkt und später selektiv frequenzbezogen reaktiviert werden. Dabei könnte es sich um Oszillatoreigenschaften von membranbezogenen Makromolekülen (Enzymen) mit kooperativem Verhalten handeln. Dieses Konzept ist nicht nur eine berechtigte Alternative zur synaptischen Konnektivitätshypothese, sondern wird auch durch weitere elektrophysiologische und zahlreiche biochemische Befunde gestützt (vgl. auch Sinz 1976a):

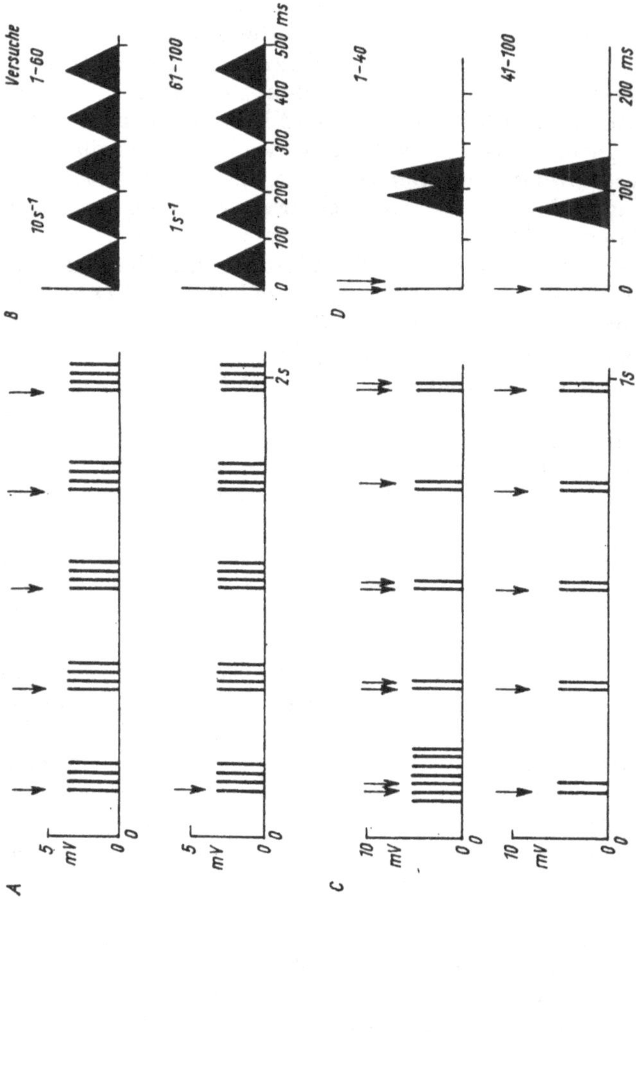
A
5 mV
0
2 s
B
Versuche
1-60
61-100
$10 s^{-1}$
$1 s^{-1}$
0 100 200 300 400 500 ms
C
10 mV
0
1 s
D
1-40
41-100
0 100 200 ms

1. Die Möglichkeit des „Lernens durch reizinduzierte Selbstwiedererregung“ wurde von v. BAUMGARTEN (1974) durch ein bedeutsames Experiment belegt. Dabei wurde in einem Konditionierungsparadigma am einzelnen Neuron von *Aplysia* ein initialer lokaler unterschwelliger bedingter Reiz von einer größeren Erregung gefolgt, die in ein Aktionspotential überleitete. Nach einer Lernperiode reaktiviert sich die Nervenzelle selbst in einem antizipierten Intervall nach Applikation des bedingten Reizes (Abb. 35). Dabei wird offensichtlich lernabhängig ein bereits existierender Oszillator mit einer Periode mitgenommen bzw. ausgewählt und verstärkt, die dem äußeren Zeitintervall entspricht.

Vieles spricht dafür, daß ähnliche Zeitkonditionierungen auf Eingangsmuster auch bei Pacemakerzellen von

←

Abb. 34. Konditionierung einer Burst-Antwort auf einen einzelnen Lichtreiz (Pfeil) unter anodischer Polarisation.
Obere Reihe: Lichtblitzreizung (3/s) triggert Salven von Einzelentladungen gleicher Frequenz.
Untere Reihe: Ein einzelner Blitz 30 s nach Beendigung der rhythmischen Reizung führt zu wiederholten Einzelentladungen mit etwa gleicher Frequenz.

B: idealisiertes poststimulatorisches Intervallhistogramm eines einzelnen Neurons im visuellen Kortex bei oberflächenpositiver Polarisation; wiederholte Darbietung von Flickerlicht (10/s) triggert eine regelmäßige rhythmische Entladungsantwort, die über die nächsten 40 Versuche auch durch einen einzigen Lichtblitz ausgelöst werden kann.

C: Konditionierung wie in A), nur mit gepaarten Blitzen bei oberflächenpositiver Polarisation; am Ende der unteren Reihe folgt dem letzten Reiz noch eine spontane Doppelentladung.

D: Schema des zu (C) zugehörigen poststimulatorischen Intervallhistogramms; es ist ersichtlich, daß auch auf Einzelblitzreizung das Doppelantwortmuster über 60 Versuche persistiert. Wird die Reizung unterbrochen, kann die Zelle noch einige Male mit dem erlernten Muster spontan entladen. Auch nach längerer Zeit können Einzelblitze Doppelentladungen hervorrufen, was zeigt, daß das Intervall noch immer intrazellulär gespeichert ist (nach Daten von MORELL 1961a, b, 1967, aus SINZ 1976a).

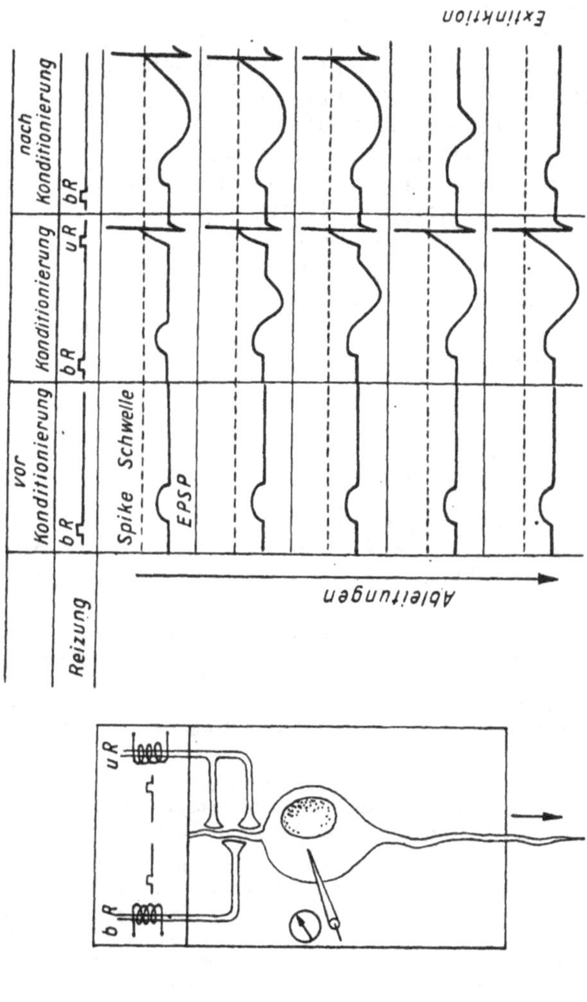
vor Konditionierung
Konditionierung
nach Konditionierung
Reizung
bR
uR
Spike
Schwelle
EPSP
Ableitungen
Extinktion

Wirbeltieren eine Rolle spielen (Beckmann und Chaplain 1976, Chaplain 1976b). Offen war jedoch, ob ein vom Nervensystem isoliertes Neuron zu lernen vermag. Gemeinsam mit Grechenko und Sokolov gelang uns 1979 die Ausbildung einer bedingten Reaktion am völlig isolierten Schneckenneuron. Nach wiederholter gepaarter Reizung kam es auf den vormals unterschwelligen chemischen Reiz zur Auslösung eines Aktionspotentials (wie im Falle des intrazellulären bekräftigenden Stromreizes) (Sinz et al. 1980).

2. Seit wenigen Jahren ist bekannt, daß bei der synaptischen Erregung nicht nur membranwirksame Transmitter, sondern auch Peptide freigesetzt werden, die nachweislich die Oszillator- bzw. Pacemakeraktivität von Neuronen anhaltend modifizieren können (Barker und Gainer 1975, Ifshin et al. 1975). Damit sind Peptide als Mediatoren für die eingangsfrequenzabhängige Selek-

←

Abb. 35. Hypothetische Zeitintervallkonditionierung an der Einzelzelle und reizinduzierte Selbstwiedererregung.
Links: Schema eines Neurons, das über eine Afferenz an seinem Dendriten unterschwellig durch einen bedingten Reiz (b. R.) erregt wird. Auf die unterschwellige Erregung folgt über eine andere zuführende Nervenfaser in definiertem Zeitabstand eine überschwellige Reizung als unbedingter Reiz (u. R.), die zu einem Aktionspotential führt.
Rechts: Intrazelluläre Ableitungen —
linke Spalte: Die Wiederholung der bedingten Reizung hat keine Auswirkung auf das exzitatorische postsynaptische Potential (EPSP);
mittlere Spalte: Paarung des bedingten und unbedingten Reizes führt zur Entwicklung eines „Pacemakerpotentials", das schließlich die Spikegenerierungsschwelle zur Zeit der u. R.-gekoppelten Erregung erreicht;
rechte Spalte: Wenn die Verknüpfung beider Erregungen abgeschlossen ist, wandelt sich das EPSP, das auf den b. R. entsteht, in ein Pacemaker-analoges Potential um, welches bei der erwarteten Zeit der Spikegenerierungsschwelle (gestrichelte Linie) erreicht und ein Aktionspotential (ohne Applikation des u. R.) auslöst. Bleibt jedoch diese Verstärkung über längere Zeit aus, erfolgt eine Extinktion der bedingten Verknüpfung (Vergessensphase) (nach v. Baumgarten 1974).

tion und anhaltende Verstärkung von korrespondierenden membranbezogenen metabolischen Oszillatoren denkbar. Diese Selektion entspricht einer Mitnahme über Phasenkopplung. Die Notwendigkeit von Wiederholungen könnte auf einem sukzessiven Phasensteuerungsprozeß beruhen.

Beckmann und Chaplain (1976) schließen aus ihren Untersuchungen, daß Fruktose-1,6-diphosphat die Lerneffizienz und den Zeitsinn (circadianen Rhythmus) der Honigbiene über die Steuerung der neuronalen Rhythmogenese beeinflußt.

Noch gibt es wenige Hinweise, dennoch ist der neue Aspekt frappierend, wonach eine kausale Beziehung zwischen Oszillatormechanismen und Informationsspeichervorgängen besteht; damit ist das Gedächtnis weniger ein räumlicher, sondern im wesentlichen ein zeitlicher Mechanismus und ein modernes Problem der Chronopsychophysiologie.

Diese Oszillator-Resonanz-Theorie ist in vielerlei Hinsicht auch mit unserer Kenntnis über dissipative Strukturen kompatibel (vgl. Teil II).

Sie hat außerdem den Vorteil, daß sie nicht auf den wiederholten Gebrauch und Nichtgebrauch von Synapsen angewiesen ist und entsprechend der Kontiguitäts- und bedingten Verknüpfungstheorie von Pawlow mit zwei Eingängen zu vereinbaren ist, während bei den synaptischen Konnektivitätshypothesen im allgemeinen nur eine synaptische Bahn relevant ist (z. B. posttetanische Potenzierung).

1.20. Synchronisation neuronaler Oszillatoren bei der Erinnerung

Ist eine neuronale oszillatorgekoppelte Informationsspeicherung mit der komplexen multineuronalen Repräsentation der Gedächtnisinhalte (Engramme) zu vereinbaren?

Wie erfolgt die Diskrimination relevanter zeitlicher Eigenschaften beim Wiederauffinden der Information (Retrieval)?

Wie groß ist die Zahl homotypischer Neuronen, die mit spezifischer Oszillatorcharakteristik integriert sein müssen, damit die in ihrer synchronisierten Aktivität repräsentierte Information im Wiedergabeprozeß über die Hintergrundaktivität dominiert?

Eine Überschlagsrechnung zeigt, daß 10% synchronisierter Neuronen über 90% desynchronisierter (stochastisch erregter) dominiert: Sind z. B. von 10000 Neuronen 10% = 1000 Neuronen synchron aktiviert und haben 9000 Neuronen auf Grund stochastischer Erregungsverteilung eine Aktivität entsprechend $\sqrt{9000} \approx 100$ Neuronen, so besteht ein Aktivitätsverhältnis von 1000:100, d. h. ein Signal-Rausch-Verhältnis von 10:1.

Elul (1972) konnte nachweisen, daß die durch Makroelektroden abgeleiteten Summenpotentiale, die synchronisierte Aktivität nur einer kleinen Population widerspiegeln und daß die Potentialdynamik im EEG der wechselnden Aktivität mehrerer synchronisierter Neuronenpopulationen (thalamokortikaler Erregungskreise) entspricht. Damit wird durch die Synchronisation eine zuverlässige Diskrimination gegenüber der Hintergrundaktivität gewährleistet. Mit zunehmender Kohärenz der oszillatorischen Aktivität wachsen die EEG-Synchronisation und das Signal-Rausch-Verhältnis; und das ist sowohl hinsichtlich der zeitlichen Merkmale als auch der räumlichen zu verstehen.

Untersuchungen von Verzeano (1963, 1970) mit multiplen Einzelzellableitungen und simultanen Summenableitungen haben gezeigt, daß zelluläre Entladungsmuster in enger Beziehung zur Synchronisation langsamer postsynaptischer Potentiale und EEG-Wellen stehen. Eine zunehmende Synchronisation der EEG-Potentiale korreliert mit einer größeren Zahl von synchron entladenden Neuronen und einer erhöhten Frequenz und Cluste-

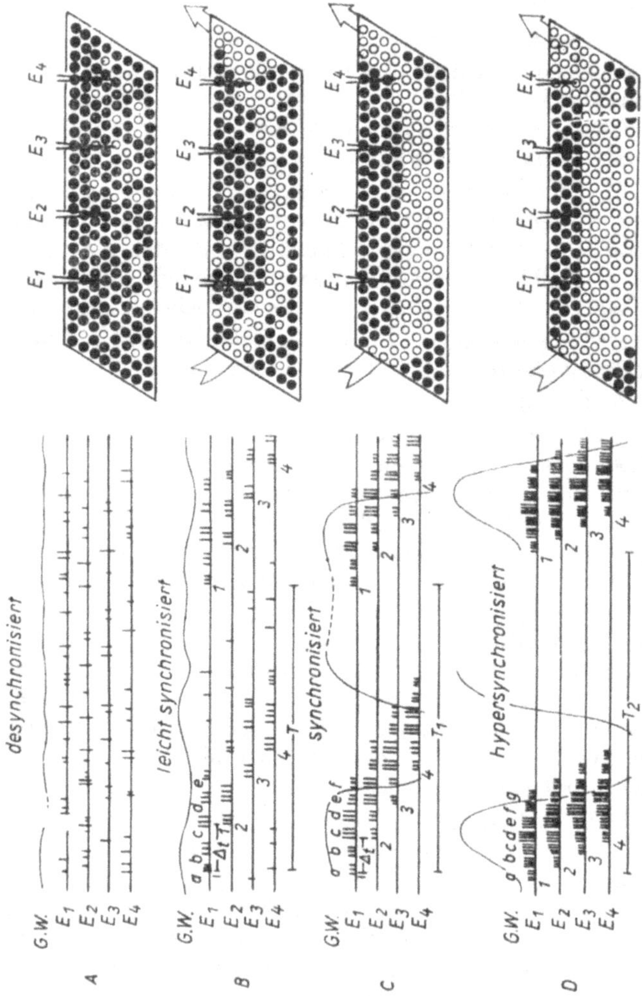
A
B
C
D
G.W.
E1
E2
E3
E4
desynchronisiert
leicht synchronisiert
synchronisiert
hypersynchronisiert

rung ihrer Spikeentladungen, gesteigerter Wellengeschwindigkeit und einer Spikedepression randständiger, wahrscheinlich die spezifische Information nicht repräsentierender Neuronen (Abb. 36). Besonders EEG-Wellenformen sind mit der Aktivität einzelner Neuronen und Gruppen von Neuronen korreliert, die in Sequenzen und charakteristischen Mustern entladen.

In einem großartigen Experiment leiteten KRISTAN und GERSTEIN (1970) die elektrische Aktivität von Neuronen-Netzen mit extra- und intrazellulärer Technik ab. Es gelang ihnen, durch gepaarte elektrische Reizung über eine Zelle nach dem klassischen Konditionierungsschema ein verändertes synchrones Aktivitätsmuster aller Zellen hervorzurufen. Ein ausgedehntes exzitatorisches postsynaptisches Potential konnte beinahe simultan in allen untersuchten Neuronen auftreten. Es bewirkte in dem einfachen Neuronennetz die simultane Spikegenerierung, die nach Konditionierung in der modifizierten Form über 5 bis 30 Minuten bestehen blieb. Dieses Experiment hat klar gezeigt, daß ein in seinen Pacemakereigenschaften modifiziertes Neuron alle nachgeschalteten Neuronen gleichsinnig beeinflußt und in ihrer Aktivität synchronisiert.

Resonanzähnliche Phänomene könnten auf Grund raum-zeitlich kodierter Eingangserregungen zu einer Reaktivierung (Wiedererkennung) der Information führen. Ergebnisse von raum-zeitlichen Aktivitätsanalysen mit Hilfe mehrerer Mikroelektroden legen nahe, daß die Zahl synchronisierter Zellen und die Amplitude der

←

Abb. 36. Synchronisationsbeziehungen zwischen neuronaler Einzelaktivität und EEG-Summenpotentialen (G. W.) sowie konsekutive räumliche Diskrimination („Simultankontrast"). Die Aktivität der Einzelneuronen (E_1 bis E_4) wurde über 4 Mikroelektroden im Abstand von 100 bis 150 µm abgeleitet. Von A nach D besteht zunehmende Synchronisation. Die Kreise im zweidimensionalen Netzwerk symbolisieren Neuronen, wobei die Clusterung der erregten gegenüber den unerregten zunimmt (nach VERZEANO 1963 aus SINZ 1976a).

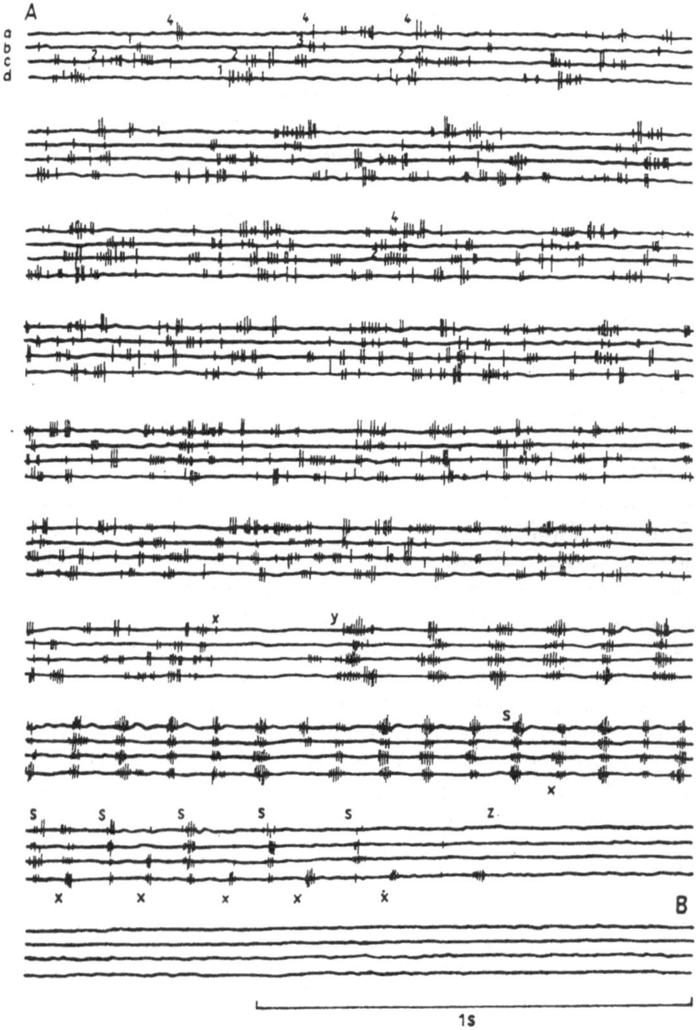
A
a
b
c
d
x
y
s
z
B
1s

Summenpotentiale mit der Koordination von Zell-Ensembles bis zu einem resonanzähnlichen Zustand fortschreitet.

Wie Verzeano et al. (1970) mit multiplen Multielektrodenableitungen zeigen konnten, sind die synchronisierten, salvenartigen Spikemuster in neuronalen Verbänden, also die zeitlichen und räumlichen Merkmale resonanzähnlicher Erregung, vom Informationsgehalt des Reizes abhängig (Abb. 37).

Wir haben im Rahmen eines Retrievalparadigmas (spezifische Versuchsanordnung zur Analyse von Erinnerungsvorgängen) hirnelektrische Potentiale ableiten können, die Eigenschaften des Erinnerungsverlaufes repräsentieren. Auf diese Weise lassen sich dual kodierte Informationsinhalte modalitätsspezifisch objektivieren:

Die Erinnerung aus dem visuell-anschaulichen Gedächtnis war mit einer verbreiterten positiven Potentialkomponente im Latenzbereich von 200 ms verbunden, bei Wiedergabe aus der verbal-begrifflichen gedächtnismäßigen Repräsentation waren die Potentiale signifikant schmaler. Darüber hinaus waren Hemisphärendifferenzen nachweisbar: signifikant größere negativ-positive Potentialschwankungen bei 100 bis 200 ms nach dem Retrievalstimulus über der Sprachverarbeitungsregion bei Worterinnerung im Vergleich zur Wiedergabe semantisch gleichartiger Bildinformation; dagegen konnten teilweise größere Potentialschwankungen von korrespondierenden Ableitpunkten der rechten Hemisphäre bei Bildretrieval erhalten werden (Abb. 38).

←

Abb. 37. „Zerebrale Symphonie“: Mikroableitungen vier benachbarter Zellen im Thalamus des Affen; zunächst unregelmäßige Einzel- und Salvenaktivität (bis x), dann (ab y) zunehmende Synchronisation und regelmäßige Metrik (Periodenbildung) mit Tendenzen zur Herausbildung von Harmonischen (x); von A bis B Registrierung der Summenaktivität (EEG) (nach Verzeano, Laufer, Spear und McDonald 1970).

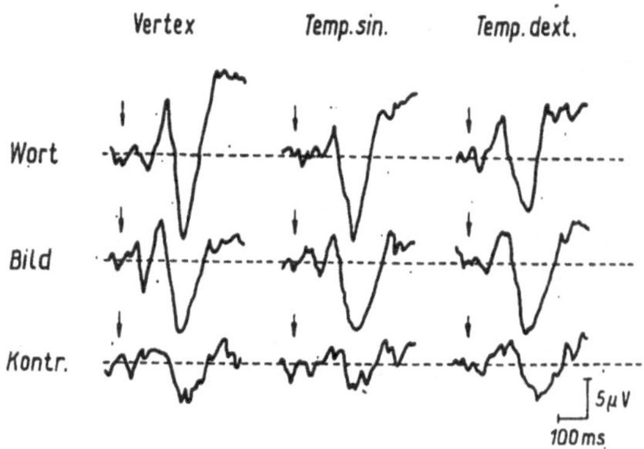

Abb. 38. Elektronische Mittelungsergebnisse von jeweils 50 EEG-Abschnitten während Erinnerung an zuvor eingeprägte Worte oder Bilder gleichen semantischen Inhalts. Bei den negativ-positiven Potentialschwankungen (negativ nach oben) handelt es sich um erinnerungskorrelierte oder Retrieval-Potentiale (N_R und P_R), die bei Wortretrieval über dem Vertex (C_z) und linkstemporal (T_3) über der Sprachregion signifikant größer sind, während bei Bilderinnerung eine eindeutige Verbreitung der P_R auf elektrischem Nullniveau feststellbar ist. Die Unterschiede zwischen den Amplituden bei Wort- und Bilderinnerung sind rechtstemporal (T_4: Temp. dext.) nicht signifikant; im Vergleich zur linken Hemisphäre kann die Bilderinnerung gleicher Sachverhalte sogar mit größeren Potentialen einhergehen, wie hier im Beispiel (Objektivierung der Hemisphärenasymmetrie). Wenn das räumliche Kodierungssignal für das zu erinnernde Item keine Retrievalfunktion hat (Kontrollversuch), werden nach Form, Latenz und Amplitude völlig andere Potentiale abgeleitet (nach SINZ, REBENTISCH und KLIX 1978).

Die Erinnerung war über ein räumliches Kodierungssignal vermittelt, das die Zuordnung, Identifikation und Wiedergewinnung eines zuvor eingelernten Gedächtnisinhaltes ermöglichte. Im Kontrollversuch hatte dieses Signal keine Retrieval-, sondern nur eine räumliche Kodierungsfunktion. Das Ergebnis waren in Form, Latenz und Amplitude völlig andersartige Potentiale über der Temporal- und Vertexregion.

Hiermit ist gezeigt, daß Erinnerungsvorgänge recht spezifisch mit der Dynamik synchronisierter postsynaptischer Potentiale von Neuronenpopulationen zusammenhängen, wobei offensichtlich der Umfang und das Muster der neuronalen Aktivität im Retrievalprozeß die Qualität der erinnerten Information repräsentiert. Wir haben diese charakteristischen Potentialtypen als Retrievalpotentiale bezeichnet, da sie weder mit sensorisch evozierten Potentialen bzw. konditionierten sensorischen Potentialen (emittierte Potentiale, Read-out-Potentiale, CNV-Potentiale) noch mit der P_{300}-Welle (SUTTON) identisch sind (Einzelheiten in SINZ et al. 1978).

Wie die Selektivität der kohärenten Aktivität informationsspezifisch zustande kommt, um sich im Retrievalprozeß zu reproduzieren, ist ebenso Gegenstand weiterer Forschung wie die Frage, inwieweit eine phylogenetisch prädeterminierte raum-zeitliche Informationspezifik (etwa über Peptidakzeptoren, Oszillatormechanismen) gegeben ist.

Zusammenfassend kann festgestellt werden, daß es berechtigten Anlaß gibt, neben der synaptisch-konnektivistischen Speicherhypothese auch eine aktive Beteiligung jener mit der inneren „Uhr" und metabolischen Regulationssystemen gekoppelten intrazellulären und membrangebundenen Oszillatoren zu postulieren, die für eine extrasynaptische Änderung der aktiven Übertragungseigenschaften des Neurons bzw. der Neuronenpopulation in Abhängigkeit vom kontiguitiven Eingangsmuster bedingter und bekräftigender Afferenzen verantwortlich ist, wobei die Wiedergabe der Information über die kohärente Aktivität eines Neuronenensembles erfolgt.

Die hierarchische Organisation resonanzähnlich erregter Neuronenpopulationen mit Strukturbildungen semantischer Operationen und gedächtnismäßiger Repräsentationen in Zusammenhang zu bringen, könnte eine der erregendsten Aufgaben der Chronopsychophysiologie werden.

1.21. *Schluß zu Kapitel 1.*

Die Leistungen unseres Zentralnervensystems, zeitliche Eigenschaften der Umwelt auf der Grundlage von Ereignisfolgen an internen Sequenzen abzugleichen und zu prädiktieren, ließen uns die Frage nach der „inneren Uhr" stellen. Auf der Suche danach haben wir nicht eine einzelne biologische „Unruhe" oder „Uhr" gefunden, sondern zunächst eine Fülle von Rhythmen, die mehr oder weniger konstant ablaufen und als mehr oder weniger geeignet für interne Zeitmeßvorgänge zu betrachten sind. Auch ihre Genese ist unterschiedlich; so gilt der Alpharhythmus als thalamusgeneriert, der Minutenrhythmus als stoffwechselgeneriert. Doch diese Grenzen lassen sich so streng nicht aufrechterhalten. Auch im 10-Hz-Rhythmus existieren im Thalamusbereich Pacemakerzellen. Isolierte Hirnrindenbereiche können noch gleichfrequente Rhythmen erzeugen.

Möglich wäre, daß sich Zeitparameter und Komplexitätseigenschaften neuronaler Netze, z. B. thalamischer Erregungskreise, in Korrespondenz zu zellulären Rhythmen phylo- und ontogenetisch herausgebildet haben. Ähnliches wäre für die Rhythmogenese der Atmung denkbar, wo wir eine zeitliche und räumliche Koordination von Bursterzellen und der Wechselwirkung inspiratorisch und exspiratorischer Funktionssysteme kennengelernt haben.

Wir müßten dann für die Generierung von 10-Hz-Sequenzen (Alpharhythmus) ebenso wie für 0,2-Hz-Sequenzen (Atemrhythmus) intrazelluläre Korrespondenzrhythmen fordern, wie wir sie für Pacemakerzellen von *Aplysia* beschrieben haben. Gleiches könnte für das Korrelat des Herzrhythmus in zentralnervösen retikulären Neuronen gelten, für Brückenneuronen, die den 1-Hz-Rhythmus der pontino-geniculo-occipitalen (PGO-) Wellen erzeugen und natürlich für Circaminutenrhythmen. Auf die Stoffwechselgenese dieser Rhythmen weisen entsprechende Eingriffe mit Stoffwechselhemmern hin, die auch spontane Membranpotentialschwankungen unterbinden. Diese sind jedoch durch Tetrodotoxin, das die Aktionspotentialgenese, nicht aber den Stoffwechsel hemmt, nicht auszuschalten.

Über die biochemische Generierung der unterschiedlich frequenten Rhythmen wissen wir jedoch noch wenig. Die Annahme, daß alle Rhythmen Derivate der gut untersuchten und in Teil II näher beschriebenen Glykolysezyklen sind, ist unwahrscheinlich. Noch unwahrscheinlicher ist, wie bereits begründet, daß die beschriebenen psychophysiologischen Leistungen der Zeitintervallbestimmung in unterschiedlichen Größenordnungen alle auf einer „physiologischen Uhr" beruhen. Wahrscheinlich ist, daß Rhythmen unterschiedlicher Frequenz funktionsspezifisch sequenzdeterminierend und sequenzmessend in diese Leistungen einbezogen sind. So besteht kein Zweifel, daß für das tageszeitgekoppelte Gedächtnis von Bienen die circadiane Rhythmik maßgeblich ist; andererseits könnte das einzelne bedingte Verhalten gemäß einer olfaktorisch-gustatorischen Reizkombination (Duft und Zukkerwasser) auf einer resonanzähnlichen Wiedererregung konditionell selektierter Oszillatoren mit höheren Frequenzen basieren, so wie wir es in I.1.19. und I.1.20. beschrieben haben. Hier stellt sich dann die Frage nach der Kopplung zwischen den zeitdeterminierenden circadianen und den speicherrelevanten kurzwelligen Oszillatoren. Dies ist nur eine Spezifizierung der allgemeinen Frage nach der intraorganismischen Koordination von Oszillatoren, die wir für Circaminutenrhythmen zentralnervöser Funktionen in I.1. in einigen Gesetzmäßigkeiten dargestellt haben und die auch nach Abbildung 25 über größere Frequenzbereiche (intraparametrisch) zu erwarten ist. Wir werden auf solche Kopplungsfunktionen in Teil II und hinsichtlich ihrer quantitativen Bestimmung und Nutzung für angewandte Untersuchungen in Teil III näher eingehen. Im nächsten Abschnitt soll gezeigt werden, welche Bedeutung geophysikalische Periodizitäten für die Stabilisierung koordinativer Zeitstrukturen und damit für die Art- und Individualerhaltung haben.

Anhand der circadianen Organisation organismischer Funktionen wird die Korrespondenz endogener Rhythmik mit exogener Zeitgeberrhythmik als Anpassungsleistung zeitlicher organismischer Eigenschaften an Umweltparameter und damit als Grundlage höchster Orientierungsleistungen und der multioszillatorischen Funktionsordnung deutlich.

2. Phylo- und ontogenetische Anpassung organismischer Zeitstruktur an geophysikalische Rhythmen und Folgen ihrer Störung

2.1. Das Spektrum organismischer Rhythmen

Wir haben bisher vorwiegend kurzwellige Rhythmen im Sekunden- und Minutenbereich kennengelernt. Im folgenden wollen wir das gesamte Spektrum biologischer Rhythmen in Korrespondenz zu geophysikalischen Zyklen unter besonderer Berücksichtigung der circadianen Periodik betrachten, um auch für langwellige Rhythmen zu erkennen, daß sie endogener Natur sind und alle Aktivitäts- und Leistungsparameter modulieren.

Die circametrischen Schwingungen (circa = ungefähr, metros = Maß) umfassen ein Spektrum, das von 10^3 Hz (Aktionspotentiale) bis zu circa- und infrannualen Rhythmen mit einer Frequenz von 10^{-9} Hz reicht.

In Tabelle 1 ist ein Vorschlag zur chronobiologischen Nomenklatur in Anlehnung an das Spektrum elektromagnetischer Wellen und an bereits eingebürgerte Bezeichnungen von Fomon (1961), Halberg (1965), Halberg et al. (1976) und Hellbrügge et al. (1967) für selbsterregte biologische Schwingungen zusammengestellt; weiterhin sind die lateinischen Ableitungen für die Rhythmusbezeichnungen sowie zugehörige Frequenz- bzw. Periodenbereiche eingetragen.

Tabelle 1

Vorschlag zur Nomenklatur circametrischer Biorhythmen

Bezeichnung für spez. Rhythmik	Lateinische Ableitung	Frequenz (Hz)	Periode
Circamillisekunden-	circa: ungefähr	> 10	$< 0{,}1$ s
Ultrasekunden-	ultra: jenseits	> 1	$< 1{,}0$ s
Circasekunden-		$0{,}1-10$	$0{,}1-10$ s
Ultraminuten-		$> 0{,}016$	< 1 min
Circaminuten-		$0{,}55 \cdot 10^{-3}-0{,}1$	10 s – 30 min
Inframinuten-	infra- unterhalb	$< 0{,}016$	> 1 min
Circahoran-	hora: Stunde	$0{,}13\bar{8} \cdot 10^{-3}-0{,}5\bar{5} \cdot 10^{-3}$	30 min – 2 Std.
Ultradian-	dies: Tag	$0{,}157 \cdot 10^{-4}-0{,}5\bar{5} \cdot 10^{-4}$	0,5 – 24 Std.
Circadian-		$0{,}992 \cdot 10^{-5}-1{,}3\bar{8} \cdot 10^{-5}$	20 – 28 Std.
(Lundian-)		$1{,}12 \cdot 10^{-5}$	ca. 24,8 Std.
Infradian-		$1{,}929 \cdot 10^{-6}-9{,}92 \cdot 10^{-6}$	28 Std. – 6 Tage
(Circaseptan-)	septem: sieben	$1{,}447 \cdot 10^{-6}-1{,}929 \cdot 10^{-6}$	6 – 8 Tage
Circasemilunar-	semi: halb	$0{,}933 \cdot 10^{-6}$	ca. 12,4 Tage
(Circavigintan-)	viginti: zwanzig	$0{,}579 \cdot 10^{-6}$	ca. 20 Tage
Circalunar-	luna: Mond	$0{,}392 \cdot 10^{-6}$	ca. 29,5 Tage
(Circatrigintan-)	triginta: dreißig	$0{,}386 \cdot 10^{-6}$	ca. 30 Tage
Circannual-	annus: Jahr	$3{,}171 \cdot 10^{-8}$	ca. 1 Jahr
Infrannual-		$< 3{,}171 \cdot 10^{-8}$	> 1 Jahr

Im Schrifttum werden mitunter die Präfixe „infra“ und „ultra“ konfundiert oder die Gegensatzpaare „intra“ und „supra“ auf die Periode bezogen verwendet, z. B. infradian entsprechend < 1 Tag und supradian > 1 Tag.

Gehen wir davon aus, daß ein Tag einer Erddrehung (1/Umlaufzeit) entspricht, können wir mit gleicher Berechtigung auf die Frequenz beziehen, die sich z. B. vermindern würde, wenn die Rotation der Erde sich verlangsamte (was tatsächlich der Trend ist). Von dieser Überlegung her und in Analogie zum bereits seit langem eingebürgerten Spektrum elektromagnetischer Wellen wurde das Präfix auf die Frequenz bezogen verwendet, das gleiche gilt für die Erdrevolution (1 Jahr).

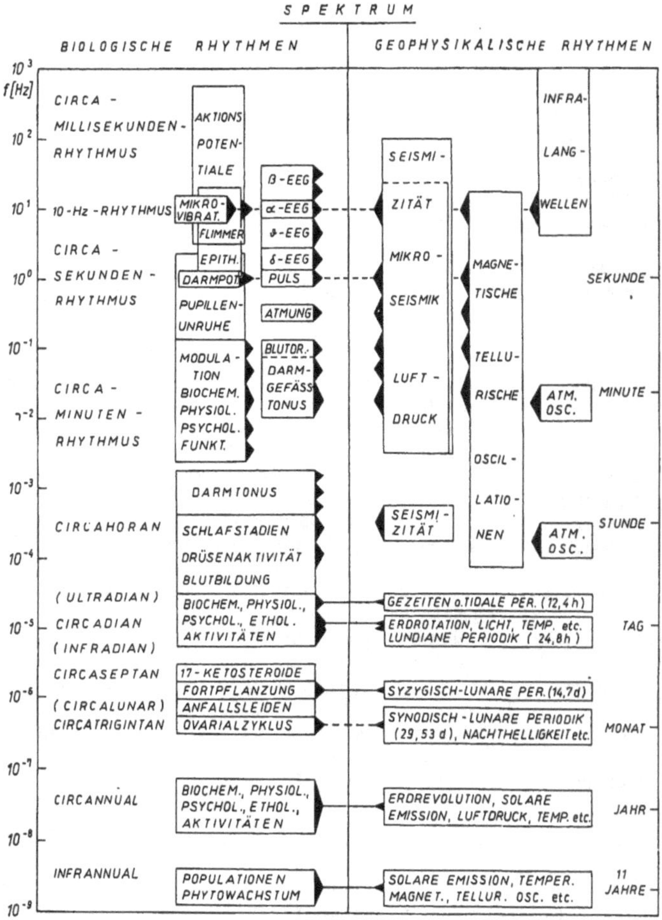

Abb. 39. Korrespondierende Frequenzbänder biologischer und geophysikalischer Oszillationen als Ergebnis evolutionärer Anpassung organismischer Zeitstrukturen an Umweltperiodizitäten (nach SINZ 1976b).

In Abbildung 39 sind die circametrischen biologischen Rhythmen den Frequenzbereichen geophysikalischer Schwingungen gegenübergestellt. Der Ausdruck „circametrisch" weist auf den in gewissen Grenzen variablen Frequenzbereich und den endogenen Ursprung der Biorhythmen hin, worauf wir noch eingehen werden. Endogen bedeutet dabei, daß es sich um selbsterregte und aufrechterhaltene Oszillationen handelt, was nicht ausschließt, daß sie durch geophysikalische, ökologische, soziale oder andere Umweltrhythmen phasengesteuert bzw. innerhalb eines Mitnahmebereichs synchronisiert werden können. In Übereinstimmung mit biologischen Rhythmen zeigen sich auch in dem entwicklungsgeschichtlich älteren Spektrum der geophysikalischen Schwingungen kleinere Bandbreiten im niederwelligen Bereich und breitere Frequenzbänder im hochfrequenten Bereich. Durchgezogene Linien zwischen den Hauptfrequenzen auf beiden Seiten weisen auf Frequenzsynchronisationen hin, während gestrichelte Linien nur eine bevorzugte Tendenz andeuten. Dies gilt für 10-Hz-Rhythmen, Sekunden- und Lunarperiodizitäten.

Auf eine bevorzugte Synchronisation im 10-Hz-Bereich weist die Häufung organismischer Oszillationen (Mikrovibrationen, Alphawellen, Pupillenunruhe, Zilienbewegungen des Flimmerepithels, Augenzitterbewegungen, Aktionspotentiale) und korrespondierender geophysikalischer Oszillationen hin (seismische Unruhe, Variationen des Erdmagnetfeldes, tellurische Oszillationen und Infralangwellen). Versuche zur Synchronisation im 10-Hz-Bereich sind I.1.6. und I.1.12. beschrieben.

Ein Teil der Infralangwellen, auch als „Atmospherics" bezeichnet, steht in enger Beziehung zu den Wettervorgängen (König und Ankermüller 1960).

Der Typ I dieser atmosphärischen Signale hat eine Frequenz von 9 bis 10 Hz. Sie treten besonders bei schönem Wetter auf. Bei Regen oder schwerer, tiefliegender Bewölkung lassen sich dagegen vermehrt 2- bis 6-Hz-Signale nachweisen (Typ II).

Den Typ III bilden elektrische Oszillationen zwischen 0,5 und 2 Hz (lokale Wettervorgänge).

Die Auswirkungen elektrischer Felder dieser Frequenzen wurden experimentell am Menschen untersucht.

Künstliche elektrische Felder von 2 bis 6 Hz verlängerten die Reaktionszeiten; unter 10-Hz-Feldern war das Reaktionsvermögen signifikant verbessert. Der für Schlechtwetter typische Frequenzbereich von 2 bis 6 Hz verminderte intensitätsabhängig auch den Hauptwiderstand bei gleichzeitig vermehrter Schweißbildung an den Handflächen und führte zu Kopf- und Gliederschmerzen sowie Ermüdungsbeschwerden (König und Ankermüller 1960, Lauterbach 1976). Der Alpharhythmus der Hirnpotentiale ähnelt in Frequenz und Kurvenform den Signalen vom Typ I, während gewisse abnormale Veränderungen im EEG eher den Signalen vom Typ II gleichen. Inwieweit sich hierbei atmosphärische Einflüsse auswirken ist nicht abgeklärt.

Korrespondierende Häufungen auf biologischer und geophysikalischer Seite sind auch im Sekundenbereich festzustellen: z. B. Puls, Deltawellen im EEG, pontino-geniculo-occipitale Potentialwellen von 1 Hz, die zum Orientierungsverhalten korrelieren und im REM-Schlaf (rapid eye movements-Schlaf) verstärkt auftreten, Darmpotentiale usw. gegenüber seismischen, mikroseismischen, magnetischen, tellurischen und Luftdruckoszillationen (Abb. 39).

Bei den Umweltperiodizitäten kommt es hinsichtlich ihrer Wirkung auf den Organismus oftmals nicht auf die absolute Größe der Schwingungsbreite (doppelte Amplitude) an, sondern auf ihre zeitliche Änderung $\frac{dx}{dt}$.

Das gilt besonders für erdmagnetische Pulsationen im Periodenbereich von 1 bis 500 Sekunden. Interessant für eine mögliche Korrespondenz zum Circaminutenrhythmus sind die tagsüber zu beobachtenden *pc's* (continous pulsations) und die vorwiegend nachts auftretenden *pt's* (pulsations trains), die beide ihr Periodenhäufigkeitsmaximum bei 1 Minute haben. Sie zeigen in ihrem zeitlichen und Amplitudenverhalten erstaunliche Analogien zum circaminutenrhythmischen Schwingungsverhalten (SINZ 1978: Kap. 6).

In Anbetracht der erheblichen physiologischen Wirkungen, die uns von elektrischen, magnetischen und elektromagnetischen Wechselfeldern bekannt sind, erscheint es nicht abwegig, sowohl durch Abschirmung als auch durch experimentelle Induktion intensitäts- und frequenzvariablen Pulsationen mit Perioden im Minutenbereich etwas über Art und Ausmaß eventueller Wirkungen auf den physiologischen Circaminutenrhythmus und auf die intraorganismische Synchronisation zu erfahren und gegebenenfalls in vielfältigen Arbeits- und Lebensbereichen zu nutzen. Dies könnte in weiterführenden Untersuchungen zur exogenen Beeinflussung (I.1.12.) physiologischer Kurzzeitrhythmen erfolgen.

Bei den im Spektrum von Abbildung 39 aufgeführten Rhythmen läßt sich eine gewisse Hierarchie hinsichtlich des Komplexitätsgrades erkennen, die mitunter verabsolutiert wurde.

Im kurzwelligen Bereich finden sich rhythmische Aktionen von Zellen, Geweben und Organen, also umschriebenen Teilstrukturen des Organismus. Dazu gehören die neuronalen Aktivitäten, die Aktionspotentiale, die bei 10^3 Hz eine obere Grenze durch die Refraktärzeit der elektrogenen Membranen haben, die diese zur Repolarisation benötigen.

Die hochfrequenten Aktionspotentiale der Nervenzellen kodieren Nachrichten durch das sichere Prinzip der Frequenzmodulation. Die Frequenzen sind daher in einem relativ weiten Bereich variabel. Die Möglichkeit ihrer Selbsterregung wurde bei kulturgezüchteten und isolierten Pacemakerzellen nachgewiesen (ALVING 1968, CHEN et al. 1971, LICKEY 1969, STRUMWASSER 1967). Auch die Zilienbewegungen von Flimmerepithelien zählen zu den kleinen Systemen, während die Summenpotentiale im Elektroenzephalogramm schon zu den größeren Funktionssystemen überleiten, wozu Pupillenunruhe, Herzaktion, Atmung, die peristaltischen Wellen des

Magens von 3 bis 4 pro Minute, die etwas rascheren Pendel- und Segmentationsbewegungen des Dünndarms, die 10-Sekunden-Rhythmik des Blutdrucks und der Durchblutung und langsamere Tonusschwankungen der glatten Muskulatur, die ubiquitär auftretenden Circaminutenrhythmen psychophysiologischer Funktionssysteme, die Circahoranrhythmik der Hämatopoese (Blutkörperchenbildung), der Drüsenaktivität usw. gerechnet werden können.

Im Langwellenbereich imponieren Schwingungen komplexer Systeme, vegetative Umschaltungen und zur Umwelt korrespondierende Variationen der Aktivität von Organismen und ganzen Populationen.

Doch sowohl diese Auffassung der hierarchischen Gliederung des Spektrums biologischer Rhythmen als auch eine Korrelation zwischen Frequenz und Funktionsspezifik in dem Sinne, daß frequentere Rhythmen funktionsspezifischer seien als langwellige Rhythmen, ist aus mehreren Gründen zu relativieren.

1. So betreffen Mikrovibrationen von 10 Hz, die von ROHRACHER (1946) erstmals beschrieben wurden, den gesamten Organismus, ohne daß eine Struktur- und Funktionsbindung besonders nachweisbar wäre (ROHRACHER und INANAGA 1969). Beziehungen zu mechanischen geophysikalischen Vibrationen gleicher Frequenz sind naheliegend.

2. Mittelwellige Rhythmen im Minutenbereich sind ebenso wie ultradiane, circadiane, circatrigintane und circannuale Schwingungen auf allen Ebenen des Organismus anzutreffen. Dies liegt einfach daran, daß sich Generatoren dieser Rhythmen im Stoffwechsel aller Zellen befinden, so daß sich die zeitlichen Aktivitätsänderungen auch auf allen Niveaus ausprägen. Das ist der Grund, daß das sehr anschauliche und viel zitierte Spektrum biologischer Rhythmen von GOLENHOFEN und HILDEBRANDT (1958) von uns nicht herangezogen wurde, da es eine Klassifizierung über die organismischen Funktionen bevorzugt, während wir von typischen Rhythmen und ihren Fre-

quenzbereichen ausgehen. In dem Spektrum von Golenhofen und Hildebrandt müßten nach neueren Erkenntnissen für jede Funktion nahezu bei allen Frequenzbändern Eintragungen erfolgen, was den Vorteil seiner Übersichtlichkeit aufheben würde.

3. Die alte These, daß der Tagesrhythmus und die niederen Frequenzen „Synchronisation mit der Umwelt möglich" machen, zum höherfrequenten Bereich hin jedoch „Synchronisation mit der Umwelt unmöglich" ist (Aschoff 1959), die ebenfalls die konventionelle Spektraldarstellung impliziert, ist nach den beschriebenen Experimenten in I.1.6. und I.1.12. nicht mehr haltbar.

4. Ebenfalls nur mit Einschränkung gilt die Annahme, daß langwellige Rhythmen mit unspezifischen Funktionen verknüpft sind. Die durch den Tagesrhythmus ermöglichte Chronometrie (innere Uhr) einschließlich zeitlicher und räumlicher Orientierung (Navigation, Sonnenkompaß), weiterhin die exakt zeitdeterminierte Synchronisation von Entwicklungs- und Fortpflanzungszyklen im Lunar- oder Jahresrhythmus (z. B. bei der Meeresschnecke *Clunio* und dem Palolowurm der Südsee, aber auch der koordinierte Ablauf menschlicher Entwicklungs- und hormonaler Zyklen) sind als spezifische Funktionen essentiell mit ihrer Rhythmik verknüpft.

2.2. Circadiane Organisation

Die circadiane Modulation organismischer Variablen ist ebenso ubiquitär wie die circaminutenrhythmische. Wir haben in Abbildungen 1a und b Beispiele für die circadiane Variation sensomotorischer und kognitiver Funktionen kennengelernt. Da die circadiane Rhythmik häufig sehr ausgeprägt auftritt, z. B. das Schlaf-Wach-Verhalten determiniert, und in auffälliger Weise mit den an die Erdrotation gekoppelten Umweltrhythmen synchronisiert ist, wurde sie schon frühzeitig zum Gegenstand chronobiologischer Forschung. So sind heute Tagesverläufe vieler Funktionen, ihre Maxima und Minima

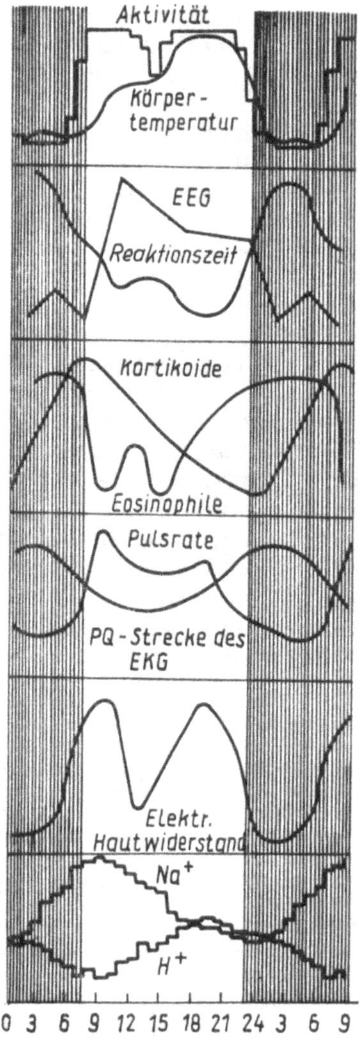
Aktivität
Körper-
temperatur
EEG
Reaktionszeit
Kortikoide
Eosinophile
Pulsrate
PQ-Strecke des
EKG
Elektr.
Hautwiderstand
Na+
H+
0 3 6 9 12 15 18 21 24 3 6 9

und gegenseitigen Phasenbeziehungen als Ausdruck einer in sich abgestimmten circadianen Funktionsordnung bekannt (ASCHOFF 1973, COLQUHOUN 1971, CONROY und MILLS 1970, HALBERG 1969, HILDEBRANDT 1967, MENZEL 1962, SOLLBERGER 1965). Abbildung 40 zeigt eine Phasenkarte einschlägiger physiologischer Tagesrhythmen.

Die Synchronisation mit den an die Erdrotation gebundenen Zeitgebern wie Lichtintensität, Temperatur, Luftdruck, Ionisation, Feuchtigkeit, Gravitation, Änderung des Magnetfeldes usw. bedeutet also lediglich eine Frequenzsynchronisation der circadianen Rhythmik und keine Phasensynchronisation.

Die Phasenlage der einzelnen Tagesrhythmen zur Umweltperiodik und zueinander gehorcht jedoch einer funktionalen Ordnung, die als circadiane Organisation (PITTENDRICH 1960) bezeichnet wird und unter Bedingungen externer Desynchronisation oder Ausschaltung äußerer Zeitgeber schweren Störungen unterliegen kann.

2.2.1. *Isolationsversuche zum Nachweis circadianer Periodizitäten*

Wenn die biologische Periodik lediglich eine direkte Folge des äußeren Tag-Nacht-Wechsels wäre, müßte sie unter solchen experimentellen Bedingungen erlöschen, in denen Organismen für längere Zeit in einer künstlich konstant gehaltenen Umgebung unter Abschirmung aller wichtigen Zeitgeber-Periodizitäten leben. Von ASCHOFF et al. (1969) und WEVER (1969, 1970, 1973) wurden der-

←

Abb. 40. Tagesrhythmen verschiedener physiologischer Funktionen des Menschen; von oben nach unten: Aktivität 11 bis 15jähriger Kinder vom Schwingungstyp eines Bigeminus, Körpertemperatur, Elektroenzephalogramm, Reaktionszeit auf Tonsignale, Konzentration der 17-Hydroxykortikoide, Zahl der Eosinophilen im Blutplasma, Herzfrequenz, ein Parameter der elektrischen Herzerregung (PQ-Strecke im EKG), elektrischer Hautwiderstand von Kindern, Na^+- und H^+-Ausscheidung im Urin (zusammengestellt von RENSING 1973).

artige Untersuchungen am Menschen in einem unterirdischen, auch elektromagnetisch abgeschirmten Wohn-Schlaf-Raum mit behaglicher Atmosphäre über mehrere Wochen durchgeführt. Die Probanden hatten keine Kenntnis von der objektiven Uhrzeit und fühlten sich über den gesamten Zeitraum relativ wohl.

Folgende Ergebnisse wurden erhalten:

1. Die Aktivitäts- und Temperaturrhythmik verlängerten bei mehrwöchiger Isolation von aller Zeitinformation aus der Umwelt ihre Periode, d. h., daß die Versuchspersonen jeden Tag reichlich eine Stunde später aufstanden, wobei sie diesen Rhythmus unbewußt mit großer Regelmäßigkeit einhielten (während des gesamten Versuches von 35 Tagen resultierte eine Gesamtverschiebung von nahezu zwei Tagen gegenüber der Ortszeit).

2. Aktivitäts- und Temperaturperiodik können frequenzsynchron verlaufen, weisen dann aber eine Phasendesynchronisation auf. Das Maximum der Temperatur fällt ausnahmslos in die erste Hälfte der Aktivitätszeit, also in den „subjektiven Vormittag“, das Minimum in die erste Hälfte der Ruhezeit. Demgegenüber liegt bei jedem gesunden Menschen unter natürlichen Bedingungen das Maximum der Körpertemperatur in den späten Nachmittagsstunden und das Minimum in der Zeit nach 3^{00} Uhr nachts.

Häufig kommt es im Verlauf längerer Isolation auch zu spontaner Frequenzdesynchronisation. Beispielsweise läuft die Schlaf-Wach-Periodik mit einer Schwingungsdauer von 33,4 Stunden, die Temperaturperiodik mit einer Schwingungsdauer von 25,1 Stunden getrennt weiter. Bei Versuchsende war die subjektive Zeit demnach um volle 6 Tage gegenüber der objektiven Zeit verschoben, und es erforderte einige Mühe, dem Probanden diese Diskrepanz plausibel zu machen.

Mit dieser spontan auftretenden Frequenzdissoziation ist auch die Erklärung für die in allen Fällen auftretende

Phasendesynchronisation gefunden; sie belegen das Vorhandensein getrennter Oszillatoren.

3. Die Frequenzdesynchronisation müßte sich dann regelmäßig einstellen, wenn ein Zeitgeber mit langer Periode verwendet wird, der die Aktivitätsperiodik mitnimmt, dem jedoch die Temperaturperiodik nicht zu folgen vermag. Ist z. B. die Dauer des künstlichen Tages auf 24 Stunden, dann auf 28 und 32 Stunden festgelegt, ist die Aktivitätsperiodik in allen drei Versuchsabschnitten mit dem Hell-Dunkel-Wechsel synchronisiert, die Temperaturperiodik auf Grund eines kleineren Mitnahmebereiches nur im ersten. In den beiden letzten Versuchsabschnitten tritt daher erzwungene interne Desynchronisation ein. Die Temperaturperiodik schwingt frei mit einer Periode von etwa 25 Stunden.

Die Versuche bestätigen die Befunde von Tierexperimenten, die ebenfalls zeigten, daß die circadiane Periodik bei Ausschaltung bzw. Abschwächung der Zeitgeberwirkung freilaufen kann, aber in der Regel von 24 Stunden abweichend. Meist liegen die Perioden dann im Bereich von 21 bis 27 Stunden. Dies läßt sich am einfachsten mit einer endogenen, selbsterregten Rhythmik vereinbaren, die unter konstanten Bedingungen weiterschwingt, unter periodischen Außeneinflüssen jedoch von diesen synchronisiert wird.

Die Deutung von Brown (1969, 1971), daß auch bei konstanten Licht- und Temperaturverhältnissen subtilere Faktoren wie Luftdruck, Strahlung oder magnetische Veränderungen als Zeitgeber wirksam sind, ist unwahrscheinlich. Hiermit könnte zwar eine fortbestehende 24-Stunden-Rhythmik erklärt werden; für alle von 24 Stunden abweichende Perioden biologischer Rhythmen müßte eine ständige (stufenlose) Frequenztransformation für diese Einflüsse im Organismus gefordert werden, da alle an die Erdrotation gekoppelten Zeitgeber exakt 24-Stunden-Perioden aufweisen. Dafür gibt es allerdings keinerlei Hinweise, wohingegen viele weitere Befunde die genetische Verankerung als Ergebnis der Evolution wahrscheinlich machen.

Erwähnt seien Experimente mit Mäusen, die mehrere Generationen unter konstanten Bedingungen gehalten wurden und bei denen circadiane Periodizitäten mit charakteristischen Eigenfrequenzen festgestellt werden konnten.

Um einen immerhin möglichen intrauterinen Lernvorgang auszuschalten, wurden Eidechsen oder Vögel und ihre Eier, aber auch Pflanzen und ihre Samen über Generationen unter konstanten Bedingungen untersucht (ASCHOFF und WEVER 1961, BÜNNING 1967, REMMERT 1965). Auch hierbei ergaben sich circadiane Periodizitäten, für die eine genetische Programmierung angenommen werden muß.

Die Mitnahmefähigkeit genetisch determinierter Rhythmen ist die Grundlage ihrer exogenen Synchronisation und damit der zeitlichen Organismus-Umwelt-Anpassung.

Den Zeitgebern kommt hierbei eine proportionale und differentielle Wirkung zu. Außerdem ist der Effekt noch von der Phase der biologischen Rhythmik abhängig.

Das Ergebnis proportionaler Wirkung (z. B. gleichbleibende Lichtintensität) ist eine gleichbleibende Änderung der Winkelgeschwindigkeit (veränderte Frequenz); die differentielle Wirkung (z. B. Lichtblitze von 1/2000 s) besteht in einer einmaligen Änderung der Winkelgeschwindigkeit und damit der Phase des Rhythmus.

Die Bunkerversuche von WEVER (1967, 1968a, b, 1971) zeigten, daß für die circadiane Periodik auch ein schwaches, der natürlichen Atmosphärenstrahlung entsprechendes elektrisches Wechselfeld (Feldstärke 2,5 V_{ss}/m, Rechteckimpulse) einer Frequenz von 10 Hz von Bedeutung ist. Dieses Feld verkürzt beim Einschalten die Periodik von 28,5 Stunden (abgeschirmt) auf 25,8 Stunden (Abb. 41).

Die Versuchspersonen nahmen das Wechselfeld nicht bewußt wahr. Eine weitere statistisch gesicherte Wirkung des 10-Hz-Feldes ist die Verminderung interner Desynchronisation, die bei Abwesenheit dieses Feldes bzw. Abschirmung des natürlichen Feldes in etwa einem Drittel aller Versuche unter konstanten Bedingungen beobachtet werden konnte.

Untersuchungen in abgeschirmten Räumen und insbesondere die bemannten Raumfahrtexperimente haben

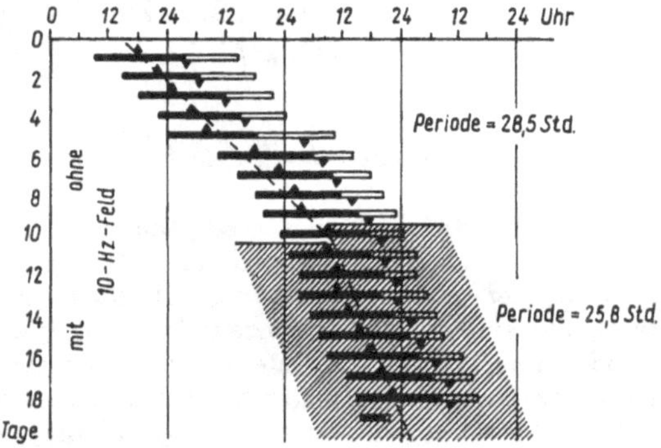

Abb. 41. Circadiane Periodik eines Probanden unter konstanten Bedingungen, im ersten Teil ohne und im zweiten Teil unter Einwirkung eines künstlichen 10-Hz-Wechselfeldes. Die mittlere Verkürzung der Perioden aus 10 Versuchen beträgt 1,3 Std. Der Feldeinfluß verhindert in der Regel interne Desynchronisation, die sonst unter konstanten Bedingungen (und Abschirmung natürlicher elektromagnetischer Wechselfelder) in einem Drittel aller Versuche auftrat. Ein periodisch ein- und ausgeschaltetes Wechselfeld von etwa 24 Std. erwies sich als stärkerer Zeitgeber als Hell-Dunkel-Rhythmen (nach WEVER 1973).

gezeigt, daß neben den geophysikalischen Faktoren vor allem soziale Zeitgeber, z. B. Funkkontakte, die Synchronisation sogar über Mondentfernung, aufrechtzuerhalten vermögen (ASCHOFF 1971, WEVER 1970).

Beim Menschen und bei Tieren werden die Zeitgebersignale weitgehend über das Nerven- und Hormonsystem vermittelt (ROBERTS 1965). Hormonsignale können ebenso wie nervöse Signale zelluläre Rhythmen phasenspezifisch steuern.

Hypophysektomie oder Adrenalektomie führen häufig zu einer Veränderung der Phasenlage oder der Schwingungsform. Durch Injektion von Kortisol läßt sich die interne Phasenorganisation mehrerer Rhythmen beeinflussen. Hormone verändern ebenso wie Licht- und Temperatursignale bei puls- oder stufenförmiger Applikation phasenabhängig die Winkelgeschwindigkeit der Periodik (z. B. reagiert die Kortikoidsekretionsrhythmik der Nebenniere je nach Zeitpunkt der ACTH-Zugabe mit unterschiedlichen Phasenverschiebungen).

2.2.2. Mathematisches Modell der Tagesrhythmik

Die Aufstellung eines Modells der Tagesrhythmik ist eng mit der Frage verbunden, ob die organismische 24-Stunden-Periodik endogenen oder exogenen Ursprungs ist, ob es sich um ein aktives System mit freilaufenden (selbsterregten) Schwingungen oder um ein passives System mit erzwungenen bzw. periodisch gedämpften Schwingungen handelt. Ein aktives System kann die zur Aufrechterhaltung erforderliche Energie aus einer konstanten Energiequelle nehmen, ein passives nicht. Aktive Systeme haben einen oder mehrere begrenzte Mitnahmebereiche (vgl. I.1.12.). Erzwungene Schwingungen passiver Systeme haben einen unbegrenzten Frequenzbereich.

Wie wir aus den beschriebenen Experimenten wissen, haben wir es bei der circadianen Periodik mit einer spontanaktiven, selbsterregten (freilaufenden) Schwingung zu tun. Umweltperiodizitäten sind nicht erforderlich, um die circadiane Schwingung aufrechtzuerhalten, sondern ermöglichen die Synchronisation mit der Erdrotation, so daß ein fester Zeitbezug von Organismus und Umwelt besteht. Das bedeutet, daß die circadiane Schwingung zusätzlich zur Selbsterregung unter natürlichen Bedingungen noch fremderregt oder unipolar gekoppelt ist.

Unter der Voraussetzung, daß unter konstanten Bedingungen Frequenz und Gleichwert der selbsterregten circadianen Schwingung stets positiv miteinander korreliert sind (wenigstens, wenn diese Größen als Folge von Änderungen der steuernden Beleuchtungsstärke variieren) und circadiane Schwingungen unter periodisch variablen Bedingungen zusätzlich zur Selbsterregung auch parametererregt werden, kommt Wever (1962, 1965a) zu einem mathematischen Modell für circadiane Schwingungen, das auf einer modifizierten VAN DER POLschen Differentialgleichung basiert:

$$\frac{\mathrm{d}^2y}{\mathrm{d}t^2} + 0{,}5(y^2 + y^{-2} - 3)\frac{\mathrm{d}y}{\mathrm{d}t} + y + 0{,}6y^2$$
$$= x + \frac{\mathrm{d}x}{\mathrm{d}t} + \frac{\mathrm{d}^2x}{\mathrm{d}t^2},$$

wobei y als Funktion der Zeit t die schwingende biologische Größe (z. B. Aktivität, Körpertemperatur) repräsentiert. Die Zeit ist dabei so normiert, daß eine t-Einheit 6 Stunden entspricht.

Der Koeffizient 0,5 im Dämpfungsglied ist empirisch ermittelt; er besagt, daß die circadiane Schwingung etwa in der Mitte zwischen Pendel und Relaxationsschwingung steht (WEVER 1965b). Der Term y^{-2} in diesem Glied ist ein Zusatz zur ursprünglichen VAN DER POL-Gleichung; er verhindert einen Vorzeichenwechsel der schwingenden Größe y (Schwingungen um einen Gleichwert im positiven Bereich); bei $y = 0$ würde die Dämpfung unendlich groß werden.

Dieser Term gewährleistet bei Parametererregung die Frequenzgleichheit von erregender und erregter Schwingung. Der Ausdruck $0{,}6y^2$ steht für die Nichtlinearität der Rückstellkraft. Der Koeffizient 0,6 ist wieder empirisch bestimmt. Die Störgröße x repräsentiert den steuernden Umweltfaktor, z. B. die Beleuchtungsstärke. Bei konstantem x ist die Schwingung nur in dem Bereich von $0{,}847 < x < 3{,}189$ selbsterregt; außerhalb dieses Bereiches klingt sie gedämpft ab. Bei periodisch variablem x würde sich eine mittlere Phasenwinkel-Differenz zwischen erregender und erregter Schwingung von 90° einstellen, was für die Mehrzahl der 24-Stunden-Rhythmen nicht gilt. WEVER ergänzt daher die Störgröße x durch ihre erste und zweite zeitliche Ableitung.

Da die Lösungen der Modellgleichung (von WEVER auf Digitalrechner ermittelt) mit biologischen Aktivitätsrhythmen verglichen werden sollten, sind sie stets durch eine Schwelle (bei $y = 1$) in Aktivität und Ruhe geteilt.

Die Einzelheiten der Gleichung können keine absolute Gültigkeit beanspruchen, auch wenn einige Erscheinungen wie die circadiane Regel (ASCHOFF 1959, 1960) recht gut simuliert werden können:

Die circadiane Regel besagt, daß die Frequenz der Circadianrhythmik, das Verhältnis von Aktivitäts- zu Ruhezeit und die Aktivitätsmenge bei lichtaktiven Organismen positiv, bei dunkelaktiven negativ mit der Beleuchtungsstärke korrelieren.

Entsprechend diesen Voraussetzungen zeigen die Lösungen der Modellgleichung im eingeschwungenen Zustand unter konstanten Bedingungen mit wachsendem x (Beleuchtungsstärke) eine Verlängerung des Schwingungsabschnittes oberhalb einer Schwelle (Aktivitätszeit) und eine größere Fläche zwischen Schwingungskurve und Schwelle (Aktivitätsmenge) durch Verschiebung gegenüber dem Gleichwert bei abnehmender Periode (zunehmende Frequenz).

Unter variablen Einflußbedingungen zeigen sich bei Änderung der Zeitgeber-Periode die für selbsterregte Schwingungen typischen und für circadiane Schwingungen bekannten Mitnahmephänomene: z. B. läßt sich die circadiane Periodik von Mäusen nur mit künstlichen Tagen zwischen 21 und 27 Stunden Dauer synchronisieren; weicht die Dauer des künstlichen Tages weiter von 24 Stunden ab, löst sich die Periodik vom Zeitgeber, und die Tiere zeigen ihre Spontanperiodik wie unter konstanten Bedingungen (TRIBUKAIT 1956, KLOTTER 1966).

Interessant sind Lösungen der Modellgleichung unter Einfluß einer periodisch variablen Störgröße. Bei Simulation des Sommer- und Wintertages durch Variation des Licht-Dunkel-Verhältnisses (L:D) erhält man als Lösung Schwingungsverläufe, die bis in Einzelheiten den aus biologischen Experimenten bekannten entsprechen (Abb. 42).

Die jahreszeitliche Änderung der Aktivitätszeit und der Aktivitätsmenge stimmt in Theorie und Praxis überein. Die Aktivitätszeit liegt relativ zur Lichtzeit umso früher je länger die Lichtzeit ist. Diese für lichtaktives Verhalten theoretisch abgeleitete Phasenwinkelbeziehung zwischen erregender und erregter Schwingung, ist durch zahlreiche biologische Untersuchungen an lichtaktiven und mit umgekehrten Vorzeichen an dunkelaktiven Arten bestätigt (ASCHOFF und WEVER 1962a). Im Laufe der Jahreszeiten ändert sich nicht nur die Tageslänge, sondern auch die Dämmerungsdauer (in Äquatornähe ist dieser Parameter der einzige variable Beleuchtungsparameter). Möglicherweise sind die variable Dämmerungsdauer (neben anderen Änderungen von Zeitgeberparametern im Jahresrhythmus), die erdgeschichtliche Veränderung der Rotationsgeschwindigkeit der Erde und damit der Tageslänge und die notwendigen Mitnahmeeigenschaften des circadianen Schwingers (z. B. bei

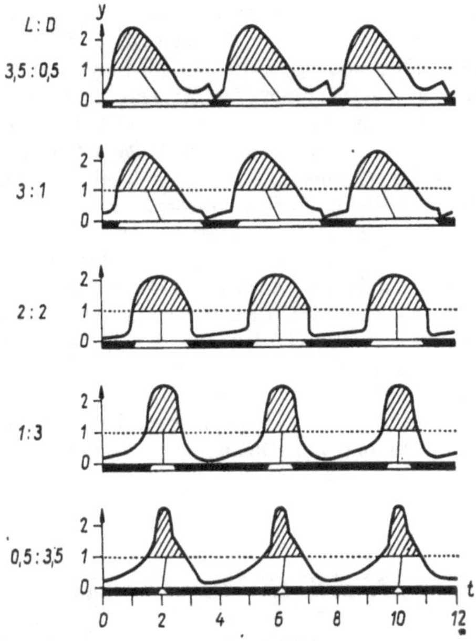

Abb. 42. Lösungen der Modellgleichung

$$\ddot{y} + 0{,}5\left(y^2 + \frac{1}{y^2} - 3\right)\dot{y} + (1 + 0{,}6y)\,y = \ddot{x} + \dot{x} + x$$

unter dem Einfluß einer L:D-Simulation für verschiedene Verhältnisse von Lichtzeit zu Dunkelzeit (weiß-schwarze Leisten) $x_{\text{Licht}} = 2{,}6$, $x_{\text{Dunkel}} = 1{,}6$, Dämmerungsübergänge von jeweils 1,2 Std. (nach WEVER 1966).

Migrationen) einige wesentliche Ursachen seiner nichtinvarianten, dynamischen Frequenzeigenschaft.

Bezüglich der Zeitgeber-Wirkung der Dämmerung für den Jahresrhythmus ist neben der proportionalen vor allem eine differentielle Wirkung in Betracht zu ziehen.

Das Modell von WEVER gestattet zwei Voraussagen für die Wirkung variabler Dämmerungsdauer:

Je länger die Dämmerung ist, desto früher liegt die Aktivitätszeit relativ zur Lichtzeit und desto stärker ändert sich die Phasenwinkeldifferenz mit dem L:D-Verhältnis.

Die Experimente bestätigen diese Voraussagen (WEVER 1966).

Darüber hinaus gilt das in I.1.12. schon für die Circaminutenrhythmik konstatierte Gesetz, daß die Phasenwinkeldifferenz eine Funktion des Verhältnisses zwischen Eigenfrequenz der erregten Schwingung und der Frequenz der Erreger- bzw. Synchronisationsschwingung und eine Funktion der Größe des Mitnahmebereiches ist; vgl. auch Befunde von Aschoff und Wever 1962 an Buchfinken und Eidechsen. Für eine Reihe anderer Voraussagen und Eigenschaftsanalysen ist die Modellgleichung jedoch unzureichend. Auch hier zeigen sich eben sehr schnell die Grenzen eines phänomenologischen Modells.

Ein anderer Typ von Modellen circadianer Oszillatoren basiert auf biologischen Experimenten zum Ursprung der Tagesrhythmik, wobei zunächst an eine Lokalisation der 24-Stunden-Uhr im Zentralnervensystem gedacht wurde, die Analyse jedoch die Aufmerksamkeit immer mehr auf die einzelne Zelle und ihren Chemismus lenkte. Im Ergebnis einer solchen Irrfahrt stehen schließlich vier Modelle zur Diskussion, die sich nicht völlig ausschließen.

2.2.3. Biochemische Modelle circadianer Rhythmik

Die Geschichte der Rhythmusforschung ist verbunden mit der Suche nach der organismischen Zentraluhr („master clock“), die im Pinealorgan (vgl. Abb. 51), der Hypophyse, dem Hypothalamus und anderen zentralnervösen Steuer- und Integrations-„Zentren“ des Zentralnervensystems vermutet wurde. Resultat zahlreicher Läsionsexperimente ist jedoch, daß es die Zentraluhr, einen einzigen Circadianoszillator, Circannualoszillator usw. nicht gibt, auch wenn zentrale Oszillatoren gegenüber anderen häufig führen und insbesondere durch Synchronisation mit Umweltrhythmen die Anpassung an diese vermitteln können.

Beispielsweise wurde dem Pinealorgan eine essentiell integrierende und synchronisierende Führungsrolle für nachgeschaltete Funktionskoordinationen zugeschrieben (vgl. Übersicht in Hoffmann 1975). Unter dem Einfluß von Hell-Dunkel-Periodizitäten weist es ausgeprägte

Schwingungen im Serotonin- und Melaningehalt sowie in der Aktivität der N-Azetyl-Transferase auf.

Einige Tage nach der Exstirpation sind jedoch eigenständige Schwingungen vieler Funktionen und eine unveränderte Anpassungsfähigkeit von Aktivitätsrhythmen des Organismus an verschobenen Licht-Dunkel-Zyklen nachweisbar (Rensing 1973, Hoffmann 1975). Offensichtlich besteht also keine stereotype Hierarchie der Funktionsrhythmen, sondern eine dynamische Funktionsordnung, die durch Mechanismen nichtlinearer Koordination vermittelt wird. Wie Untersuchungen an der Meeresschnecke *Aplysia californica* ergaben, zeigen sowohl einzelne Ganglien als auch bereits isolierte Augen spontane, selbsterregte Tagesrhythmen der Spikegenerierungsrate, die auch unter Dauerdunkelbedingungen aufrechterhalten werden (Jacklet 1971).

Die Circadianrhythmik gehorcht dabei der Aschoffschen Regel, d. h. die Frequenz ist eine Funktion der Beleuchtungsstärke.

Auch die Lichtempfindlichkeit gegenüber 15minütigen Testlichtern unterliegt einer circadianen Modulation. Dabei ist die höchste Zahl von Spikes dann auslösbar, wenn die Zahl der Spontanentladungen am geringsten ist. Selbst Mitnahme und Synchronisation sind am isolierten Auge nachweisbar (Beiswanger und Jacklet 1975). Wird ein Auge von *Aplysia* mit einer dunklen Kappe bedeckt und der Licht-Dunkel-Wechsel verschoben, erhält man nach Isolierung beider Augen im Dauerdunkel gegeneinander phasenverschobene Schwingungen der Spikefrequenz.

Auch bei Wirbeltieren wurde ein Tagesrhythmus der Lichtempfindlichkeit nachgewiesen.

Aus dem alten Streit um die „Zentraluhr“ ist damit ein Problem der Koordinationsdynamik zwischen mehr oder weniger stark umweltbezogenen und integrierenden (dominierenden und abhängigen) Rhythmen geworden.

Daß es sich dabei nicht um eine Aktiv-Passiv-Beziehung, sondern tatsächlich um die Koordination selbsterregter zellulärer (gewebs-, organ- oder organsystem-synchronisierter) Rhythmen handelt, zeigt das schwingungsphysiologische Antwortverhalten nachgeschalteter Funktionssysteme. Bei organkultivierten Nebennieren ist beispielsweise zu beobachten, daß in Abhängigkeit von der Phasenlage der circadianen Kortikosteroidsekretion die Zugabe von ACTH zu unterschiedlichen Phasenverschiebungen führt, was erhebliche therapeutische Konsequenzen hat.

Die Phasenantwortkurven der isolierten Nebenniere zeigen den typischen sägezahnähnlichen Verlauf einer selbsterregten Schwingung. Entsprechendes wurde auch für den Rhythmus der Kerngröße bei isolierten und kultivierten Speicheldrüsen von *Drosophila*-Larven gefunden (Rensing 1973): Eine einstündige Inkubation mit dem Metamorphosehormon Ecdyson zwischen 14^{00} und 15^{00} Uhr beschleunigt das übernächste und das darauffolgende Maximum um etwa 6 Stunden, während die Applikation zwischen 10^{00} und 13^{00} Uhr keine Phasenverschiebung hervorruft.

Schließlich haben die zellulären Rhythmen (von Protozoen und isolierten Zellkulturen) eindeutig die zelluläre Genese organismischer Oszillationen und darüber hinaus bereits die Zelle als Multioszillatorsystem ausgewiesen.

Wenn es sich daher um „zelluläre Uhren" handelt, ist die Analyse des Primäroszillators ein Problem der Zellphysiologie und Biochemie.

Die Mikroanalyse der „circadianen Uhr" hat in den letzten Jahren vier Modelle hervorgebracht, die wir näher betrachten wollen:

1. Membranoszillatormodell
2. Frequenztransformationsmodell
3. Chrononmodell
4. epigenetisches Regulationsmodell.

Dabei sind einerseits die Modelle 1 und 2 und andererseits 3 und 4 enger miteinander verwandt.

a) Membranoszillatormodell

Oszillationen werden nach dem Membranoszillatorkonzept (HASTINGS 1970, MCMURRAY und HASTINGS 1972, SWEENEY 1969) von Ionenbewegungen, vermittelt durch allosterische Makromoleküle, von Diffusionsprozessen und Potentialänderungen bestimmt. Die Temperaturkompensation wird mit den Eigenschaften von Membranlipiden erklärt (NJUS et al. 1974). So soll die duale Reaktionsweise der Temperaturkompensation bei *Euglena*, welche während autotrophen Wachstums einen Q_{10} von 1,0 und während mixotrophen Wachstums einen Q_{10} von 0,93 aufweist, durch Variation der Fettsäuren in Membranlipiden bewirkt werden. Negative Temperaturkoeffizienten werden als Folge der Überkompensation in Lipidadaptationsprozessen gedeutet.

Relativ gut untersucht ist das Schwingungssystem der Mitochondrienmembran mit oszillierenden Ionenflüssen, enzymatischen Redoxsystemen unter Kontrolle von Adenosinphosphaten. Allerdings ist dies nicht prototypisch für zelluläre Membransysteme, die suprazelluläre Circadianschwingungen vermitteln, und außerdem liegen die hier erzeugten Frequenzen im Minutenbereich.

b) Frequenztransformationstheorie

In dieser Theorie werden ultradiane und circadiane Schwingungen aus der Kopplung, Integration und konsekutiven Frequenzreduktion enzymatischer Schwinger nach Art der mitochondrialen oder Glykolyseoszillatoren abgeleitet.

Transkription und Translation sind in dieser Konzeption wie im Falle der Membranoszillatortheorie keine notwendigen Elemente des Primäroszillators (ENRIGHT 1973, PAVLIDIS 1969a, b, 1971, 1973a, b, VAN DEN DRIESSCHE 1971, WINFREE 1967, 1974). PAVLIDIS (1973) zeigt in einer Rechnersimulation gekoppelter Oszillatoren, daß durch die Kopplung und durch zusätzliche räumliche Inhomogenitäten mit verzögerten Reaktionen Komplexoszillationen mit langwelligen Perioden entstehen können, die Temperaturänderungen kompensieren und durch Licht gesteuert werden.

Eine so weitreichende Frequenztransformation vom Minuten- zum Tagesrhythmus sollte jedoch in kritischer Weise von den Kopplungsparametern abhängen. Es ist schwerlich ein biochemisches System vorstellbar, was die Kopplungskonstanten innerhalb der geforderten Toleranzgrenzen aufrechtzuerhalten vermag; so sind freilaufende Circadianschwingungen bekannt, die über Tage stabile Frequenzen mit Abweichungen von nur wenigen Minuten einhalten (Cloudsley-Thompson 1961).

Die Universalität der circadianen Periodik bei allen Eukaryoten sowie die geringe Temperaturabhängigkeit circadianer Mechanismen machen die Erklärung der Tagesperiodik über die Kopplung hochfrequenter metabolischer Oszillatoren höchst unwahrscheinlich.

c) Das Chronon-Konzept

Es basiert auf der Vorstellung von der wiederholten sequentiellen Genexpression bei der Transkription einer polysistronischen Region der DNS ($\triangleq$ Chronon), wobei räumliche Sequenzen zeitliche Folgen der Proteinsynthese determinieren, eine Raumordnung in eine äquivalente Zeitordnung transformiert wird. Translations- und Diffusionsschritte sollen dabei im wesentlichen die Zyklusdauer mitbestimmen wie auch für die Temperaturkompensation circadianer Schwinger (Rawson 1959, Pittendrich 1960) verantwortlich sein.

Während monoreplikonische Prokaryoten eine exponentiell steigende Wachstumskurve zeigen und den ultradianen Wachstumstyp repräsentieren (z. B. *E. coli*) sowie einen temperaturabhängigen „Uhrmechanismus" haben, bewirkt die polyreplikonische Natur der Chromosomen bei allen Eukaryoten den infradianen Wachstumstyp, wobei das Chronon genau durch die Zahl von

Cistrons repräsentiert wird, die eine circadiane Periode determinieren.

Nach EHRET et al. (1973) ist die drastische Umschaltung in der Evolution von massenwirkungsbegrenzten Nettogeschwindigkeiten bei ultradianer Schwingung auf Diffusionsbegrenzungen während des ernährungsbeschränkten infradianen Wachstums für die Temperaturkompensation ($Q_{10} \sim 1$) und Synchronisierbarkeit verantwortlich. Zweifellos wissen wir heute noch wenig über den Temperaturkompensationsmechanismus (CALDAROLA und PITTENDRIGH 1974), jedoch erscheint die von EHRET et al. (1973) gegebene Erklärung nicht hinreichend, und auch für die Synchronisation sind eher regel- und schwingungsphysiologische Mechanismen verantwortlich.

d) Epigenetisches Regulationsmodell

Wir schlagen dieses Modell, das dem Chrononmodell ähnelt, jedoch stärker die regulativen Beziehungen für die Schwingungsgenerierung hervorhebt, auf der Grundlage der Arbeiten von JACOB und MONOD (1963), GOODWIN (1963) und KNORRE (1966, 1973), MASTERS und DONACHIE (1966) und einiger anderer Autoren vor. Obwohl es Untersuchungen an Bakterien waren, die zu dem Formalismus anregten, gilt das dynamische Verhalten der Enzym- und RNS-Aktivitäten in ähnlicher Weise wahrscheinlich auch für die epigenetische Regulation von Eukaryoten (BRODSKY 1975, HARDELAND 1973, KAUFMANN und WILLE 1975, PROBECK und RENSING 1974, RENSING 1973, RZEPKA 1974).

Kernstück des Systems ist ein geschlossener Rückkopplungs-Regressionskreis, welcher im Sinne von VOLTERRA (I. 1.14.2.) durch zwei Differentialgleichungen für die Enzym- und RNS-Synthese beschrieben wird. Eine der wesentlichen dynamischen Konsequenzen der negativen Rückkopplung ist das Auftreten von Oszillationen der Synthesegeschwindigkeit von DNS-abhängiger messenger (Boten-)RNS — abgekürzt als mRNS — und Enzym.

Wir wollen dies an einem vereinfachten Modell der Enzymsynthese von β-Galaktosidase im Darmbakterium *Escherichia coli* erläutern (Abb. 43).

Die Strukturgene SG_1 und SG_2 bilden über Transkription die gemeinsame mRNS $x_{1,2}$ für die Synthese der Enzyme β-Galaktosidase y_1 und Galaktosidpermease y_2, die am endoplasmatischen Ribosomen R vollzogen wird. Die Funktion von y_2 besteht darin, den aktiven Transport von Milchzucker oder Laktose m_1 durch die Zellwand W in die Zelle Z zu beschleunigen; y_1 erzeugt über eine Transgalaktosidation den Metaboliten m_1, der als Induktor

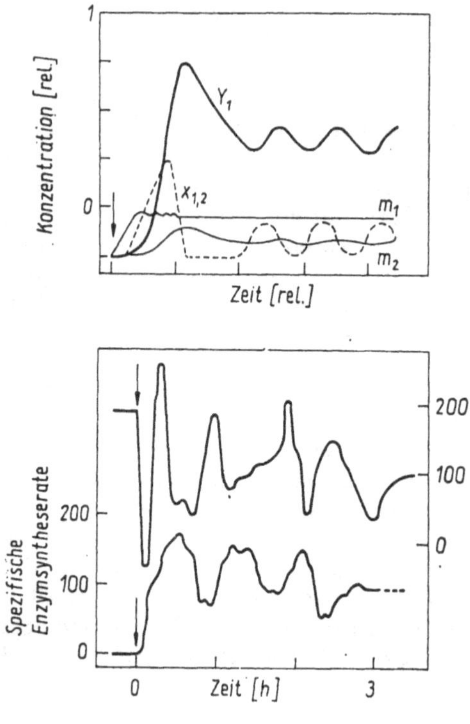

über eine positive Rückkopplung auf die mRNS-Synthese den Prozeß autokatalytisch verstärkt.

Vermittels einer zweiten Rückkopplungsschleife erfolgt die allosterische Repression der mRNS- und Enzymsynthese. Dies soll der Einfachheit halber in unserem Modell die Glukose m_2 bewirken, die zusammen mit Galaktose m_3 als Spaltprodukt aus dem Laktosesubstrat s entsteht.

Der Ankurbelung bzw. Autokatalyse durch Induktion folgt somit die Repression über allosterische Proteinschalter am genetischen Material.

Das Modell wird durch den folgenden Satz von Diffe-

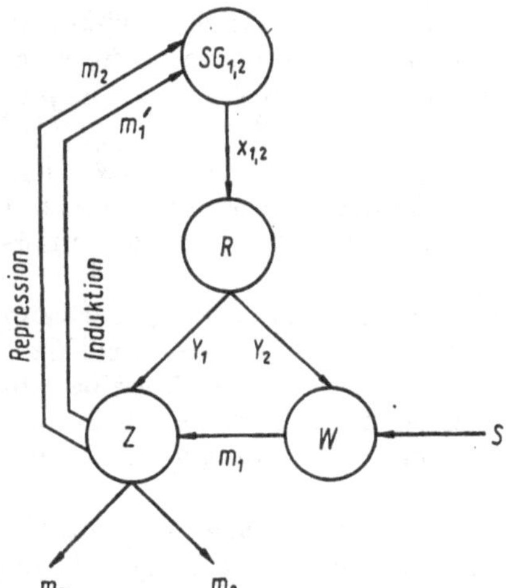

Abb. 43. Links – Schema der Syntheseregulation von β-Galaktosidase mit positiver und negativer Rückkopplung

Rechts – Zeitverlauf der auf einem Analogrechner simulierten Konzentrationen von β-Galaktosidase (y_1), mRNS ($x_{1,2}$), Laktose (m_1) und Galaktose (m_2); darunter der Zeitverlauf von spezifischen Geschwindigkeiten der β-Galaktosidasesynthese nach Induktion bei zwei verschiedenen Stämmen von *E. coli* (nach Knorre 1973).

rentialgleichungen beschrieben:

$$\frac{dy_1}{dt} = \alpha_1 x - \beta_1; \quad \frac{dy_2}{dt} = \alpha_2 x - \beta_2$$

$$\frac{dx}{dt} = \frac{am_1'}{1 + c_3 m_2} - b$$

$$\frac{dm_1}{dt} = c_1 s y_2 - c_2 m_1 y_1; \quad \frac{dm_2}{dt} = c_2 m_1 y_1 - c_4 m_2;$$

$$m_1' = c_5 m_1;$$

$$\alpha_1, \beta_1, \alpha_2, \beta_2, a, b, c_1, c_2, c_3, c_4, c_5 = \text{const.}$$

Hierbei repräsentiert $\alpha_1 x$ und $\alpha_2 x$ die Proteinsynthesegeschwindigkeit, β_1 und β_2 die Abbaugeschwindigkeit, die als konstant angesehen wird; b bezeichnet eine Zerfallskonstante, während a und c zusammengesetzte Konstanten der mRNS-Synthese sowie der Induktion und Repression sind.

Von Knorre (1972, 1973) wurden mit Hilfe der Analogrechnersimulation die Wirkungen variabler Parameter des Systems auf das dynamische Systemverhalten untersucht.

Die Antwort des Systems bei einem Sprung der Substratkonzentration von Null auf einen konstanten Wert ist in Abbildung 43 (rechts oben) gezeigt. Dieselbe Abbildung zeigt auch die Ereignisfolge, wenn das System zu dem mit einem Pfeil markierten Zeitpunkt arbeitsfähig wird.

Nach einer Verzögerungsphase steigen die mRNS- und β-Galaktosidasekonzentrationen mit einem Overshoot an, um dann in kontinuierliche Oszillationen infolge von Induktion und metabolischer Repression überzugehen.

Die Metabolite zeigen dabei eine relativ konstante Konzentration. Das Modell sagt also voraus, daß die Syntheserate von mRNS und Enzym zwischen einem maximalen und minimalen Wert periodisch pendelt.

Die periodischen Lösungen der Modellgleichung zweiter Ordnung stehen für Konzentrationsschwankungen der Enzyme und mRNS, die in der Zelle durch Verzögerungszeiten für die Regulationsschritte bzw. Signalübertragung mit Nichtlinearitäten verursacht werden.

Die experimentellen Ergebnisse von KNORRE und BERGTER (1966, 1975) und KNORRE (1972, 1973) verifizieren die Voraussage einer oszillatorischen Synthese der β-Galaktosidase und einer Abhängigkeit der Generationszeit des Bakteriums von der Schwingungsperiode.

Was wir hier an dynamischem Verhalten bei einem gut untersuchten Modell beschrieben haben, gilt sehr wahrscheinlich auch für die epigenetische Regulation in Zellen von Proto- und Metazoen. Im Gegensatz zu den epigenetischen Schwingungen bei Mikroorganismen haben bei Eukaryoten die epigenetischen Schwingungen eine längere Periode. Sie kann im Bereich von 12 und 24 Stunden liegen. Dabei sind ähnliche Eigenschaften der Schwingungsdynamik, Temperaturkompensation und des Phasenantwortverhaltens wie bei Circadianrhythmen des Organismus gefunden worden (DÖRING und RENSING 1973, EHRHARDT und RENSING 1974, HARDELAND et al. 1971, MAYERSBACH 1978).

Die Arbeitsgruppe um LYNEN (1972a, b, HAMPRECHT 1974) verfolgte den Tagesgang der Inkorporation von Essigsäure in Cholesterol anhand von Gewebeschnitten aus Rattenleber. Es zeigte sich, daß der Einbau während der Nachtstunden sehr viel schneller erfolgt als während des Tages, die Fähigkeit zur Cholesterolsynthese zwischen einem Minimum um die Mittagszeit und einem Maximum um Mitternacht pendelt.

Der Gedanke lag nahe, daß die Enzymaktivität der β-Hydroxy-β-methyl-glytaryl-CoA-Reduktase den gleichen täglichen Rhythmus aufweist und damit die Ursache der Cholesterolsyntheseschwankungen darstellt.

Wenn dem so wäre, müßte sich eine Synthesehemmung des Enzyms auf den Cholesterolspiegel auswirken.

Der Beweis wurde erbracht: Durch Injektion von

Cycloheximid, einem Hemmstoff der Proteinsynthese, wurde die Cholesterolsynthese eingeschränkt. Aus den umfangreichen, sorgfältigen Untersuchungen der Arbeitsgruppe um Lynen geht eindeutig hervor, daß die HMG-CoA-Reduktase als Kontrollpunkt der Cholesterolsynthese im Säugetierorganismus fungiert. Die Kontrolle wird durch Änderungen des Enzymspiegels ausgelöst. Durch Induktion und Repression wird die Enzymsynthese und als Folge davon die Cholesterolsynthese variiert. Ihre 24-Stunden-Rhythmik erweist sich somit als Ergebnis eines nichtlinearen epigenetischen Regelkreises mit Totzeit.

Eine aufs Ganze bezogene Frage ist nun, wie sich Nahrungszufuhr einerseits und Nahrungskarenz bzw. Fütterung einer Diät mit 1%-Gallensäure andererseits auf die Induktion und Repression der Enzymsynthese auswirken.

Anders gefragt: Sind diese exogenen Faktoren für die Anregung des Oszillators erforderlich oder verändern sie nur Parameter der Schwingung?

Der Nachweis konnte erbracht werden, daß auch bei hungernden Tieren die Oszillationen der Reduktaseaktivität frei weiterlaufen, wenn auch die Amplitude wesentlich erniedrigt ist.

Es kann damit kein Zweifel bestehen, daß der Enzymrhythmus auf einem selbsterregten Oszillator beruht, dessen Parameter lediglich von der Nahrungsaufnahme modifiziert werden. Hierin liegt ja gerade der „Sinn“ aktueller Anpassung.

Da der Tagesgang der HMG-CoA-Reduktase-Aktivität mit dem 24-Stunden-Rhythmus der allgemeinen Bewegungsaktivität parallel geht, lag es nahe zu prüfen, ob der Licht-Dunkel-Wechsel als Zeitgeber für den Enzym- und Cholesterolsynthesezyklus fungiert. Hierzu wurden die Tiere an einen Beleuchtungsrhythmus entsprechend dem normalen Tag-Nacht-Wechsel adaptiert. Dann erfolgte eine Inversion des Beleuchtungszyklus um 12 Stunden (180°). Es dauerte etwa 6 bis 7 Tage, bis die Tiere mit ihrem Freß- und Reduktase-Rhythmus an den zeitverschobenen Hell-Dunkel-Zyklus adaptiert waren (Abb. 44).

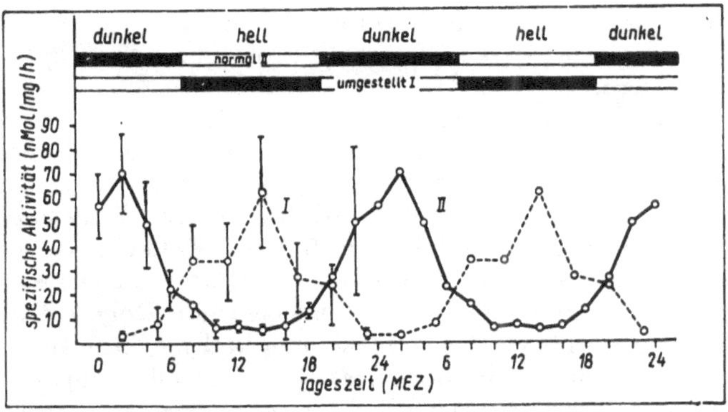

Abb. 44. Tageszeitlicher Rhythmus der Enzymaktivität der β-Hydroxi-β-methyl-glutaryl-CoA-Reduktase nach Phasenumkehr (Kurve I; Licht: 19^{00} bis 7^{00} Uhr; Dunkel 7^{00} bis 19^{00} Uhr) und bei normalem Hell-Dunkel-Rhythmus (Kurve II; Licht 7^{00} bis 19^{00} Uhr, Dunkel: 19^{00} bis 7^{00} Uhr) (nach Hamprecht 1974).

Die bisher geschilderten Ergebnisse zeigen, daß die Schwingungen der Reduktase- und Cholesterolaktivität circadian bzw. selbsterregt ablaufen, d. h. genetisch verankert sind und in epigenetischen Regelkreisen generiert werden, daß Amplitude und Phase bzw. Frequenz in genetisch vorgegebenen Grenzen durch äußere Faktoren wie Futter und Beleuchtung gesteuert werden können. In jüngster Zeit wurde entdeckt, daß bei selektiver Zerstörung der Insulin erzeugenden Pankreaszellen der nächtliche Anstieg der Aktivität der HMG-CoA-Reduktase unterbleibt. Insulininjektion bringt die Enzymaktivität wieder auf den für die Dunkelperiode üblichen hohen Wert (Hamprecht 1974).

Untersuchungen sind im Gange, die klären sollen, auf welche Weise Insulin die Geschwindigkeit der Cholinesterinsynthese reguliert.

Sind diese Untersuchungen nun lediglich Grundlagenforschungen zur Ursache des Tagesrhythmus?

Selbst wenn es nur dieses darstellen würde, wäre das Modell für die Biorhythmusforschung von fundamentalem Wert, ranken sich doch Hunderte von Arbeiten in der Vergangenheit spekulativ um die Problematik der Rhythmogenese.

Nein, diese biochemischen Grundlagenforschungen haben einen höchst aktuell-praktischen Bezug. Wenn man bedenkt, daß der Cholesterolspiegel im Blut neben Fettgehalt, Übergewicht, Blutdruck, Stress, Zigarettenrauchen u. a. Risikofaktoren für die Entstehung der Arteriosklerose und Gefäßkrankheiten des Herzens einschließlich Herzinfarkt eine entscheidende Rolle spielt, dann gewinnt die Charakterisierung und mögliche pharmakologische Beeinflußbarkeit des Kontrollenzyms der circadian oszillierenden Cholesterolsynthese eine große prophylaktische und therapeutische Bedeutung.

Für zahlreiche Enzyme wurden inzwischen Circadianrhythmen ihrer Konzentration beschrieben.

Auch auf die nervöse und hormonelle Ankopplung der intrazellulären epigenetischen Regelkreise an andere zelluläre und suprazelluläre Rhythmen gibt es Hinweise.

Die intrazelluläre circadiane Organisation ist jedoch noch weitgehend unbekannt. Aber gerade hier trifft sich das Interesse von Molekularbiologen, Entwicklungsphysiologen und Chronobiologen.

Induktionsprozesse und ihre zeitliche Koordination auf epigenetischer Ebene sind die Grundlage für die Entwicklung und Lebensfähigkeit des Organismus.

In Abbildung 45 ist eine einfache Verschaltung zweier epigenetischer Regelsysteme schematisch dargestellt, wobei die Metabolitenkonzentration m_1 und m_2 durch die Enzyme y_1 und y_2 und die wechselseitige Repression der mRNS x_1 und x_2 durch m_1' und m_2' kontrolliert werden, also eine kooperative Wechselwirkung der Strukturgene SG_1 und SG_2 besteht.

Die Komplizierung der Vermaschung und Koordination von epigenetischen Elementarsystemen, die vermittels der Produkte anderer Strukturgene reguliert werden, läßt sich beliebig fortsetzen. Entsprechend resultieren auch immer komplexere Schwingungen.

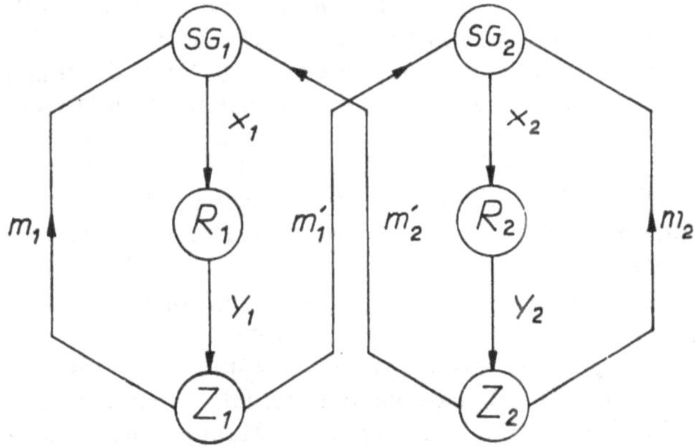

Abb. 45. **Einfache Kopplung zweier epigenetischer Regelkreise mit wechselseitiger Repression über Metabolite (m); Z_1 und Z_2 symbolisieren getrennte Zellorte, R_1, R_2 Ribosomen (nach GOODWIN 1963).**

Phänomene wie die hormonelle Induktion, die Antikörperinduktion, alle entwicklungsphysiologischen Manifestationen des genetischen Programms, aber auch pathologische Induktionen am genetischen Substrat im Rahmen der bösartigen Entartungen sind prinzipiell auf epigenetische Regulationen mit zyklischer Expression zurückzuführen. Ihre Rolle als Primäroszillator für die „circadiane Uhr" erweitert die Bedeutsamkeit dieses Regulations- und Schwingungsmechanismus für die Individual- und Arterhaltung.

2.2.4. *Die Ultra- und Circadianperiodik im Reifungsprozeß des Kindes*

Rutenfranz und Hellbrügge (1957) sowie Hellbrügge et al. (1960, 1964, 1967) konnten bei Schulkindern anhand verschiedener physischer und psychischer Meßgrößen eindeutige tageszeitliche Veränderungen nachweisen. Der typische Tagesgang der physiologischen Leistungsbereitschaft läßt sich exemplarisch an den Veränderungen der Rechengeschwindigkeit und am Schlaf-Wach-Verhalten erläutern. Die Rechengeschwindigkeit der Kinder nahm während der Vormittagsstunden zu, erreichte zwischen 10^{00} und 11^{00} Uhr ihren Höchstwert, um sich zwischen 13^{00} und 15^{00} Uhr signifikant zu verringern. Während der späten Nachmittagsstunden war in der Regel ein zweiter Leistungsgipfel nachweisbar. Damit geht der Bigeminus des Schlafbedürfnisses der Schulkinder einher. Zwischen zwei Maxima des Wachseins gegen 10^{00} und 17^{00} Uhr liegt ein Minimum des Wachseins bzw. ein Maximum der Hellzeitschläfrigkeit gegen 13^{00} bis 14^{00} Uhr (vgl. analoge Tagesgangkurven in Abb. 1).

Wenn nun als erwiesen gelten kann, daß psychophysiologische Meßgrößen einen Tagesgang im Kindesalter aufweisen, bleibt offen, ob sich auch bereits im Säuglingsalter ausgeprägte Tagesrhythmen finden lassen. Diese Frage behält auch dann ihren Sinn, wenn ein endogener Ursprung der tageszeitlichen Rhythmik vorausgesetzt wird, ist doch bekannt, daß die Expression und Manifestation genotypischer Funktionsprogramme ebenso wie die anatomische Reifung organ- und funktionsspezifisch postnatal andauert. Demzufolge ist eine mit der Reifung der Funktionssysteme korrelierte Ausprägung ihrer zeitlichen Organisation zu erwarten.

Hellbrügge et al. (1956) fanden in den drei ersten Lebenswochen keine eindeutige Tagesperiodik in der Pulsfrequenz und Körpertemperatur. Erst ab der 4. Lebenswoche waren bei der Körpertemperatur und ab der 6. Lebenswoche bei der Pulsfrequenz signifikante Unterschiede zwischen den Tages- und Nachtwerten nachweisbar. Bei der Entwicklung eines Schlaf-Wach-Rhythmus deutet sich nach KLEITMAN und ENGELMANN (1953) in der 3. bis 6. Lebenswoche eine 24-Stunden-Periodik an, die aber erst in der 7. bis 10. Lebenswoche als ausgeprägt gelten kann.

Damit geht die Entwicklung der Periodik des Nahrungsbedürfnisses einher. Bei Säuglingen, die nur auf Verlangen gefüttert werden, war eine 24-Stunden-Periodik zwischen der 3. und 6. Lebenswoche angedeutet und in der 7. bis 10. Lebenswoche ausgeprägt. Ab dem 2. Monat bevorzugten die Säuglinge bestimmte Tagesstunden für die Mahlzeiten und verlangten nachts keine Nahrung mehr.

Die von zahlreichen Autoren für den Schlaf-Wach-Zyklus und das Nahrungsbedürfnis beschriebene Ausprägung der 24-Stunden-Periodik ungefähr in der 6. Lebenswoche scheint eine Synchronität in der Ontogenese der Tagesrhythmik nahezulegen, und dies wurde auch allgemein so aufgefaßt.

Jedoch schon am Ende der dreißiger Jahre fand COOPER (1939) bei ihren Untersuchungen der tageszeitlichen Änderungen epidermaler Mitosen an der Präputiumhaut von männlichen Neugeborenen in der 2. Lebenswoche eine ausgeprägte Tagesperiodik.

Messungen des elektrischen Hautwiderstandes durch RUTENFRANZ (1955) und STOTZ (1961) zeigten schon in der 1. Lebenswoche eine 24-Stunden-Periodik. Unterschiede in der Entwicklung der 24-Stunden-Periodik traten deutlich in den Untersuchungen der Nierenfunktion zutage.

Unabhängig von der Flüssigkeitszufuhr fand FUNCK (1960) in der Arbeitsgruppe von HELLBRÜGGE einen Tagesgang der Urinausscheidung erstmals in der 2. und 3. Woche, der Kalzium-, Kalium- und Natriumausscheidung ab dem 3. bis 5. Monat und der signifikanten

Kreatin-, Kreatinin-Phosphat- und Chloridausscheidung sogar erst gegen Ende des 2. Lebensjahres.

Diese Befunde zeigen, daß die 24-Stunden-Periodik bei einzelnen Körperfunktionen zu verschiedenen Zeiten nach der Geburt ausreift. Sie schließen die frühere Annahme aus, daß dem kindlichen Organismus in der ersten Lebenszeit insgesamt eine 24-Stunden-Periodik von der Umwelt aufgeprägt wird. Sie liefern darüber hinaus ein Argument für die endogene Anlage zahlreicher circadianer Oszillatoren. Aus der unterschiedlichen Periodik verschiedener Nierenfunktionen ließ sich entnehmen, daß selbst am gleichen Organ mehrere Oszillationen und Unterschiede in der Kopplung einzelner Funktionen bestehen. Offenbar zeigt die Reifung der einzelnen Nierenfunktionen und ihrer Circadianperiodik eine Dissoziation bzw. Dys-Synchronisation (nicht mit Desynchronisation zu verwechseln). Die Dys-Synchronisation in der 1. Lebenswoche ist nach Maßgabe der Erwachsenen-Chronophysiologie ein Omen labile.

Auf Grund des erwähnten Befundes, daß die Hautfunktionen eher ihren Tagesgang ausbilden als die Funktionen anderer Organe, wurde der Schluß gezogen, daß für die Ausprägung der 24-Stunden-Periodik die Reife des zugehörigen Organs oder Organsystems von maßgeblicher Bedeutung sein müsse.

Diese Annahme wird durch Befunde über die Entwicklung der Körpertemperatur bei Frühgeborenen vom 3. Lebenstag bis zum 3. Lebensmonat bestätigt (HELLBRÜGGE 1967). Die jüngeren und unreifen Frühgeborenen entwickeln später eine 24-Stunden-Periodik als die älteren und reiferen. Frühgeborene mit einem Geburtsgewicht von 1000 g bis 1500 g hatten im Alter von 3 Monaten noch keine Tag-Nacht-Differenz der Körpertemperatur. Dagegen zeigten Frühgeborene von 1800 g bis 2500 g in diesem Alter bereits eine Senkung der nächtlichen Werte, wobei die Kinder mit einem höheren Gewicht schon früher, am Ende der 8. Lebenswoche, eine Tag-Nacht-Periodik erkennen ließen.

Die Feststellung unterschiedlicher Reifung der Organe führt zu der Frage nach der zeitadäquaten Wirksamkeit relevanter Zeitgeber für die normale Entwicklung der Circadianperiodik bzw. umfassender: zur Frage nach der altersgemäßen Reife. Infolge der fortgeschrittenen Reife der taktilen Sphäre der Haut und Schleimhäute in den ersten Lebenswochen spielen als Zeitgeber vor allem jene Pflegemaßnahmen eine Rolle, die hierfür adäquate Reize vermitteln: Füttern, Wickeln, Baden, Umhertragen, Streicheln, Liebkosen usw.

Ab der 8. Lebenswoche, wenn die optischen und akustischen Analysatoren soweit herangereift sind, daß der Säugling eine entsprechende Beziehung zu seiner Umwelt gewinnt, werden als Zeitgeber der Hell-Dunkel-Wechsel, die Geräuschkulisse, die personale Zuwendung durch soziale Bezugspersonen und die Sprache zunehmend bedeutungsvoll.

Es ist ausgeschlossen, daß der Mangel an adäquaten Zeitgeberreizen in bestimmten Entwicklungsphasen die Ausprägung der Circadianperiodik verzögert oder gar zu chronopathologischen Erscheinungen führt. Von Heimkindern wurde bekannt, daß Monotonie infolge unzureichender Anstaltspflege und Deprivation von taktilen und sozialen Reizen zu schweren körperlichen und geistigen Entwicklungsschäden führen kann (HELLBRÜGGE 1966). Daß sowohl unphysiologische Zeitgeber als auch Zeitgeberentzug eine normale Entwicklung stören, ist aus der praktischen Erfahrung von Säuglingsheimen bekannt, in denen Zeitgeber künstlich manipuliert werden, um die Pflege der Kinder zu rationalisieren.

Während die zunehmende Amplitudenausprägung der Tagesperiodik im Kindesalter grundsätzlich auch das Resultat eines Lern- und Anpassungsvorganges sein könnte (erst im Schulalter zeigt z. B. der Tagesgang der Pulsfrequenz die typische Bigeminusform mit Gipfeln in den Vormittags- und späten Nachmittagsstunden), so spricht doch die Phasenverlagerung zwischen den Tagesgängen sehr stark für eine zeitliche Umorganisation der körperlichen Schwingungen im Zuge der Reifung.

So verlagern sich die nächtlichen Minima der Körpertemperatur von dem Zeitraum zwischen 18^{00} und 4^{00} Uhr bei Säuglingen auf 19^{00} bis 6^{00} Uhr im Kleinkindalter und auf 21^{00} bis 8^{00} Uhr im Erwachsenenalter.

Aber nicht nur die Phasenkarte der circadianen Schwingungen, sondern auch die Frequenzen der einzelnen Tagesschwankungen können noch eine Zeitlang variieren.

Den Beleg hierfür liefern individuelle und Längsschnittuntersuchungen, wie sie erstmals von KLEITMAN und ENGELMANN (1953) durchgeführt wurden. Sie erfolgten an Säuglingen, die ihren Tagesablauf selbst bestimmen durften. Bei der Entwicklung der 24-Stunden-Periodik von Schlafen und Wachen ergaben sich individuell verschiedene „Einschwingdauern" und „Einschwingmuster". Bei einem Säugling wurde z. B. zwischen der 4. und 7. Woche eine 25-Stunden-Periodik gefunden, die sich im Laufe der folgenden Wochen verkürzte und auf eine stationäre 24-Stunden-Periodik in der 18. Woche einstellte. In der 22. bis 24. Woche kam es zu einer vorübergehenden Periodenkürzung auf 23,8 Stunden.

Die Beschreibung läßt das typische Verhalten einer circadianen Periodik mit Perioden um 24 Stunden erkennen. Der Säugling benötigte 4 Monate, um sich an die 24-Stunden-Periodik der Erdrotation anzupassen, was auch bis zum 8. Monat noch nicht vollständig abgeschlossen war.

Daß es sich dabei um eine endogene Circadianperiodik handelt, auch wenn primär zufällig eine 24-Stunden-Rhythmik gefunden wird, zeigen solche Fälle, in denen in den nächsten Lebenswochen die Werte noch um 24 Stunden pendeln, bis schließlich die Synchronisation mit der Umwelt vollzogen ist. Die Untersuchung der Einschwingphänomene an 36 Säuglingen mit selbstbestimmter Tagespflege von HELLBRÜGGE et al. (1967) ergaben eindeutig circadiane Periodizitäten mit Perioden, die in der ersten Lebenswoche zwischen 23,6 und 24,4 Stunden variierten.

Nach diesen Befunden, die mehrfach bestätigt wurden, kann als erwiesen gelten, daß jedes Kind über seine individuelle Entwicklungsvariante eines Systems von circadianen Oszillatoren verfügt. Der rhythmischen Funktionsordnung unterliegt — insbesondere im Kindesalter — ein in ständiger Veränderung befindliches dynamisches zeitliches Organisationsprinzip.

In allen diesen Einzelbeobachtungen tritt eine weitere spezifische Periodik im Spektrum biologischer Rhythmen hervor: die ultradiane Periodik, eine circahorane Periodik. Sie äußert sich z. B. in dem häufigen Wechseln von Schlafen und Wachen des Säuglings, in Körpertemperatur und Pulsfrequenzschwankungen oder in 1- bis 2-Stunden-Oszillationen des Sauerstoffverbrauchs. Mit Hilfe der Varianzanalyse läßt sich eindeutig nachweisen, daß in den ersten Lebenswochen nicht die Circadianperiodik, sondern die Ultradianperiodik vorherrscht und diese erst nach und nach zugunsten der Circadianperiodik zurücktritt.

Das Wissen um die primäre Vorherrschaft der Ultradianperiodik widerspricht auch jenen spartanischen Praktiken von Erziehungsfanatikern, die dem Säugling bei seinem nächtlichen Hungerschrei in der Entwicklungsphase ausgeprägter Mehrstundenperiodik die Flasche vorenthalten, um ihn durch eine nächtliche Nahrungskarenz gewaltsam in den Tagesrhythmus der Erwachsenen zu pressen. Hier wird einem normalen Reifungsprozeß ähnlich jenen Versuchen vorgegriffen, einem vier- oder fünfmonatigen Säugling das Sitzen beizubringen. Die Folge sind allzuhäufig psychische bzw. physische Schäden.

Hinweise auf eine Persistenz der Ultradianperiodik über das Kindesalter hinaus beim Erwachsenen erbrachten Versuche unter quasi-konstanten Umweltbedingungen und die Forschungsergebnisse zum physiologischen Schlaf.

Durch Varianzanalyse der Atem- und Pulsfrequenz,

der Körpertemperatur und des Hautwiderstandes von Probanden, die in einer quasi-konstanten Umwelt über neun Tage isoliert lebten, konnte gezeigt werden, daß sowohl im Stadium der Anpassung als auch im Stadium der Erholung von der Isolation alle Funktionen verstärkt ultradiane Periodizitäten aufwiesen. Sie dominierten in diesen Übergangszeiten sogar über die circadiane Periodik.

Setzt man diese Ergebnisse in Beziehung zu den Befunden bei jungen Säuglingen, dann fällt auf, daß im Stadium der De- und der Dys-Synchronisatiion die ultradiane Periodik als ursprüngliche zeitliche Organisationsform jeweils stärker hervortritt, während im Stadium der Synchronisation die Circadianperiodik dominiert.

Einen weiteren Hinweis für die Persistenz der Ultradianperiodik, speziell für die ultradianen Schlafphasen des Säuglings, darf man in den Aktivschlafphasen von Kindern und Erwachsenen vermuten.

Der Aktivschlaf tritt periodisch etwa aller 90 bis 100 Minuten mit einer Dauer von 20 Minuten 4- bis 5mal nachts auf. Diese Phasen sind durch schnelle Augenbewegungen (rapid eye movements = REM), veränderte Körperaktivität und EEG-Aktivierungen gekennzeichnet sowie in der Regel von lebhaften Träumen begleitet. Lubin et al. (1973) fanden durch Autokorrelationsanalyse der fortlaufend über 2-min-Intervalle integrierten Delta-Aktivität im Nachtschlaf-EEG eine gedämpfte Sinusschwingung mit einer Periode von etwa 100 Minuten (Abb. 46).

Kripke (1972) beschrieb eine 85- und 111-Minuten-Periode der nächtlichen Delta-Aktivität. Obgleich die REM-Episoden mit den Delta-Zyklen weitgehend koinzidieren, gibt es auch Hinweise auf eine Eigenständigkeit bei enger Kopplung dieser zwei Ultradianoszillationen.

Othmer et al. (1969) fanden REM-Phasen nicht nur im Schlaf, sondern auch während der Wachzeit. Globus (1970) fand Hinweise auf solche Zyklen in Rohrschachtest-Antworten.

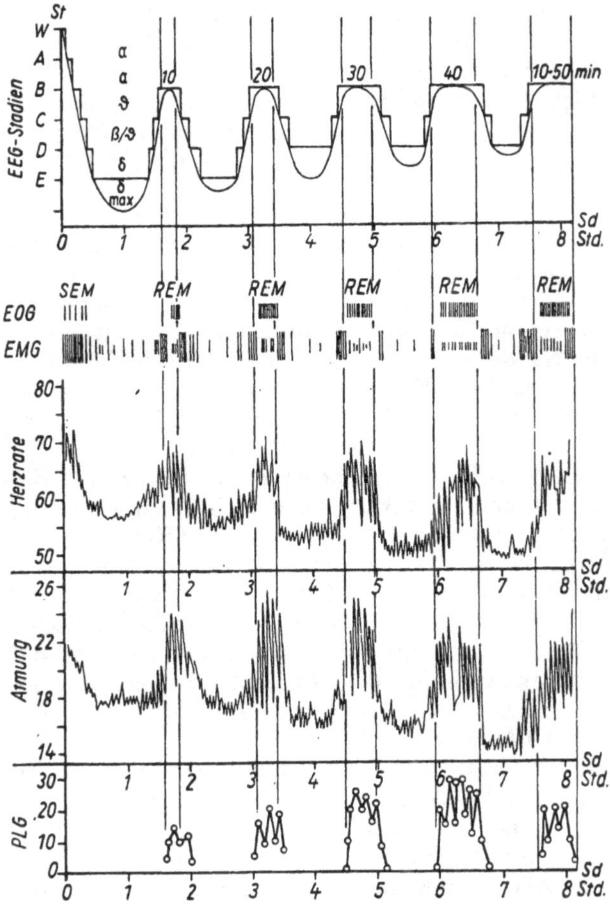

Abb. 46. Synopsis verschiedener physiologischer Indikatoren der Schlafaktivität im Verlauf einer Nacht. Von oben nach unten: EEG-Stadien, EOG, mit langsamen (SEM) und schnellen (REM) Augenbewegungen, EMG (Elektromyogramm), Herzfrequenz, Atemfrequenz und Peniserektion (PLG) (nach JOVANOVIČ 1971, aus BIRBAUMER 1975).

Man darf annehmen, daß sowohl während des Schlafes als auch im Wachzustand die Circahoranrhythmik (70- bis 150-Minutenperiodik) eine wesentliche Determinante der Vigilanzschwankungen darstellt. Bereits KLEITMAN (1963) sprach von einem basalen Ruhe-Aktivitätszyklus („basic rest-activity cycle"), der über die 24 Stunden des Tages vorhanden ist.

Diese periodischen Einschübe sind für eine normale Entwicklung essentiell. Zahlreiche Untersuchungen zum REM-Schlaf legen nahe, daß gewisse Eigenschaften der REM-Phasen im Wach- und Schlafzustand mit der Erfahrungsverwertung und Reifung essentiell zusammenhängen. So wurde eine positive Korrelation zwischen Intensitätsmaßen der REM-Schlafaktivität (phasische REM-Aktivität) und dem Ausmaß kognitiver Informationsverwertung gefunden (PEÑA et al. 1973).

Durch künstliche Unterbrechung verhinderter REM-Schlaf vermindert stärker als die gleichlange Störung anderer Schlafphasen die Organisation und Konsolidierung von Information im Gedächtnis (DEXTER et al. 1972). Bemerkenswert ist das Auftreten von Theta-Aktivität im Hippokampus (vgl. Abb. 2) während der phasischen Episoden des REM-Schlafes, wobei bekannt ist, daß Thetawellen auch im Wachzustand mit der Selektion von Speicherinformationen verbunden sind.

Nach REM-Schlafentzug treten in besonderem Maße Verhaltensstörungen auf, die auf eine verminderte Katecholaminfreisetzung hinweisen (STERN und MORGANE 1974), was möglicherweise mit einer reduzierten Proteinsynthese und Konsolidierung von Gedächtnisinformation im Zusammenhang stehen könnte. Diese jüngsten Befunde sind für den Problembereich der Nachtarbeit bedeutungsvoll. Auf Grund von Laboruntersuchungen mit experimenteller Schlaf-Wach-Umkehr muß auch bei Nachtarbeitern mit einer Deprivation von REM-Schlaf gerechnet werden.

Mit der teilweisen Reduktion der Ultradianperiodik im Laufe der Reifung des Erwachsenen geht auch der

Anteil des Aktivschlafes von 50% beim Säugling bis auf weniger als 20% bei Greisen parallel mit der Traumaktivität zurück (Abb. 47).

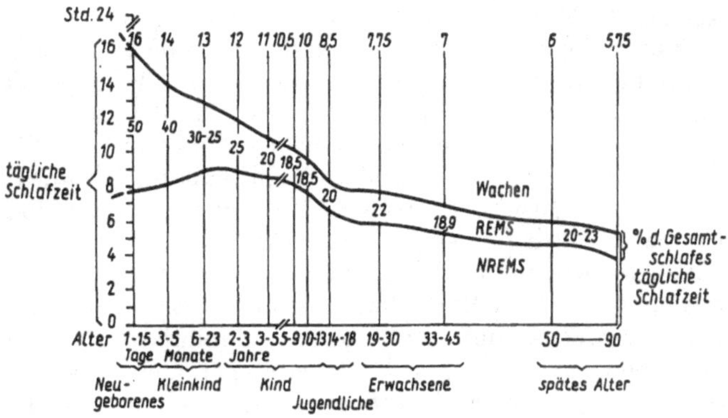

Abb. 47. Verhältnis von REM/Nicht-REM-Schlaf im Laufe des menschlichen Lebens (nach ROFFWARG, MUZIO und DEMENT 1966, aus BIRBAUMER 1975).

Während der 32. und 36. Woche nach Konzeption erfolgt eine kritische funktionelle und strukturelle Reifung des Zentralnervensystems. So sind die Sterberaten von Neugeborenen im Alter von 32 Wochen Schwangerschaft 2- bis 10mal größer als bei 36wöchigen Neugeborenen. Änderungen in den akustisch evozierten Potentialen und photischen Reaktionslatenzen sind erst um die 36. Woche (35 bis 37 Wochen) nachweisbar (WEITZMAN und GRAZIANI 1968).

Reife-Reaktionen auf Anzahl neurologischer Tests sind erstmals nach etwa 36 Wochen post conceptionem zu beobachten (PARMELEE et al. 1969). In diesem Zusammenhang ist festzustellen, daß auch gravierende Änderungen in EEG-Charakteristiken und Zeitmustern des Schlafes in diese Reifungsphase fallen. So wurden bei Neugeborenen im Alter von 32 Schwangerschaftswochen Periodizitäten des Aktiv- und Ruheschlafes mit

Perioden von 12 Minuten durch Autokorrelation gefunden, bei Neugeborenen im Alter von 36 und 40 Wochen (letztere also termingemäß geboren) und bei Säuglingen (1,3 und 8 Monaten post partem) fanden sich gleichermaßen 40- bis 60-Minuten-Periodizitäten (STERN et al. 1973), was auf eine gewisse Konsistenz der ausgereiften Basalperiodik hinweist. Die Erwachsenen-Ultradianperiodik steht hierzu in einem subharmonischen Verhältnis.

Nach den bisherigen Ausführungen müssen wir die Frage nach einer Ein- oder Mehroszillatorhypothese zugunsten getrennter Generierung von Ultra- und Circadianschwingungen beantworten. Während erstere zunächst post partem dominieren, dabei wahrscheinlich ebenfalls schon multioszillatorisch im Organismus, möglicherweise sogar multioszillatorisch auf zellulärem Niveau entstehen, verstärken sich Circadianperioden während der Reifung und durch Synchronisation mit den an die Erdrotation gekoppelten geophysikalischen Periodizitäten. Dabei ist nicht ausgeschlossen, daß kürzere, zur 24-Stunden-Periodik harmonische Schwingungen, wie z. B. die 12-Stunden-Periodik, zur Verstärkung der Circadianperiodik beitragen oder diese kompositieren.

Während die Spektralanalyse der motorischen Aktivität und anderer Körperfunktionen im Erwachsenenalter verschiedene maskierte, zur 24-Stunden-Periodik harmonische Ultradianperiodizitäten freilegt, ist im Säuglingsalter eine Tendenz zur harmonischen Frequenzhierarchie zunächst nicht so ausgeprägt; sie entsteht erst im Laufe der Reifung und Umweltanpassung (HELLBRÜGGE 1974). So tendiert die Circaquattuorhoranperiodik erst nach etwa 6 Wochen bei geringer Verkürzung zu einer 4-Stunden-Periodik, überlagert von 8-, 12- und 24-Stunden-Periodizitäten.

Mit der Existenz einer Circa-4-Stunden-Periodik im Säuglingsalter erklärt sich auch das gleichfrequente Bedürfnis nach Nahrungsaufnahme (BUSSE 1971, HELLBRÜGGE 1967, MORATH 1974), das durch zentralnervös kontrollierte und im gleichen Rhythmus modulierte physiologische Antriebsstrukturen und neuromotorische Effektoren repräsentiert ist.

In Anlehnung an HASSENSTEIN (1973) und HASSENSTEIN und MORATH (1975) haben wir in Abbildung 48 ein einfaches Funktionsschaltbild der zeitlichen Programmierung zentralnervöser und neuromotorischer Aktivitäten aus dem Bereich der Nahrungsaufnahme beim Säugling mit drei Oszillatoren — einem hochfrequenten Ultradianoszillator, einem dominierenden Circaquattuorhoranoszillator und einem niederamplitudigen unreifen Circadianoszillator — schematisch dargestellt.

Insgesamt bleibt also festzustellen, daß bei Neugeborenen Ultradianperiodizitäten mit Perioden von weniger als einer Stunde, von ca. einer, zwei und vier Stunden dominieren. Bei Neugeborenen finden sich 32 Wochen post conceptionem 12-min-Rhythmen besonders deutlich ausgeprägt, bei 36 Schwangerschaftswochen dagegen 40- bis 60-Minuten- und 2-Stunden-Rhythmen (STERMAN und HOPPENBROUWERS 1971, STERN et al. 1973).

Für die P_2N_2-Amplitude und die N_2-Spitzenlatenz akustisch evozierter Potentiale wurden beim 3monatigen Säugling Perioden von 40 bis 60 Minuten, bei 2 bis 5 Jahre alten Kindern Perioden von 60 bis 90 Minuten und bei Erwachsenen Ultradianperioden von 85 bis 100 Minuten ermittelt (TANGUAY et al. 1973).

Hiermit deutet sich eine Tendenz zur Periodenverlängerung an. Mitunter wird auch an ein „Zusammenfließen" der kurzwelligen zu langwelligen Rhythmen gedacht. Eine Spektralanalyse von Aktivitäts- und Funktionsrhythmen (EOG, Herz- und Atemfrequenz usw.) bei Kindern, Jugendlichen und Erwachsenen hat uns jedoch gezeigt, daß die kurzwelligen Rhythmen bestehen bleiben und lediglich durch langwelligere überlagert werden (SINZ 1978). Vieles spricht dafür, daß diese auf eigenen Primäroszillatoren beruhen.

Die Ausprägung einer 4-Stunden-Periodik in den ersten Wochen und die absolute und relative Verstärkung der Circadianperiodik während des 2. und 4. Monats (organ-

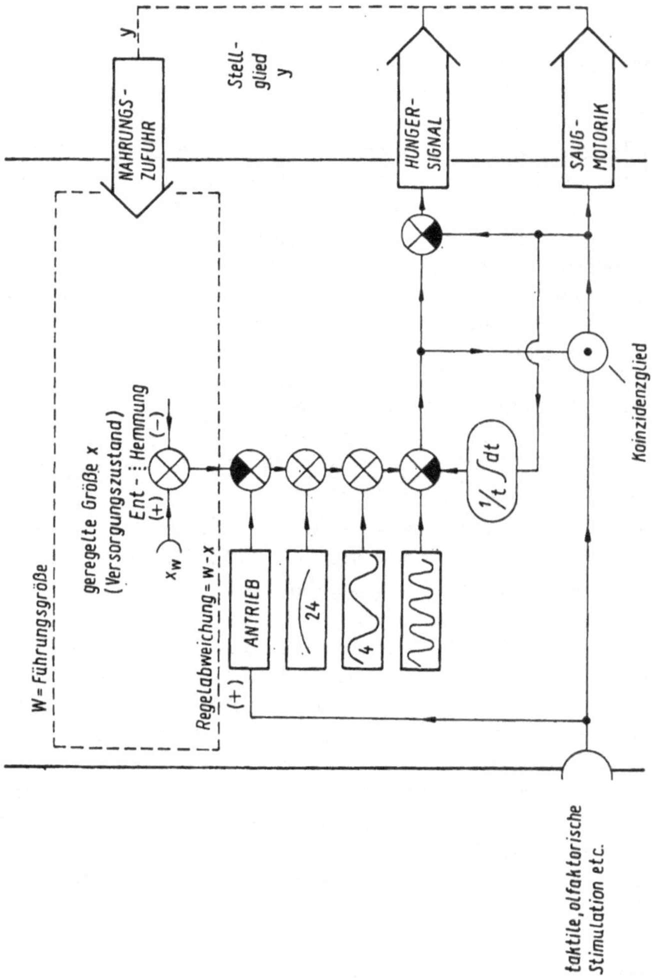

y
NAHRUNGS-
ZUFUHR
Stell-
glied
y
HUNGER-
SIGNAL
SAUG-
MOTORIK
W = Führungsgröße
geregelte Größe x
(Versorgungszustand)
Ent- : Hemmung
(+) (−)
x_w
Regelabweichung = w − x
(+)
ANTRIEB
24
4
1/t ∫dt
Koinzidenzglied
taktile, olfaktorische
Stimulation etc.

bzw. funktionsspezifisch sehr unterschiedlich) erfolgt bei Frühgeborenen etwas später als bei vollausgereiften Neugeborenen. Ein mitunter in den ersten Tagen stärker als im Vergleich zur zweiten Woche ausgeprägter passagerer Circadianrhythmus ist als eine intrauterin aufgeprägte Zeitstruktur zu verstehen, bedeutet also keine Einschränkung der Gesetzmäßigkeit, daß zunächst die Kurzwellenperiodik, dann die Circaquattuorhoranperiodik und schließlich die Semicircadian- und Circadianperiodik dominieren.

2.3. *Langwellige Periodizitäten*

2.3.1. *Gezeiten- und Mondrhythmen*

Die Gezeiten sind periodische Veränderungen in Atmosphäre und in der Höhe des Meeresspiegels, die durch die Rotation der Erde und die Gravitation des Mondes entstehen.

Die Periodenlänge beträgt in Abhängigkeit von der geographischen Breite 12,4 Stunden (tidal) oder 24,8 Stunden (lundian). Endogene Rhythmen, die mit dem Gezeitenrhythmus bzw. Mondlicht synchronisiert werden, sind bei zahlreichen im Litoral von Meeresküsten lebenden Organismen nachgewiesen worden. Die Rhythmen bei marinen Organismen, aber auch bei manchen Landtieren, können mehrere Monate mit Perioden ablaufen, die nur wenige Tage von den Längen lunarer Zyklen abweichen (Klinkowska 1972). Mondlicht oder künstliches Nachtlicht entsprechend niedriger Intensität (in der Größenordnung von 1/500000 des vollen Sonnen-

←

Abb. 48. Wirkungsgefüge der ultra- und circadianen Antriebsmodulation bei der Nahrungsregulation des jungen Säuglings (in Anlehnung an Morath und Hassenstein, aus Sinz 1978a).

lichtes) bedingen eine exakte Synchronisation zu den lunaren Zyklen mit Perioden von 29, in anderen Fällen von 14 bis 15 Tagen. Bei Affen in äquatornahen Gegenden können die Ovulationszyklen mit den Mondphasenzyklen synchronisiert sein, und beim Menschen hat sich diese Synchronisierbarkeit durch künstliches Nachtlicht experimentell bestätigen lassen (Bünning 1967). Üblicherweise werden Ovulationszyklen als Konsequenz hormonaler Steuerwirkungen aufgefaßt. Die Zyklen laufen jedoch auch weiter, wenn die sie normalerweise begleitenden Hormonausschüttungen fehlen, so z. B. während der Tragzeit und bei männlichen Individuen (Rhythmus der Ketosteroidausscheidung). Unser heutiges Kausalverständnis geht davon aus, daß die genetisch verankerten intrazellulären zyklischen Programme sowohl Ovulationszyklus als auch Hormonausschüttung determinieren, was nicht ausschließt, daß zwischen den biochemischen Regelkreisen der Schwingungsgenerierung und physiologischen Regelungen Wechselwirkungen bestehen.

Circatidale Rhythmen halten unter konstanten Laborbedingungen ihre Schwingung mit von den Gezeiten abweichender Periode aufrecht. Zwischen dem circatidalen und circadianen Rhythmus können Wechselwirkungen im Sinne relativer Koordination bei küstenbewohnenden Organismen beobachtet werden.

Durch Überlagerung von mond- und sonnenabhängigen Gezeiten entstehen Springtiden (bei Voll- und Neumond) und Nipptiden (in der Mitte zwischen Voll- und Neumond) im Abstand von 14,7 Tagen (syzygisch-lunar) oder 29,5 Tagen (synodisch-lunar). Weiterhin variiert die Nachthelligkeit im 29,5-Tages-Rhythmus. Für die auch unter konstanten Laborbedingungen auftretenden Rhythmen einer Periode von ungefähr 14,7 oder 29,5 Tagen werden endogene Oszillatoren oder Überlagerungen circatidaler (circalundianer) und circadianer Biorhythmen angenommen (Rensing 1973). Durch ihre Synchronisation mit den Umweltrhythmen werden Fortpflanzungs- und Entwicklungszeitpunkte artspezifisch festgelegt und arterhaltend genutzt. Bekannte Beispiele sind der Palolowurm der Südsee, der Grunionfisch Kaliforniens, die Meeresmücke *Clunio* und die Alge *Dictyota.*

Bei der marinen *Clunio* leben die Männchen nach dem Schlüpfen nur eine Stunde. In dieser Zeit müssen sie auf schlupfreife Puppen treffen, ihnen aus der Exuvie helfen und sie begatten. Das Weibchen hat nach dem Schlüpfen nur 20 Minuten Lebenszeit, besorgt nach der Kopulation die Eiablage und stirbt. Aus dieser befristeten Imagozeit ergibt sich für die Art die Notwendigkeit einer exakten zeitlichen Synchronisation der endogenen Schlupfrhythmik mit externen Zeitgebern. Die japanische *Clunio* z. B. schlüpft bei tiefstem Springniedrigwasser im Sommer mittags, im Winter um Mitternacht, weil die Tageszeit das Springniedrigwasser jahreszeitlich variiert.

Abgesehen davon, daß die Einflüsse der Mondgravitation auch auf terrestrischen Gebieten festzustellen sind, weisen u. a. circalunare Periodizitäten wie der Ovarialzyklus mit allen seinen psychophysiologischen Veränderungen darauf hin, daß sich der Mensch bzw. die Säugetiere entwicklungsgeschichtlich von Meeresbewohnern ableiten.

2.3.2. *Jahresrhythmik und Saisonkrankheit*

Durch den Erdumlauf um die Sonne und die um 66,5° gegen die Erdbahnebene (Ekliptik) geneigte Erdachse ergeben sich breitengradabhängige, jahreszeitliche Veränderungen geophysikalischer Größen. Auf Grund der variierenden Sonneneinstrahlung kommt es zu beträchtlichen Temperaturänderungen, wechselnder UV-Strahlung, Änderungen der Luftfeuchtigkeit, des Luftdrucks, des Magnetfeldes usw. Die Dämmerungsdauer, wichtig für die differentielle Zeitgeberwirkung der Lichtintensität auf den circadianen Rhythmus, erreicht im Sommer ihr Maximum, ein Nebenmaximum im Winter, während die Minima zur Zeit der Äquinoktien auftreten. Die u. a. jahreszeitliche Variabilität des 24-Stunden-Zeitgebers hinsichtlich seiner Wirkkomponenten und seine Überlagerung durch Gezeiten- und Mondrhythmen sind geophysikalische Ursachen für die circadiane Dauer der endogenen „Tagesrhythmik". Die Phasenlage von circadianen Aktivitätsrhythmen — gemessen als zeitlicher Abstand zwischen der Mitte der Aktivitätszeit und Mittag bzw. Mitternacht — verändert sich mit den jahresperiodischen Änderungen der Licht- und Dunkelzeit und den Änderungen der Dämmerungsdauer. Aus den Wirkungen beider Komponenten resultieren nach einer Hypothese von Wever und Aschoff (Wever 1967) Maximalwerte positiver Phasendifferenzen bei tagaktiven Tieren (Mensch) im Mittsommer, bei nachtaktiven Tieren im Mittwinter, Minimalwerte jedoch zur Zeit der Tag- und Nachtgleichen. Möglicherweise ist hierbei eine endogene Jahresrhythmik wirksam, die die Parameter der Circadianrhythmik steuert. Denkbar wäre aber auch, daß Veränderungen in den Winkelgeschwindigkeiten und Phasenlagen der Circadianrhythmik in einer Jahresrhythmik resultieren. Diesen internen Phasenverschiebungen liegen wahrscheinlich entsprechende Wechselwirkungen intrazellulärer Schwingungen zugrunde, wie die Versuche an einzelnen Neuronen der Meeresschnecke *Aplysia* nahelegen, in denen ebenfalls ein jahreszeitlicher Wechsel der Phase der Entladungsfrequenz nachgewiesen werden kann (Strumwasser 1971). Wenn man weiterhin bedenkt, daß Zeitverschiebungen durch transmeridiane Ortsveränderungen (Fische, Vögel, Säugetiere, Nomaden) kompensiert werden müssen, dann erscheint es sinnvoll, daß die Evolution keine Festprogrammierung der 24-Stunden-Periodik, sondern eine im Mitnahmebereich durch Fremderregung synchronisierbare, selbsterregte, circadiane Periodik selektiert hat. Das kann als Teilantwort auf die immerhin naheliegende Frage gelten, warum die Stammesgeschichte uns nicht gleich mit einer 24-Stunden-Periodik ausgestattet hat, wenn doch die Erddrehung konstant 24 Stunden beträgt (über Langzeitänderung der Rotationsdauer soll hier nicht diskutiert werden). Biologische Jahresrhythmen sind z. T. durch geophysikalische Periodizitäten exogen induziert. Obwohl schwierig nachweisbar, können heute jedoch auch endogene, im Genom phylogenetisch verankerte circannuale Rhythmen für einige Säugetiere (Erdhörnchen), Vögel (*Fitis*), Wirbellose (Höhlenkrebs) und Pflanzen (Samen) als gesichert gelten. Die endogenen und exogenen biologischen Jahresrhythmen dienen der zeitlichen Anpassung bestimmter biologischer Funktionen an die jeweils optimalen Jahreszeiten (Zeitpunktbestimmung von Entwicklungsprozessen mit Hilfe der jahresperiodischen Änderung des Licht-Dunkel-Wechsels) sowie der Koordination nervös und hormonell kontrollierter Funktionen im Organismus.

Die jahreszeitliche Änderung der Sonnenstrahlung bedingt den periodischen Klimawechsel, den „Kreis der Jahreszeiten". Einerseits läuft im menschlichen Organismus ein jahreszeitlicher Rhythmus ab — vorwiegend trophotrope Reaktionslage im Winter, ergotrope im Sommer, Umschaltungen im Frühjahr und Herbst — andererseits bedingen jahreszeitlich unterschiedlich stark auftretende virulente Agenzien oder Krankheitsüberträger häufig zivilisationskatalysierte Krankheiten.

Korreliert die maximale Häufigkeit einer Krankheit innerhalb eines größeren geographischen Bereiches überzufällig und regelmäßig mit einer bestimmten Jahreszeit, sprechen wir auch von Saisonkrankheit (Abb. 49).

Welche Bedeutung der aktiven Immunisierung und anderen dem Saisoneinfluß vorbeugenden Maßnahmen beizumessen ist, ergibt sich z. B. aus dem erfolgreichen Abbau des Rachitisgipfels mit Vit D- und UV-Substitution im Winter oder der Tatsache, daß die Poliomyelitis in früheren Jahren im Sommer das 9—60fache der winterlichen Erkrankungshäufigkeit zeigte (Rudder 1952).

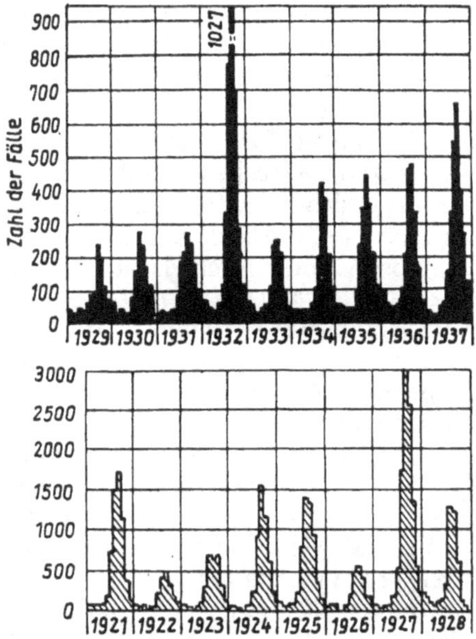

Abb. 49. Sommergipfel der Poliomyelitis der Jahre 1929 bis 1937 in Deutschland und in der Zeit von 1921 bis 1928 in den USA (nach RUDDER 1952).

2.3.3. *Infrannuale Periodizitäten*

Mehrjährige Periodizitäten sind für die Namensgebung bei den periodischen Zikaden bestimmend gewesen. Drei Arten benötigen genau dreizehn Jahre für ihre Entwicklung (z. B. *M. tredecim*), drei weitere genau siebzehn Jahre (z. B. *M. septemdecim*). Die Larven der Großzikaden leben unterirdisch an Pflanzenwurzeln. Exakt vorhersagbar treten die Imagines in einem Gebiet auf, in dem mehrere Jahre lang keine Zikaden vorkamen. Wie diese Entwicklungszeit in großen Populationen über viele Generationen genau eingehalten und synchronisiert wird ist unklar (REMMERT 1965).

Zyklische Variationen in der Populationsdichte (Abundanz) mit einer Schwingungsdauer von 10 bis 11 Jahren findet sich bei der Erdmaus *Microtus agrestis*. Mit zunehmender Regulationsdichte nimmt die intraspezifische Konkurrenz zu, so daß es wieder zu einer zahlenmäßigen Reduktion kommt. Es handelt sich hierbei weniger um eine Nahrungskonkurrenz wie z. B. beim Kiefernspanner (*Bupalus piniarius*) nach Kahlfraß, sondern um eine Verstärkung aggressiver Verhaltensweisen.

Mehr- und vieljährige Periodizitäten sind vor allem für solare Aktivitäten häufig beschrieben worden. Auffällig ist die Wirkung der Sonnenflecken im 11-Jahres-Rhythmus, mit dem das Pflanzenwachstum (Jahresringe), Krankheitshäufigkeit und Todeseintritt korrelieren (BIRZELE 1966).

Teleonomisch betrachtet liegt es nahe, bei den periodischen Zikaden einen endogenen zeitlich programmierten und — evtl. geophysikalisch — synchronisierten infrannualen Entwicklungszyklus anzunehmen.

Die Populationsdichteschwankungen infolge der innerartlichen Auseinandersetzungen bei *Microtus*, *Parus* usw. lassen sich teleonomisch dagegen am ehesten als förderlich für die Artausbreitung und Selektion arterhaltender Anpassungsmerkmale verstehen. Neben intraspezifischen Interferenzen führen auch Regulationen im Räuber-Beute- oder Wirt-Parasit-Verhältnis zu regelmäßigen Schwankungen. Auch hierbei können gekoppelte, phasenverschobene Langzeitperiodizitäten mit einer Periode von 10 bis 11 Jahren vorkommen. So geht das Maximum der Hasenabundanz der Luchsabundanz in der Regel um einige wenige Jahre voraus (vgl. I. 1.14.2. und II.).

2.4. *Chronomedizinische Aspekte und Ansätze zu einer Chronopathopsychophysiologie*

Der Zusammenhang von genetischer Determination und umweltbedingter Modifikation der mit der räumlichen Struktur eng verwobenen zeitlichen Organisation impliziert Gesetzmäßigkeiten, die neben der konventionellen organ-funktionellen Betrachtungsweise die systemadäquate Strukturanalyse des zeitlichen Ordnungsgefüges, d. h. der ubiquitären, vielschichtigen Rhythmizität und Koordination der Lebensvorgänge erforderlich macht.

Das hier darzustellende Konzept einer *Chronomedizin* macht daher die zeitlichen Charakteristika der Funktionsabläufe und Organismus-Umwelt-Wechselwirkungen als einen wesentlichen Aspekt für die Pathogenese, den Krankheitsverlauf, die Diagnose und Therapie, für Prophylaxe und Metaphylaxe auf der Grundlage von Gesetzmäßigkeiten organismischer Zeitstrukturen geltend.

Die Chronopsychophysiologie stellt dabei die internen und externen zeitlichen Beziehungen für physische und korrelierte psychische Prozesse in den Vordergrund; sie ist Grundlage einer Chronopathopsychophysiologie, die immer mehr zum Bestandteil einer auf die dialektische Einheit von Regulation, Oszillation und Koordination abgestimmten Medizin wird.

2.4.1. *Zeitaspekt der Krankheit und Diagnostik*

Das biorhythmische Zeitmuster variiert normale und pathogene Funktionsabläufe, Sensitivitäten gegenüber Noxen und Pharmaka, damit auch entscheidend die Krankheitswahrscheinlichkeit und den Krankheitsverlauf.

Es gibt wohl keine Körperfunktion, die im Tag-Nacht-

Wechsel konstant bliebe, und es gibt zahlreiche, unter pathologischen Bedingungen oft verstärkt schwankende Funktionswerte, für deren Messung, diagnostische Beurteilung und therapeutische Beeinflussung die Beachtung der Tageszeit unerläßlich ist. Diese Schwankungen haben gesetzmäßigen Charakter; so bemerkt HALBERG (1973):

„Zu einer ungefähr voraussagbaren Zeit — unterschiedlich für Frühaufsteher und für ‚Eulen' — ist täglich der Spiegel bestimmter Nebennierenrindenhormone so niedrig, wie es der Diagnose Addisonsche Krankheit, der Nebennierenrindeninsuffizienz, entsprechen würde. Etwa 12 Stunden früher oder später ist der Hormonspiegel des gleichen Individuums ausreichend hoch, um die Diagnose Cushingsche Krankheit zu erlauben. Ähnlich drastische, voraussagbare Veränderungen sind von der Funktion des Nebennierenmarks beim Menschen und bei anderen Spezies bekannt; das gleiche gilt für die Anzahl zirkulierender Leukozyten, für die Körpertemperatur, den Blutdruck und andere Variable".

Die Tagesgänge verschiedener Funktionen unterscheiden sich dabei in ihren Amplituden und der zeitlichen Lage ihrer Maxima und Minima.

Während des Leistungsminimums haben wir eine „Chora minoris resistentiae". Das gilt vor allem für Herz- und Kreislauf; aber auch Verdauung und Stoffwechsel weisen dann eine erhöhte Störanfälligkeit und altersabhängige Leistungsminderung auf.

Der O_2-Partialdruck des Blutes ist nachts herabgesetzt, was z. T. die Unruhe kreislaufgestörter Personen in den frühen Nachtstunden erklärt. Der nächtliche Abfall der Herzleistung (Verminderung von Frequenz, Herzmuskelkraft, Kontraktilität und damit Schlagvolumen) und des Gefäßtonus (Vasodilation), die damit einhergehende Verlängerung der Kreislaufzeit und Abnahme des artiellen und venösen Blutdrucks bei vergrößerter Kollapsneigung verdienen besonders für die Schockprophylaxe und Schockbehandlung in der Intensivmedizin Beachtung.

Als besonders kritisch für Kollapsmanifestationen hat sich der Zeitpunkt der trophotrop-ergotropen Umstellung gegen 4^{00} Uhr morgens herausgestellt, bei Nachtarbeitern auch als „toter Punkt" bekannt. Hierbei kann in indizierten Fällen ein mildes, peripher und langwirkendes Kreislaufmittel angezeigt sein. Die bei Nachtarbeitern bewirkte Persistenz von komplexen vegetativen Rhythmen und der erzwungenen phasenverschobenen Nachtaktivität führen in Zusammenhang mit dem Schlafdefizit (nach umfangreichen Statistiken schläft der Nachtarbeiter nur 4 bis 5 Stunden) häufiger als bei Tagarbeitern zu nervösen Beschwerden des Magen-Darm-Traktes, chronischer Müdigkeit, nervösen Herzbeschwerden, Kopfschmerz usw. Wichtiger als Medikamente sind in solchen Fällen lärmfreie Schlafmöglichkeiten während des Tages und Regelmäßigkeit in den Mahlzeiten, wobei die Hauptmahlzeit weiter am Tage und nachts nur die Einnahme einer leicht verdaulichen Mahlzeit zu empfehlen ist. Diese Konsequenzen ergeben sich aus dem nunmehr gesicherten Wissen, daß selbst bei mehrwöchiger Nachtschicht soziale Zeitgeber der Umwelt die Persistenz der normalen Tag-Nacht-Rhythmik des Magen-Darmtraktes wie auch anderer Körperfunktionen bedingen (Knauth und Rutenfranz 1976).

Die mit der ebenfalls nächtlichen Abnahme der Vitalkapazität einhergehende Hydrämie (Abnahme des Hämatokrits) und der Flüssigkeitsretention in der Lunge führen zu einer Linksüberlastung des Herzens und zum gehäuften Asthma cardiale und Asthma bronchiale in den Stunden nach Mitternacht. Die nächtliche Blutfülle der Lunge begünstigt bei gleichzeitiger verminderter Kapillarresistenz Lungenblutungen. Bereits Volhard empfahl bei prädisponierten Patienten die Flüssigkeitskarenz ab Mittag.

Beim Asthma bronchiale sinkt die Vitalkapazität oft um 50% ab (bei Gesunden etwa um 10%). Demzufolge ist Atropin in der Nacht wirksamer und eine abendliche Applikation in der Regel angezeigter als am Morgen.

Auf Grund der tagesrhythmisch neurovegetativen Umstellungen wird auch verständlich, daß Patienten auf Schwitzkuren spätabends besser als morgens ansprechen und autogenes Training mittags und abends erfolgreicher angewandt wird als vormittags.

Parameter der inneren Atmung (Säure-Basen-Status: pCO_2, HCO_3^-, pH) und der Blutchemie (Elektrolytkonzentration) zeigen nach BÖNING et al. (1974) folgende zeitabhängige Tendenzen: eine Aziditätsabnahme und Standardbikarbonatzunahme am Nachmittag bis Abend und ein inverses Verhalten, also eine Ansäuerung des Blutes gegen frühmorgens.

Der Arzt sollte wissen, daß sich die täglichen Schwankungen des Hämoglobingehaltes bzw. Hämatokrits bei einem Patienten zwischen 13,5 und 14,5g% (Grenzwerte 13 und 15g%) bzw. 40 und 42% (Grenzwerte 39 und 43%) noch im physiologischen Normbereich befinden. Hierin liegt die generelle Bedeutung der Kenntnis schwingungsphysiologischer Normalverläufe bei der Einschätzung pathologischer Trends bzw. einer zukünftig computergestützt auszulösenden Alarmstufe im Rahmen der automatisierten Patientenüberwachung. Das zukünftige Alarmsystem eines Prozeßrechners im Dienste der Trendfrüherkennung auf einer Intensivmedizinstation sollte die eingespeisten Daten circadian abgleichen oder — anders ausgedrückt — über ein tagesgangbezogenes Bewertungssystem verfügen.

Der Anstieg des Blutzuckers nach Mitternacht kann beim Diabetes mellitus durch nächtliche oder frühmorgendliche Insulingaben bzw. durch abendliche Applikation von Depot-Insulin oft besser ausgeglichen werden als durch Kopplung an die Mahlzeiten. Beachtenswert ist, daß diese Angaben über tageszeitliche Schwankungen streng genommen nur beim Einhalten eines normalen Schlaf-Wach-Rhythmus gelten. Bei Verschiebungen der Belichtungszeiten um 12 Stunden bei einem transmeridianen Flug über 12 Zeitzonen erfolgt auch eine Inversion des Glykogenrhythmus mit allen Konsequenzen für die

Diabetestherapie. Schwierigkeiten kann hier der Übergang zum neuen Zeitregime machen.

Aus allem ergibt sich die Bedeutung der tageszeitlichen Variabilität klinischer Funktionswerte für die Diagnostik und Therapie.

2.4.2. Circadiane Sensibilitätsrhythmik und zeitgerechte Therapie

Wenn Durchblutung, Hämatopoese, Antikörperbildung, Enzymaktivität und das Antwortverhalten physiologischer Funktionen der circadianen Organisation unterworfen sind, dann ist zu erwarten, daß Abwehrkräfte gegenüber Noxen und die Sensitivität gegenüber Narkotika und Röntgenstrahlen sowie die Ansprechbarkeit auf Pharmaka, Bestrahlung und andere physikotherapeutische Maßnahmen ebenfalls variieren.

Jores (1935, 1936) hat als erster eine rhythmometrisch begründete, zeitlich adäquate, tagesrhythmisch abgestimmte Therapie anstelle des „Stumpfsinns des 3mal täglich" vorgeschlagen.

Der Tagesgang der Hormonproduktion bzw. der Empfindlichkeit von Hormondrüsen gegenüber Induktoren und der Hormonwirkstätten ist von großer klinischer Bedeutung.

Reinberg und Dupont (1971) sowie Reinberg und Halberg (1971) wiesen den Wert einer Chronotherapie beim Morbus Addison nach.

So hat die Tatsache, daß adrenokortikotropes Hormon (ACTH) oder andersartige kortikotrop wirkende Injektionen zu Beginn der Schlafzeit — 4 bis 8 Stunden vor dem Maximum der Nebennierenrindenfunktion — den 17-Hydroxykortisteron-Spiegel (17-OHCS-Spiegel) im Blutplasma um ein Mehrfaches gegenüber der Injektion am Vormittag steigert, erhebliche therapeutische Konsequenzen (Scheving 1976). Der reaktive Anstieg der 17-OHCS im Plasma nach Applikation von CRA-41, einem kortikotropen Faktor, und nach Pyrogen hat zur Zeit des minimalen Kortikoidplasmaspiegels sein Maximum.

Die Maxima und Minima der Tagesrhythmik der 17-OHCS im Harn sind um 3 Stunden gegenüber den Plasmaextremwerten verschoben; die Differenzen zwischen den Extremwerten (Schwingungsbreiten) erreichen im Harn $\pm$ 40% des 24-Stunden-Mittels im Gegensatz zu rund $\pm$80% im Plasma.

Die Abhängigkeit der Wirkung synthetischer Steroide von der circadianen Phase wurde von SCHULZE und RETIENNE (1971) im Hinblick auf eine zeitgerechte Suppressionstherapie mit Dexamethason untersucht. Derartige Hormonanaloga, die über eine negative Rückkopplung die ACTH-Produktion hemmen, sind besonders wirksam, wenn sie zwischen Mitternacht und 8^{00} Uhr morgens injiziert werden.

Das Minimum des Blutplasmaspiegels der Kortikosteroide am Abend koinzidiert beim Menschen mit einem Sensitivitätsgipfel der Erythemreaktion nach intrakutanen Histamininjektionen (Maximum um 23^{00} Uhr, Minimum um 7^{00} bis 11^{00} Uhr). Einen ähnlichen Tagesgang weist die allergische Reaktion gegenüber Penicillin und Wohnungsstaub auf (REINBERG und ZAGULA-MALLY 1969) (Abb. 50).

Auch der Anstieg des Blutalkoholspiegels auf das gleiche Quantum Alkohol ist tageszeitlich verschieden. Das oberste Diagramm in Abbildung 50 zeigt, um wieviel der Blutalkoholspiegel über den Vorwert ansteigt, wenn stündlich 1 g/kg Alkohol per os verabreicht wird. Während am Abend der Blutalkoholspiegel 1 Stunde nach Einnahme nicht mehr erhöht ist, liegt er am Morgen mehr als 100% über dem 24-Stunden-Mittel des Anstiegswertes.

Von großem klinischem Interesse ist der Tagesgang der Empfindlichkeit gegenüber Röntgenstrahlen bei Ganzkörperbestrahlung. Bestimmte Experimente sind hier nur am Versuchstier durchführbar. Bei circaletalen

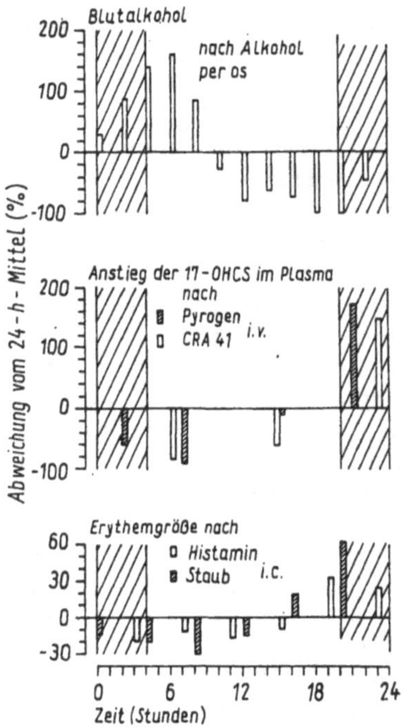

Abb. 50a. Tagesgänge der Empfindlichkeit beim Menschen.
Oben: Anstieg des Blutalkohols nach 1 g/kg stündlich gegenüber dem Vorwert.
Mitte: Anstieg der Plasma-17-OHCS nach Pyrogen und nach kortikotropem Faktor CRA-41.
Unten: Erythemgröße, gemessen nach i. c. Injektion von Histamin (10 mg in 0,1 ml Kochsalzlösung) und von Staubextrakt (0,1 ml 1/50000 Lösung).
Schraffiert: Schlafzeit (zusammengestellt von ASCHOFF 1973).

Dosen ist die resultierende Mortalität bei Ratten und Mäusen dann am höchsten, wenn die Bestrahlung während des Aktivitätsmaximums erfolgte. Maxima und Minima der tagesrhythmischen Empfindlichkeit unterscheiden sich um den Faktor 2 bis 3. Unter pathologischen Bedingungen kann er auf 10 ansteigen (RENSING 1969).

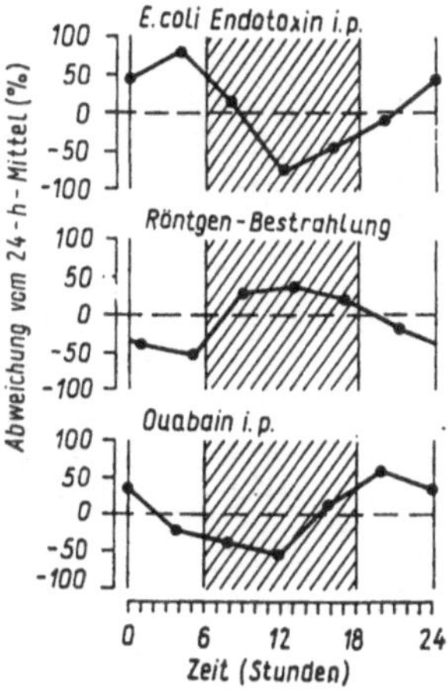

Abb. 50b. Tagesgänge der Mortalität bei der Maus.
Schraffiert: Dunkelzeit (zusammengestellt von Aschoff 1973).

Für chemische Therapeutika der Geschwulstbehandlung existieren analoge Empfindlichkeitsänderungen, deren Größenordnungen bisher leider nur grob abschätzbar sind.

Die Entdeckung der Sensitivitäts- bzw. Resistenzrhythmik führt zur Frage nach der Validität „verbindlicher“ Dosisangaben bezüglich der akuten, subakuten oder chronischen Toxizität eines biologischen oder physikalischen Agens, eines Pharmakons, einer chemischen Substanz oder eines Giftes. Es ist klar: für eine exakte Bestimmung einer LD_{50} bzw. ED_{50} (Letaldosis bzw. effektive Dosis bei 50% der behandelten Tiere) muß der Prüfzeitpunkt ebenso in Rechnung gestellt werden wie andere konventionelle Referenzen (Spezies, Geschlecht, Alter der Versuchstiere usw.) (vgl. Reinberg und Halberg 1971, Scheving et al. 1974).

In den letzten Jahren wurde die circadiane Determination auch für die Ätiologie und Therapie bösartiger Entartungen nachgewiesen. Halberg (1964) konstatierte eine

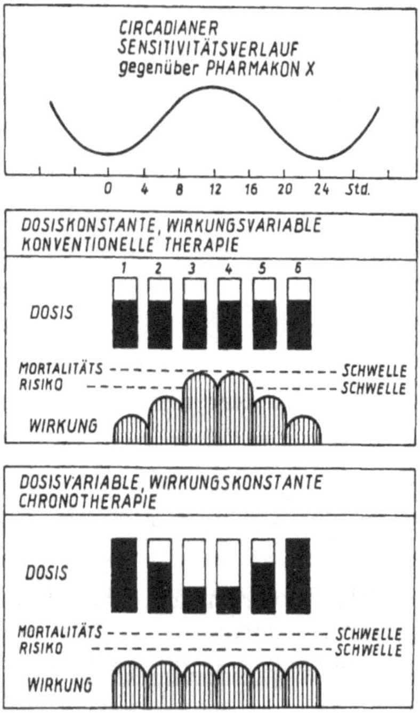

Abb. 50c. Wirkungsvariationen bzw. Resistenzschwankungen (z. B. bezüglich der chemotherapeutischen Knochenmarksdepression bei Leukämie) und ihre chronotherapeutischen Implikationen.
Mitte: In einem periodischen System wird eine konstante Störgröße oder ein Zytostatikum (z. B. Cyclophosphamid) zu verschiedenen Systemzuständen unterschiedliche Reaktionen hervorrufen.
Unten: Eine chronotherapeutische Anpassung in der Dosierung an die Phase des Sensitivitätsrhythmus kann den gewünschten Effekt ohne ein Risiko für den Organismus erzielen (nach SINZ 1978a).

signifikante Abhängigkeit der pathogenen Wirkung eines chemischen Karzinogens von der Phase seiner Applikation während des 24-Stunden-Rhythmus. Voraussetzung für derartige Versuche sind genetisch homogene Versuchstiere (Inzucht), die über Generationen und während des Versuches unter standardisierten Bedingungen leben und behandelt werden, so daß tatsächlich der Zeitpunkt ihrer Behandlung als einzige Variable in Frage kommt. So war z. B. der Prozentsatz experimentell ausgelöster Speicheldrüsensarkome bei Goldhamstern deutlich eine Funktion der Tageszeit der um 15 Wochen zurückliegenden Injektion von Dimethylbenzanthrazen (HALBERG 1964).

Diese Befunde zur tageszeitlichen Sensibilität gegenüber Karzinogenen wurden durch andere Untersuchungen bestätigt. Hierbei war die Häufigkeit des Auftretens von Brustkrebs bei ingezüchteten weiblichen Mäusen viele Monate nach Fütterung mit Dimethylbenzanthrazen signifikant eine Funktion der circadianen Fütterungsphase (HALBERG 1975).

Ein toxisches Pharmakon (Zytostatikum) kann zur hora minoris resistentiae zu Schädigungen oder sogar zum Tod führen, während zu einem anderen Zeitpunkt mit der gleichen Dosis nicht einmal die therapeutisch notwendige Schwellenwirkung erzielt wird. Überleben oder Tod durch den gleichen schädlichen Reiz oder ein Zytostatikum kann experimentell zu einer Funktion der Phase des Circadiansystems gemacht werden, in der die Einwirkung erfolgt. Den Wirkungsunterschied zwischen einer konventionellen, *dosiskonstanten, zeitinvarianten* Therapie und einer schwingungsphysiologisch adäquaten *Chronotherapie* verdeutlicht Abbildung 50c. So überleben Mäuse signifikant länger, wenn Cytosin-Arabinosid im 3-Stunden-Intervall für jeweils 24 Stunden (alle vier Tage) in *sinusoidal ansteigenden* und *abfallenden* Dosen gegeben wird. Die Überlebenszeit bei der heute noch als optimal angesehenen Behandlung mit 3-stündlichen *gleichen* Dosen ist um 50% geringer.

Dies bestätigen die vom SCHEVING et al. (1976) zusammengefaßten Untersuchungsergebnisse zweier Laboratorien.

Neuerdings mehren sich die Hinweise auf eine veränderte Tagesrhythmik im Tumorgewebe, die sowohl diagnostisch als auch therapeutisch Bedeutung erlangen

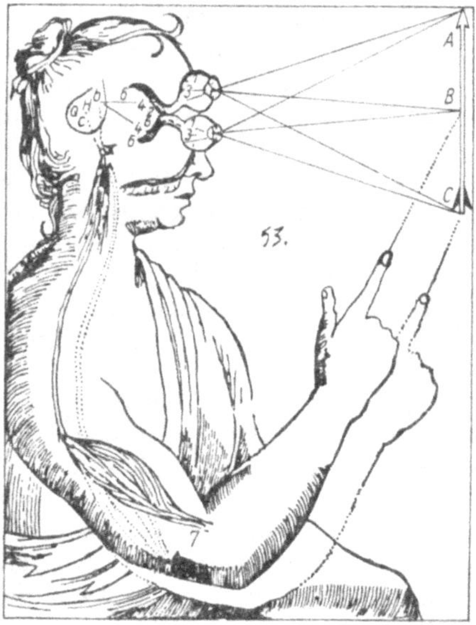

Abb. 51. Holzschnitt aus dem Jahre 1686.
DESCARTES nahm an, daß die Information über unsere Umwelt von den Augen aufgenommen und über „Stränge im Gehirn" zur Zirbeldrüse (Pinealorgan, Epiphyse) im Zwischenhirndach weitergeleitet würde, die die entsprechenden Botschaften zu den Muskeln vermittele. Später wurde der Zirbeldrüse die Rolle der „inneren Uhr" zugesprochen. Neuere Untersuchungen zeigen, daß circadiane Rhythmen der Zirbeldrüse tatsächlich durch exogene Licht-Dunkel-Rhythmen synchronisiert und über entsprechende zyklische Hormonfreisetzungen als zentrale interne Zeitgeber oder exogen-endogene Transducer die Koordination anderer circadianer Organ- und Zellrythmen vermitteln. Es gibt jedoch noch andere dominierende interne Zeitgeber und auch ohne diese ist die exogene Mitnahme und interne Synchronisation – sogar einzelner Organe und Zellen – möglich. Die „circadiane Uhr" ist damit im Organismus multipel repräsentiert; die Zirbeldrüse ist jedoch im Zusammenspiel aller Circadianoszillatoren ein dominierender Koordinator. Die „circadiane Uhr" ist das Resultat der Gesamtkoordination.

könnte. Beschrieben wurden Änderungen von Schwingungsparametern wie Phase, Frequenz, Schwingungsbreite (Amplitude), Schwingungsniveau und Form der Schwingung.

Eine effektive Therapie könnte auf der Ausnutzung einer Phasenverschiebung von gesundem und Tumorgewebe beruhen: Optimal wäre eine Röntgenbestrahlung zum Empfindlichkeitsmaximum des Tumorgewebes und Empfindlichkeitsminimum der gesunden Zellen.

Ein weiterer chronotherapeutischer Aspekt ergibt sich aus folgendem: In den verschiedenen Entwicklungsphasen des Zellzyklus wechselt die Strahlensensibilität der einzelnen Zelle. Wenn es nun gelingt, menschliches Gewebe — wie in vivo bereits erfolgreich erprobt — zu synchronem Wachstum zu zwingen, böte sich auch beim Patienten eine Synchronisationstherapie in der hora minoris resistentiae an. Werden z. B. durch eine Dauerinfusion von 5-Fluoruracil (DNS-Synthese-Hemmer) Zellen in der strahlensensiblen Phase (G1 → S-Phase und G2-Phase) angesammelt und hier bestrahlt, müßte sich der Behandlungseffekt verbessern lassen. Tierexperimentelle Untersuchungen von Nitze et al. (1971) und die folgenden ersten Anwendungen in der Klinik bei inkurablen malignen Tumoren der Zunge und des Hypopharynx bestätigen die Richtigkeit der Überlegungen und die Vorzüge der Synchronisationstherapie.

2.4.3. Pathochronogramme und pharmakologische Rhythmusveränderungen

Am Beispiel der entarteten Tumorgewebe wurde deutlich, daß unter pathologischen Bedingungen alle Rhythmusparameter verändert sein können.

Dies kann — wie gezeigt — therapeutisch, aber auch diagnostisch genutzt werden, da sich in diesen pathologischen Abweichungen von Normochronogrammen krankheitsspezifische Merkmale differentialdiagnostisch manifestieren.

Amplitudenveränderungen der Tag-Nacht-Rhythmik sind typisch für den Blutzucker bei der Zuckerharnuhr (Diabetes insipidus), die Zahl der Erythrozyten beim hämolytischen Ikterus, für den Bluteisenspiegel und die Gallenfarbstoffe bei einigen Ikterusformen und die Vitalkapazität der Lunge beim Asthmatiker.

Im Zusammenhang mit Sollwertverstellungen im Temperaturregler während der initialen und rekonvaleszenten Phase verschiedener Krankheiten treten charakteristische Amplitudenüberhöhungen, Phasen-, Frequenz- und Sensibilitätsänderungen (Phasenantwortverhalten) im Tagesgang der Körpertemperatur auf (typisch sind ausgeprägte Tag-Nacht-Schwankungen in der Entfieberungsphase beim Typhus). Chronopathologische Untersuchungen über das Verhalten der 17-OHCS-Ausscheidung, der Urinausscheidung und Körpertemperatur bei asthmakranken Kindern ergaben charakteristische Phasenunterschiede zu den Funktionsabläufen gesunder Kinder (HALBERG und FALLIERS 1966). Neben Amplituden- und Phasenvariabilitäten treten häufig auch Frequenzmultiplikationen (ultradiane Rhythmen) und Frequenzdemultiplikationen (infradiane Rhythmen) auf.

Ultradiane Schwankungen sind beispielsweise als 3- bis 4-stündliche Schwankungen im Kortikosteroidgehalt des Plasmas bei epileptogenen Zuständen zu beobachten, die sich über das EEG objektivieren lassen.

Traumatischer und psychischer Stress, Hirnläsionen und Hirntumoren, zerebrale Arteriosklerose, lethargische Enzephalitis und zahlreiche neurologisch-psychiatrische Entgleisungen können mit Langzeitrhythmen einhergehen. Einen kasuistischen Überblick über pathologisch infradiane Rhythmen bis 1964 gibt RICHTER (1965).

CURTIS (1972) beschreibt stressbedingte „psychosomatische" Erkrankungen an Affen und Menschen, die mit Störungen der rhythmischen Funktionsordnung einhergehen.

Mit den pathologischen Veränderungen wichtiger Funktionsrhythmen ist in der Regel eine Phasendissoziationund z.T. Frequenzdesynchronisation der ursprünglich koordinierten Funktionsabläufe verbunden. Die Labilisierung der multioszillatorischen Funktionsordnung ist daher das wesentliche Kennzeichen pathologischer Veränderungen. Wir sind im III. Teil unserer Untersuchungen bemüht, ein Strukturmaß des Synchronisationsstatus bzw. der Koordinationsgüte abzuleiten und praktikabel anzuwenden. Aus zeitökonomischen Gründen erwies sich dabei die Diagnostik des Kopplungsgrades von Funktionsschwingungen mit Circaminutenperioden als vorteilhaft. Mit analogen Strukturmaßen war es uns jedoch auch im ultra- und circadianen Frequenzbereich möglich, positive Korrelationen mit verschiedenen Leistungsparametern zu sichern (Sinz und Scheibe 1976).

Von Bedeutung ist nun die Möglichkeit, durch Pharmaka Rhythmusparameter zu beeinflussen. Beispielsweise läßt sich durch Adrenalingabe das Maximum der Erythrozytenzahl von 23^{00} Uhr auf 8^{00} Uhr und durch Azetylcholin auf 14^{00} Uhr vorverlagern.

Ähnliche Wirkungen bis zur vollständigen Inversion resultieren bei Applikation von Kortikoidanalogen für den Tagesgang des Blutzuckerspiegels oder der Nierenfunktion.

Es wird heute immer deutlicher, daß auch bei Krankheiten wie Diabetes, Ulcus, Epilepsie und Neurosen die Zeitstruktur ätiologisch, diagnostisch, therapeutisch und prognostisch eine immer größere Rolle spielt. Diese Patienten vertragen ebenso wie prädispositionell „Zeitstrukturlabile“ die Umkehrung der Lebensweise infolge Nachtarbeit schlecht. In diesen Fällen ist die Einhaltung fester Zeitpläne in Lebensführung und Therapie besonders wichtig. Dies schließt auch spezielle chronomedizinisch begründete Kurpläne ein. Schon früher fiel auf, daß Arthritispatienten schlechtere Kurerfolge auf eine Stollenbehandlung (Radium-Heißluft-Emanatorium) zeigten (Haus 1957, Halberg et al. 1967). Offensichtlich war das balneologische Zeitregime nicht adäquat auf die Zeitordnung dieser Patienten abgestimmt, die den normalerweise auftretenden morgendlichen Eosinophilensturz, der höchsten Kortisolausschüttung entsprechend, um 6 Stunden vorverlegt erleben (HALBERG et al. 1969).

Der durch ein angepaßtes Zeitgebergefüge resultierende Kurerfolg könnte sich möglicherweise in einer Änderung von der Dysrhythmie und Desynchronie zur Normorhythmie und Normosynchronie widerspiegeln (HILDEBRANDT 1974, 1976).

2.4.4. *Schlußfolgerungen*

1. Die wesentlichen physiologischen und psychophysiologischen Funktionen werden im Circaminutenrhythmus mit einer Schwingungsbreite von wenigen Prozent bis zu mehr als 100% des 24-Stunden-Mittels moduliert. Die in den Lehrbüchern der Medizin angegebenen „Normalwerte" wie ED_{50} und LD_{50} sagen nichts über schwingungsphysiologische Maxima und Minima und ihre Zeitpunkte aus.

2. Aus Stichproben, die zu einer Tageszeit erhoben werden, kann weder auf die Schwingungsbreite noch auf die Phasenlage, das 24-Stunden-Mittel und die Frequenz der Schwingung geschlossen werden. Bei ungenügender Prozeßrepräsentation durch die Meßwerte kann die Anpassungsprozedur nach dem GAUSSschen Verfahren der kleinsten Quadrate wesentliche Eigenschaften der Schwingungsform maskieren. Eine bloße Darstellung des Maximums (Acrophase) und/oder Minimums reicht als Chrononormo- oder -pathogramm nicht aus. Als besonders mangelhaft erweist sich diese reduzierte Repräsentation bei zweigipfeligen Verläufen (Bigeminus). Aus den Chronogrammen sollten alle wesentlichen Schwingungsparameter erkennbar sein.

3. Zwei Meßwerte sind streng genommen nur dann als Zustandsgrößen vergleichbar, wenn sie zur selben circadianen Phase erhoben werden. Aus dem gleichen Grunde gilt, daß zwei gleichdosierte Maßnahmen nur dann gleiche

Wirkungen entfalten können, wenn sie zu gleichen Schwingungsphasen appliziert werden. Anders ausgedrückt:

Infolge der horae variae resistentiae et sensitivae haben gleiche therapeutische Maßnahmen zu verschiedenen circadianen Phasen unterschiedliche Effekte. Hieraus resultiert die Forderung nach einer schwingungsphasengerechten Dosierung (Chronotherapie).

4. Die circadiane Modulation der Funktionssysteme und des organismischen Verhaltens, der Wahrscheinlichkeit des Suizids, der Morbidität (z. B. Krebs) und Mortalität (einschließlich des Unfalltods) erfolgt nicht isoliert, sondern in kausaler bzw. Wechselwirkungsbeziehung zu anderen Circadianschwingungen auf biochemischer und physiologischer Ebene. Daß der Rhythmus der Ausscheidung eines Hormons mit dem Harn dem Rhythmus des Plasma-Hormonspiegels in festem Zeitabstand folgt, erscheint ebenso zwangsläufig und als ein Beleg für Wirkungsketten wie das Ansteigen der Kerntemperatur in der meist mit der Aktivität gekoppelten Wachzeit und ihre Abnahme in der Ruhezeit. Wie beim Nierentransplantat besteht jedoch auch für Aktivität und Temperatur eine eigenständige Rhythmik. Unter Ausschluß aller Zeitgeberbedingungen (konstanter Umwelt), aber auch unter pathologischen Bedingungen können die Oszillatoren für Aktivität und Körpertemperatur oder für die Nierenfunktionen dissoziieren.

5. Wenn die rhythmische Funktionsordnung in einer bevorzugten Frequenz- und Phasenbeziehung der circadianen (und ultradianen) Schwingungen besteht, kann eine synoptische biorhythmometrische Widerspiegelung der circadianen Organisation in komplexen Phasenkarten ein wichtiges diagnostisches Hilfsmittel sein, um Krankheitsverläufe oder pathologische Trends zu erfassen. Um die individuellen Chronogramme bewerten zu können, müssen Normochronogramme systematisch erhoben werden (alters- und geschlechtsspezifisch), die in Form einer „Chronogrammfibel“ dem Arzt verfügbar oder von zentralen Datenbänken abzufragen sind.

6. Im Alter ist der Mensch bezüglich seiner circadianen Koordination aus dreierlei Gründen gefährdet:

- Es besteht eine schwächere Kopplung zwischen den körpereigenen Schwingungen.
- Die zeitliche Einordnung des alten Menschen in das soziale Gefüge ist häufig labilisiert.
- Artifizielle, unregelmäßige Zeitgeber sind von größerer Wirksamkeit. Resultat ist dann die mehr oder minder ausgeprägte externe und interne Desynchronisation mit Symptomen wie Schlaflosigkeit, neuro-viszeralen, kardio-vaskulären Symptomen usw.

7. Hieraus folgt eine gezielte Chronoprophylaxe und Chronotherapie:

- Stabilisierung bzw. Resynchronisation der entkoppelten Funktionsrhythmen durch ein geordnetes soziales Zeitgebergefüge;
- Stützung sozialer Zeitgeberkoordinierungen durch psychotherapeutische, pharmakologische und physikalische Maßnahmen (evtl. Ausnutzung der zeitstrukturell stabilisierenden Wirkung eines elektrischen 10-Hz-Wechselfeldes).
- Anpassung von Anforderungsrhythmen am Arbeitsplatz, in der Schule usw. an harmonische der 24-Stunden-Rhythmik und andere körpereigene Vorzugsfrequenzen;
- phasengerechte Chronopharmako- und -physikotherapie.

8. In Teil III werden wir in einer angewandten Studie zeigen, daß die organismische Zeitstruktur in unserer zivilisierten, anforderungsintensiven Umwelt für Prophylaxe, Diagnostik und Therapie von Neurosen eine größere Berücksichtigung verdient. Neurosen können auf einer destabilisierten multioszillatorischen Funktionsabstimmung beruhen, was sich in verminderter Regelgüte und Koordinationsgüte psychophysiologischer Funktionsrhythmen repräsentiert.

3. Zusammenfassung und Schlußfolgerungen von Teil I

Der Organismus ist ein evolutionäres Konterfei seiner Umweltverhältnisse.

Man wird einwenden, daß organismische Abbilder sehr verschieden aussehen: vom Einzeller bis zum Vielzeller, von der Mücke bis zum Elephanten. Doch darin liegt kein Widerspruch, denn die Lebens- bzw. Umweltverhältnisse (ökologischen Nischen) sind für jedes Lebewesen anders, etwa für eine Stabheuschrecke oder Blattwanze, eine „Fliege“ (Orchideenart), eine Sumpfdotterblume oder einen Kaktus. Jeder dieser Organismen bildet bestimmte Umweltverhältnisse im evolutionären Anpassungsprozeß ab.

Neben Besonderheiten ihrer chrono- und topo-ökologischen Nische, also der zeitlichen und räumlichen synökologischen Einpassung in die Umweltgemeinschaft pflanzlicher und tierischer Lebewesen, haben organismische Abbilder viele Gemeinsamkeiten in Form biochemischer, zellulärer, sensomotorischer, Informationen verarbeitender und speichernder Strukturen, die bestimmten Umweltstrukturen entsprechen. Anders ausgedrückt: Umweltmerkmale und ihre Relationen sind in organismischen Eigenschaften und Eigenschaftsbeziehungen abgebildet, von den Rezeptoreigenschaften über nachgeschaltete Informationsverarbeitungsstrukturen bis hin zur kognitiven, semantischen Ordnung über diesen Relationen und den Handlungsstrukturen, die in zweckmäßiger Weise wieder auf Umwelteigenschaften bezogen sind. Hierin liegt in einem erweiterten Sinne der semantische Aspekt organismischer Funktionsstrukturen, der mit dem SHANNONschen Informationsbegriff nicht zu erfassen ist.

Die Korrespondenz der organismischen Funktionsstrukturen mit Umweltstrukturen reflektiert das erkenntnistheoretisch wichtige Prinzip der Einheit der materiellen Welt, wobei der grundlegende Unterschied zwischen physikalischer Umwelt und Organismus im Organisations- bzw. Ordnungsgrad besteht (vgl. hierzu die thermodynamischen Betrachtungen in Teil II).

Im Resultat der Korrespondenz räumlich-zeitlicher Strukturen entstehen in der Evolution immer höher organisierte Abbildungsformen, die auf einem höchsten Niveau schließlich zur Abbildung des eigenen Abbildes führen. Diese subjektive Insich-selbst-Repräsentation, die wir Bewußtsein nennen, ist die umfassendste und tiefgründigste Abbildung der materiellen Welt, die synthetisch-kreative Eigenschaften der Ideen- und Traumproduktion und Phantasie einschließt, die jedoch ebenfalls räumliche und zeitliche Merkmale der materiellen Welt reflektieren, was im Handlungsvollzug (Praxiskriterium) nachweisbar ist.

Die Korrespondenz in Raum und Zeit repräsentiert sich in hochgeordneten Funktionsstrukturen, die zeitliche Relationen, wie sie sich aus der relativen Bewegung unseres Planeten im Sonnensystem ergeben, einschließen. Die aus der Erdbahn um die Sonne (Revolution), die Erddrehung um ihre eigene Achse (Rotation) und den Mondumlauf um die Erde sich ergebenden Bewegungsbeziehungen, die eine Reihe organismuswirksamer Umweltparameter (wie Lichtintensität, Temperatur, elektromagnetische Felder usw.) periodisch variieren, bilden zusammen mit einigen weiteren terrestrischen und extraterrestrischen rhythmischen Einflüssen die Rahmenzeitstruktur für die zeitliche Organisation der lebenden Materie auf der Erde. Hiervon ging die zeitliche Matrizenwirkung und der Selektionszwang zur zeitlichen Anpassung aus. Dominierender Zeitgeber ist der aus der Erdrotation resultierende 24-Stunden-Rhythmus geophysikalischer Umweltparameter und — am wirksamsten für den Menschen — die davon abhängigen sozialen Zeitgeber (Uhrzeitbewußtsein, sozialer Kontakt, Chrono-Allelomimetik). Aus der Übereinstimmung organismischer und geophysikalischer Periodizitäten (vgl. Abb. 39) resultieren individual- und arterhaltende zeitliche Struktur- und Stabilitätseigenschaften, die Voraussetzung für Orientierungs- und Anpassungsvorgänge auf der Grundlage von Zeitmeßvorgängen und Zeitpunktbestimmungen sind (Sonnenkompaßorientierung, Navigation des Vogelzuges, Zeitschätzung, Gedächtnis, kurz: alle sequentiell und simultan abgestimmten intra- und interorganismischen Vorgänge).

Da jeder Zeitmeßvorgang den Vergleich einer zu messenden Variablen mit einem Zeitnormal voraussetzt, besteht die zuverlässigste Realisierung in der Inkorporation von Oszillatormechanismen (organismische Uhren), die an stabilen Umweltoszillationen abgeglichen und normiert werden. Der bekannteste organismische Oszillator ist die „circadiane Uhr", die durch die an die Erddrehung gebundenen geophysikalischen 24-Stunden-Periodizitäten synchronisiert wird. Über dieses umweltadäquate Zeitnormal ist ein zeitweilig umweltunabhängiger organismusinterner Zeitmeßvorgang möglich, der jederzeit umweltangepaßtes Zeitverhalten und räumliche Orientierung ermöglicht. Auf der Suche nach der „biologischen Uhr" konnte keine Zentraluhr im Pinealorgan (vgl. Abb. 51) oder in irgend einer anderen Hirnstruktur identifiziert werden, ohne die etwa alle anderen circadianen Funktionsuhren falsch gingen. Es gibt nicht die „Master-Clock", was nicht ausschließt, daß bei der Koordination von Oszillatoren eine hierarchische Ordnung existiert; und dies nicht nur im Sinne einer Frequenzsynchronisation unterschiedlich frequenter Rhythmen in harmonischen Verhältnissen, sondern auch im Sinne einer Koordination von führenden, die exogenen Zeitgeber intraorganismisch vermittelnden, und geführten endogenen Rhythmen.

Die circadiane Organisation besteht jedoch nicht nur zwischen verschiedenen physiologischen Funktionsrhythmen (Schlaf-Wach-Rhythmus, Temperatur-, Leistungsbereitschafts-, Blutzuckerrhythmus usw.), sondern auch schon zwischen circadianen biochemischen Rhythmen (Nukleinsäure-, Enzym-, Stoffwechselrhythmen) einer einzigen Zelle.

Die circadianen Schwingungen sind an epigenetische Regulationskreise gebunden und haben die Eigenschaften von Grenzzyklen und die Fähigkeit der Temperaturkompensation (für eine exakte Uhr erforderlich).

Die intra- und suprazelluläre Koordination ist ein Zentralproblem sowohl der Biologie als auch der angewandten Wissenschaften (vgl. Teil III). Der Nachweis selbsterregter organismischer oder zellulärer Oszillatoren erfolgt durch Ausschluß aller externen Zeitgeber. Entsprechende wochenlange Untersuchungen freiwilliger Probanden in elektromagnetisch abgeschirmten Bunkern ergaben, daß Circadianoszillatoren dann mit einer Periode zwischen 21 und 27 Stunden freilaufen und untereinander mehr und mehr entkoppeln.

Circadianoszillationen isolierter Organe und Zellen zeigen alle Merkmale selbsterregter und mitnahmefähiger (also in bestimmten Frequenzbereichen synchronisierbarer) Grenzzyklen mit charakteristischem phasenabhängigem Phasenantwortverhalten, wobei Proteinsynthesehemmer die Rhythmik erwartungsgemäß beeinflussen (Strumwasser 1967, Jacklet 1977). An der multioszillatorisch modulierten Einzelaktivität in Nährkulturen gehaltener einzelner Neuronen ist erkennbar, daß auch auf anderen Regelsystemen basierende Oszillationen, z. B. im Minutenrhythmus, selbsterregt weiter laufen. So erregt die Glykose, der multienzymatische Zuckerabbau zur Energiegewinnung in der Zelle, Circaminutenrhythmen, die sich über die Membranpotentialmodulation suprazellulär auswirken (Sinz und Isenberg 1972).

Andere Oszillationen von Zellvorgängen beruhen auf einer Instabilität (im thermodynamischen Sinne) der Kontrollschleifen intrazellulärer Kalzium- und cAMP-Konzentrationen, die ihrerseits mehrere biologische Rhythmen einschließlich der Potentialoszillationen von respiratorischen und Herzpacemakerzellen, der Rhythmen der

Insulin sezernierenden β-Zellen, der zyklischen AMP-Pulsationen des Schleimpilzes *Dictyostelium* (vgl. II. 4.6.1.), der transepithelialen Potentialoszillationen in Speicheldrüsen von *Calliphora* usw. erzeugen könnten (Rapp und Berridge 1977). Auf diesem Niveau der Primäroszillatoren ist die chronobiologische Forschung eben erst angelaufen. Entsprechende Modelle gestatten bereits eine ansatzweise Erklärung der Frequenz- und Amplitudeneffekte suprazellulärer nervöser und Hormonsignale bei der Steuerung von Zellfunktionen (vgl. III. 1.5.).

Wir haben in Abbildung 39 dem Spektrum biologischer Rhythmen im Bereich von 10^3 bis 10^{-9} Hz das Spektrum geophysikalischer Rhythmen gegenübergestellt, wodurch die Koinzidenz dominierender Frequenzen augenfällig wird. So entsprechen den physiologischen 10-Hz-Rhythmen (Mikrovibrationen, Alphawellen im EEG, Flimmerepithelbewegungen) 10-Hz-Rhythmen geophysikalischer Periodizitäten (Seismizität, Mikroseismik, Luftdruckschwankungen, magnetische und tellurische Oszillationen, Infralangwellen). Eine weitere Korrespondenz besteht im Sekundenrhythmus (Puls, Pupillenunruhe, PGO-Rhythmik, Delta-EEG, Aktionspotentiale der Darmmuskulatur), im Minutenrhythmus und in scharfer Zuordnung zu den Gezeiten (tidale Rhythmen von 12,4 Std.), zu den an die Erdrotation und Erdrevolution gekoppelten geophysikalischen Veränderungen von Strahlung, Luftdruck, Temperatur, Magnetfeldstärke usw. sowie zu syzygisch-lunaren und synodisch-lunaren Periodizitäten der Nachthelligkeit usw.

Der endogene Charakter dieser circametrischen Oszillationen wird auch durch ihre reifungsabhängige Ausprägung repräsentiert.

In den ersten Lebenswochen dominieren endogene Ultradianperiodizitäten der Aktivität (Schlaf-Wach-Rhythmus) und vieler anderer Körperfunktionen.

Etwa ab der 2. bis 6. Lebenswoche ist eine 24-Stunden-Periodik von Schlafen und Wachen sowie einigen anderen physiologischen Funktionen nachweisbar; sie wird später zunehmend gegenüber der Circaquattuorhoranperiodik (4-Stunden-Rhythmik) dominant.

Die circadianen Rhythmen entwickeln sich nicht gleichmäßig; einige — wie der Hautwiderstand — sind bereits in den ersten Lebenswochen vorhanden, andere, die an später reifende Organe bzw. Organsysteme gekoppelt sind, werden erst nach Monaten bzw. Jahren ausgeprägt. Hieraus folgt die entwicklungs- bzw. zeitabhängige Relevanz sinnesadäquater Zeitgeber für eine normale Entwicklung des Kindes. Häufiger Hautkontakt im Säuglingsalter ist für die chronophysiologische Zeitordnung und darüber hinaus für eine normale Sozialentwicklung von großer Bedeutung.

An Hand von Längsschnittuntersuchungen nachweisbare interindividuell verschiedene ontogenetische „Einschwingdauern" und „Einschwingmuster" der Circadianperiodik mit Perioden um 24 Stunden in den ersten 4 bis 8 Monaten machen wahrscheinlich, daß jedes Kind seine individuelle Entwicklungsvariante eines Systems von circadianen Oszillatoren hat. Bis zu dieser Zeit sind die mehr oder weniger kurzen Schlaf-Wach-Perioden des Kindes als physiologische Gegebenheiten — z. B. bei der Mahlzeitenverteilung — zu berücksichtigen.

Die Existenz unterschiedlicher circadianer Oszillatoren wird auch später noch durch die Phasendifferenz zwischen den einzelnen Periodizitäten (in der synoptischen Darstellung einer dianen Phasenkarte) und in zeitweiligen Frequenzverschiebungen deutlich.

Die Entwicklung der Circadianschwingungen und ihre Synchronisation mit Zeitgebern der Umgebung führt zu einer Integration ultradianer Periodizitäten, deren Persistenz später noch in Form der Aktivschlafperiodik und in einigen anderen Funktionsrhythmen ausgewiesen ist sowie als „infantile Regression" im Zustand der Desynchronisation in Erscheinung tritt.

Neben der Annahme, die Circadianperiodik sich aus der Ultradianperiodik entwickelt, ist die Hypothese einer endogenen Anlage` beider Periodizitäten berechtigt. Danach kommt es zu einer Dominanz der Circadianperiodik infolge reifungsabhängiger Amplituden- und Regelmäßigkeitszunahme sowie durch ihre Synchronisation mit an die Erddrehung gekoppelten geophysikalischen, ökologischen und sozialen 24-Stunden-Zeitgebern. Permanente Störung der zeitlichen Organisation bzw. dieses Dominanzverhältnisses kann zu Frequenz- und Phasendesynchronisation („Desynchronosen"), einem Hervortreten von Ultradianperiodizitäten, zu akuter und chronischer Leistungsminderung und zur pathologischen Manifestation führen.

Die Reifung der psychophysiologischen Zeitmuster steht in engem Zusammenhang mit biochemischen, neurophysiologischen und morphologischen Strukturen. So ist der neurologische Reflexstatus erst zu einem Zeitpunkt (36 Wochen post conceptionem) nachweisbar, wenn auch eine 40- bis 60-Minuten-Aktivitätsrhythmik zu beobachten ist. Entsprechende Reifungsprozesse der Bioaminrhythmik im Gehirn legen nahe, daß die Korrelationen über gemeinsame metabolische Prozeßreifung kausal determiniert sind. Das vom Transmittertyp abhängige Reifungs- und Rhythmusmuster steht wahrscheinlich mit einer anatomisch-chemischen Regionalspezifik der Ultradianrhythmik im Zusammenhang. Das weist einerseits auf ein kompliziertes psychophysiologisch relevantes Multioszillatorsystem im Zentralnervensystem hin und eröffnet die Möglichkeit, über eine Biorhythmometrie zur Erforschung der Mechanismen und Organisation der Schlafphasen beizutragen.

Zahlreiche Befunde weisen darauf hin, daß Ultradianperiodizitäten mit Perioden von 70 bis 150 Minuten zahlreiche Spontanaktivitäten des Organismus (Appetit, sexuelle Erregung, Träumen usw.), psychophysiologische und Verhaltensleistungen sowohl während der Ruhe- als auch zur Aktivitätszeit modulieren. Kognitive Leistungsfähigkeit, Aufmerksamkeit, Zuverlässigkeit und

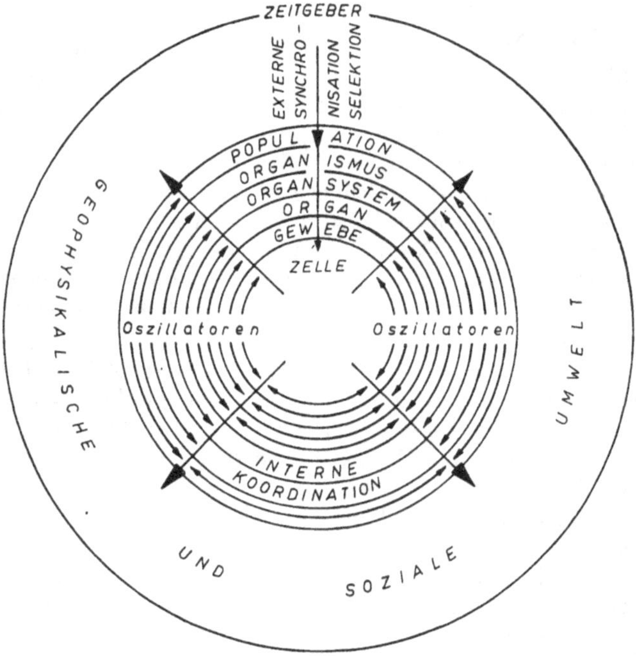

Schema 3: Das Schema konzentrischer Kreise versinnbildlicht Sekundäroszillatoren auf unterschiedlichen organismischen Integrationsebenen, die von zellulären Primäroszillatoren angeregt werden.
Die zeitgeberspezifische evolutionäre Selektion von endogenen Circa-Periodizitäten und im Resultat die aktuelle externe Synchronisation fördern die interne interoszillatorische Koordination auf den verschiedenen Systemebenen, ein wesentlicher Aspekt der Evolution und Stabilisierung biologischer Zeitstrukturen.

Vigilanz werden in ihrem Zeitverhalten durch diese Periodik mitbestimmt.

Worin besteht die Bedeutung geordneter Zeitstrukturen für den Organismus?

1. Die zeitgeber-spezifische evolutionäre Selektion von endogenen „Circaperiodizitäten“ und die konsekutive externe Synchronisation fördern auch die interne inter- und intraparametrische oszillatorische Koordination (vgl. Schema 3).

2. Externe und interne Frequenzsynchronisationen implizieren erhöhte Systemstabilität, funktionelle Ordnung und Anpassungsleistung.

3. Wenn dies in der Evolution von trendbestimmendem Selektionsvorteil war, müßte folglich ein Mangel an

a) externer Synchronisation (von organismischen Zeitstrukturen mit geophysikalischen, ökologischen, sozialen Umweltperiodizitäten) und

b) interner Synchronisation (funktionelle Dissoziation, Desynchronisation) systemlabilisierende, dysregulierende Wirkungen haben.

Die Hypothese von 3a) und b) konnte bestätigt und darüber hinaus auch c) die Rückwirkung gestörter Systemstabilität auf die Organismus-Umwelt-Zeitordnung belegt werden:

1. Aschoff und Wever kamen in ihren Isolationsexperimenten (Ausschluß aller wesentlichen Zeitgeber) zu dem Resultat, daß der Grad neurotischer Merkmale signifikant mit der Tendenz zur internen Desynchronisation korreliert (vgl. hierzu Teil III.).

Nach transmeridianen Interkontinentalflügen erfolgt eine Zeit- oder Phasenverschiebung von Ortszeitphase der Erdrotation und „innerer Uhr“. Der Organismus erfährt ein transientes Intervall interner De- und Resynchronisation, wobei diese Vorgänge funktionsspezifisch variieren und damit die normale circadiane Organisation stören können. Permanente Störungen der Zeitordnung bei Flugpersonal führen gehäuft zu neurotischen und psychosomatischen Manifestationen.

Wiederholte Zeitverschiebungen ergaben im Tierexperiment (bei der Fliege *Phormica terrae novae*) eine Verkürzung der Lebenserwartung um 20%. Zweifellos sind simple Übertragungen der Ergebnisse auf den Menschen nicht sinnvoll; sie können jedoch als Warnung dienen. Diese Problematik steht prinzipiell auch bei Schichtarbeit, wo jedoch gezeigt werden konnte, daß die soziale Eingliederung in der Erholungsphase stärkere Desynchronisation — besonders bei häufigem Schichtwechsel — vermeidet. Auch in der Raumfahrt, wo die geophysikalischen 24-Stunden-Periodizitäten suspendiert sind, haben sich die Funkkontakte zwischen Kosmonauten und terrestrischer Kontrollstation sowie die zur 24-Stunden-Periodik harmonischen Ruhe-Aktivitätswechsel als wirksame soziale Synchronisatoren erwiesen.

Prinzipiell wirken folgende Faktoren bei Schichtarbeitern belastend:

1. Diskrepanz zwischen äußerer Arbeitsrhythmik und innerer Rhythmik der Leistungsvoraussetzungen; dies führt zu ständigen Synchronisationsstörungen, ohne daß eine Rhythmusinversion selbst bei Nachtarbeitern erreicht würde.

2. Schlafdefizit (Erholungsdeprivation) verhindert eine hinreichende Restitution der Leistungsvoraussetzungen. Folge ist ein chronisches Ermüdungssyndrom mit Erhöhung der Unfall- und Ausschußrate und Labilisierung des Herzkreislaufsystems.

3. Die fehlende Kongruenz von endogenem Nahrungsaufnahmerhythmus und schichtbezogener Aktivität fördern dagegen Magen-Darm-Alterationen.

4. Die Deprivation von Aktiv- oder REM-Schlaf, der in nachhaltige Organisationsprozesse relativ neu aufgenommener Information wesentlich einbezogen und von Traumaktivität, hochfrequenten EEG-Wellen und schnellen Augenbewegungen begleitet ist, wirkt sich in besonderem Maße negativ auf Gedächtnis- und kognitive Leistungen aus. Nachgewiesenermaßen ist bei lärmgestörtem Tagesschlaf gerade der REM-Schlaf stark beeinträchtigt.

Zweifellos kann bei einem hohen Prozentsatz volkswirtschaftlich notwendiger Schichtarbeit die Konsequenz nur lauten, diese nachteiligen Folgen weitestgehend zu minimieren.

Voraussetzungen hierfür sind:

1. Häufige Schichtwechsel (Früh-, Mittags-, Nachtschicht, freier Tag, ...)
2. Einbeziehung des Schichtarbeiters in den normalen sozialen Rhythmus, aber hinreichend lärmungestörter Schlaf.
3. Berücksichtigung des fortbestehenden normalen Rhythmus des Nahrungsbedürfnisses; auch bei Nachtschicht mittags eine warme Mahlzeit.

Die saisonale und circadiane Organisation organismischer Funktionsabläufe ist bedeutsam für die gesamte Medizin und spezieller Gegenstand der vorwiegend noch im Forschungsstadium sich befindenden Chronomedizin mit ihren Unterdisziplinen:

1. Chronodiagnostik

Pathologische Veränderungen gehen mit Rhythmusstörungen und Desynchronisationstendenzen der multioszillatorischen Funktionsordnung einher (Hildebrandt 1967, Sinz et al. 1975) und sind als Indikatoren diagnostisch nutzbar zu machen (Teil III).

2. Chronotherapie

Die Empfindlichkeit gegenüber Noxen, Stress (Lärm), Alkohol, Nikotin, physikalischen Agenzien (Röntgenstrahlen) und Pharmaka sind eine Funktion der circadianen Phase (Chronosensitivität). Wenn aber die Reagibilität gegenüber Therapeutika tageszeitlich variiert, ist einer Isotherapie eine rhythmusadäquate Chronotherapie vorzuziehen (sie ist wirksamer und von weniger schädlichen Nebenwirkungen begleitet).

3. Normo- und Pathochronogramme

Neben Normochronogrammen (Phasenkarten) der circadianen Organisation der wichtigsten Funktionen mit beachtenswerter Schwingungsbreite sind auch krankheitsbedingte Alterationen in einer Chronogrammfibel als Pathochronogramme zu verzeichnen und bei der Befundauswertung zukünftig zu berücksichtigen.

4. Chronohygiene, Chronoprophylaxe und -metaphylaxe

Der gestörten Korrespondenz exogener geophysikalischer und an eine natürliche Umwelt angepaßter endogener Periodizitäten durch variable soziale Zeitgeber (Schichtarbeit, flugbedingte Ortszeitverschiebungen, nächtliches Fernsehen) und unphysiologischen Stress, was zu ständig wechselnden Aktivitäts-Ruhe-Phasen und externer und interner Phasenentkopplung führt, ist durch ein regelmäßiges Zeitregime auf der Grundlage sozialer und natürlicher Zeitgeber (regelmäßige Erholung im Freien), ausreichend Schlaf, regelmäßige Mahlzeiten und durch Stressabbau zu begegnen. Ein so eingestellter pro- oder metaphylaktischer Kurbetrieb zeitigt eine nachweisbare Stabilisierung der rhythmischen Funktionsordnung (Hildebrandt 1967, 1976).

Da es sich bei Störungen der zeitlichen Funktionsordnung und konsekutiven neurovegetativen Entgleisungen um ein Massenproblem handelt, sind Präventivmaßnahmen und Chronohygiene gesellschaftliche Aufgaben, die mit anderen Schwerpunktaufgaben eng zusammenhängen und daher auf höchster staatlicher Ebene zwischen verschiedenen Verantwortungsbereichen koordiniert werden müssen sowie auf der Grundlage multidisziplinärer wissenschaftlicher Analysen weitsichtige Planung erfordern.

Teil II

Oszillationen — ein Merkmal dissipativer Strukturen und organismischer Ordnungsbildung

1. Problemstellung

Biologische Rhythmen gelten als wesentliche zeitliche Merkmale von Organismen, deren arterhaltende Bedeutung wir in der Anpassung organismischer Zeitstrukturen an geophysikalische Periodizitäten, in der Vermittlung von Orientierungsleistungen über innere „Uhr“-Mechanismen und in der Abstimmung innerorganismischer Funktionsabläufe kennengelernt haben. Einige andere individual- und arterhaltende Funktionen wären zu nennen. Doch der entscheidende Punkt, dem wir uns im Teil II zuwenden wollen, ist ein anderer: In den letzten Jahren haben theoretische Untersuchungen zur Thermodynamik offener Systeme und experimentelle Analysen von ganz unterschiedlichen Nichtgleichgewichtssystemen nahegelegt, daß Oszillationen als allgemeine Eigenschaften sogenannter dissipativer Strukturen eine fundamentale Bedeutung für die Entstehung von Ordnung im allgemeinen und der multioszillatorischen Funktionsordnung des Organismischen im besonderen zukommt.

Die Ubiquität und Bedeutung dissipativer Strukturen anhand ihres für die Ordnungsbildung wesentlichen Merkmals — der Oszillationsdynamik — zu beschreiben, ist die Aufgabe, die wir uns nun stellen. Dies ist zugleich als ein Beitrag zur philosophischen These von der Einheit der materiellen Welt zu verstehen.

2. Stabile Oszillationen — ein Anwendungsbereich für die Thermodynamik offener Systeme

Im Rahmen der durch die klassische Thermodynamik und lineare Regelungstheorie hervorgebrachten Denkweise ergeben sich Probleme beim Verständnis dissipativer Raum- und Zeitstrukturen im allgemeinen und organismischer Oszillationen im besonderen. Diese traditionell bedingten Einwände beziehen sich einmal auf die Funktion der Oszillationen bei der Aufrechterhaltung von Lebensprozessen und weiter auf die thermodynamische Begründbarkeit derartiger strukturbildender Vorgänge.

1. Einwand: Oszillationen als Epiphänomene

Die biologische Schwingungsforschung der letzten Dezennien hat belegen können, daß Oszillationen mit Frequenzen von 10^3 bis 10^{-9} Hz in der belebten Natur weit verbreitet auftreten, so daß sie als eine Grundeigenschaft des Lebens bezeichnet wurden. Doch schon ihre evolutionär gewachsene Korrespondenz zu Umweltperiodizitäten (Abb. 39) zeigt uns, daß sie nicht auf die Lebewelt beschränkt sind. Wir werden sehen, daß sie allgemein für die noch zu beschreibenden dissipativen Strukturen, die auch dem Organismischen zugrunde liegen, charakteristisch sind. Doch diese Erkenntnis hat sich erst in den letzten Jahren Bahn gebrochen. Gegner dieser — leider allzuoft nur auf der phänomenologischen Ebene verhafteten — Rhythmologie betrachteten die beobachteten, z. T. nur durch aufwendige mathematische Analyse (Sinz 1973a, Sinz und Tomasselli 1977) herausgefundenen Schwingungen als Epiphänomene, also Randerscheinungen, die mit einer normalen Funktion gerade noch zu vereinbaren seien. Sie lägen im Toleranzbereich evolutionärer Entgleisungen vom Optimalprinzip der Selektion. Diese Kritik ging von einer

Theorie linearer Regelsysteme aus, für die Schwingungen ein Instabilitätsmerkmal darstellen.

Ein analoger Einwand bezog sich darauf, daß schon das BOLTZMANNsche Prinzip, das die thermodynamische Zustandsgröße Entropie mit dem statistischen Begriff der thermodynamischen Wahrscheinlichkeit verbindet, Schwankungen nicht ausschließt und daß diese im organismischen Bereich durchaus allgemein zu erwarten wären (BOLTZMANN 1872).

In dem Bereich, in dem das BOLTZMANNsche Ordnungsprinzip Gültigkeit besitzt (in dem es bekanntlich die Population unterschiedlicher dynamischer Zustände eines Systems beim thermodynamischen Gleichgewicht beschreibt), spielen Schwingungen tatsächlich eine untergeordnete Rolle.

Betrachten wir in einem geschlossenen System ein Volumen V mit N Teilchen und innerhalb von V ein kleines Volumen ΔV, dann erwarten wir, daß die durchschnittliche Zahl der Partikel $\bar{n}$ in V sich wie

$$\frac{\bar{n}}{N} = \frac{\Delta V}{V}$$

verhält. Natürlich werden hier Schwankungen auftreten. Die Schwankungen erlauben uns jedoch, einen Durchschnittswert zu ermitteln. In vielen Fällen können die Fluktuationen auch vernachlässigt werden (Sie sind von der Größenordnung $\bar{n}^{-1/2}$).

Durch Instabilitäten in dissipativen Strukturen offener Systeme können dagegen aus dem Spektrum der Fluktuationen bestimmte Störungen der Homogenität des Systems verstärkt und angefacht werden und als stationär ausgebildete Struktur des Systems (räumlich-periodische dissipative Struktur) oder als Oszillation (meist in Form einer zeitlich-räumlich-periodischen dissipativen Struktur) makroskopisch in Erscheinung treten. Wir werden zu der Erkenntnis gelangen, daß oszillatorische Phänomene in der Biologie nicht als statistische Fluktuationen oder Randerscheinungen zu betrachten sind, die den normalen Ablauf eines sonst stabilen Systems gerade noch nicht signifikant beeinflussen. Im Gegenteil, diese oszillatorischen Vorgänge besitzen eine integrale Funktion, die notwendig ist, um die Lebensvorgänge solcher (thermodynamisch offenen) organismischen Systeme überhaupt erst realisieren zu können.

2. Einwand: Inkompatibilität mit dem II. Hauptsatz

Die klassische Thermodynamik, die mit den Namen GIBBS und CLAUSIUS verbunden ist, und die klassische Statistik mit BOLTZMANN waren in ihrem Gültigkeitsbereich auf geschlossene bzw. isolierte Systeme beschränkt. Mit den für diese Systeme gefundenen inneren Gesetzmäßigkeiten sind jedoch Phänomene wie „selbsterregte Oszillationen“ oder „Funktionsordnung“ nicht kompatibel. Das ist der Grund, weshalb sich diese Zeit- und Raumstrukturen nicht in abgeschlossenen, sondern nur in offenen Systemen aufbauen können. Damit wird eine konsequente Erweiterung der Betrachtungsweise auf die Thermodynamik offener Systeme notwendig.

Für das oben erwähnte isolierte BOLTZMANN-System gilt nach dem II. Hauptsatz der Thermodynamik, daß die Entropieproduktion $\frac{\mathrm{d}_i S}{\mathrm{d}t}$ innerhalb des Systems im Gleichgewichtszustand

$$\frac{\mathrm{d}S}{\mathrm{d}t} = \frac{\mathrm{d}_i S}{\mathrm{d}t} = 0$$

ist und bei irreversiblen Transformationsprozessen nur positiv werden kann:

$$\frac{\mathrm{d}S}{\mathrm{d}t} = \frac{\mathrm{d}_i S}{\mathrm{d}t} > 0 \quad \text{(II. Hauptsatz nach CLAUSIUS)}$$

Die klassische Thermodynamik war für isolierte Systeme entwickelt worden, für Gleichgewichtsstrukturen – z. B. Kristalle –, die mit ihrer Umgebung weder Masse, Energie noch Information austauschen.

Sie führte u. a. zur Erkenntnis, daß sich isolierte Systeme einem Zustand maximaler Entropie nähern, in dem Schwingungen nicht mehr auftreten.

Identifizieren wir Entropie mit Unordnung, ist zu sehen, daß ein isoliertes System sich nur in Richtung größerer Unordnung bewegen kann.

Da zwischen dem SHANNONschen Informationsbegriff und der BOLTZMANNschen Entropie eine Komplementarität besteht und für die organismische Selbstorganisation gerade der Entropie-Abbau bzw. die Informationserzeugung relevant ist, versagt auch die klassische Informationstheorie, worauf schon BRILLOUIN hinwies. Wir erkennen, daß auf der Grundlage der linearen Regelungstheorie und der klassischen Thermodynamik Oszillationen als stabile Eigenschaften organismischen Systemverhaltens nicht verstanden werden können. Die Restriktionen in diesen theoretischen Ansätzen sind offensichtlich weder geeignet, dem besonderen Verhalten von Nichtgleichgewichtsprozessen gerecht zu werden noch die Bildung und Aufrechterhaltung von geordneten Strukturen trotz der ubiquitären Energiedissipation zu beschreiben. Eine Analyse organismischen Verhaltens führt zu der Einsicht, daß es sich hierbei um offene Systeme handelt, die mit ihrer Umgebung im Stoff-, Energie- und Informationsaustausch stehen, und um irreversible Prozesse, die mit hoher Geschwindigkeit ablaufen können.

Dabei müssen wir die Gleichung für den Wärmedurchgang durch ein offenes System durch den Term für den Entropiefluß $\frac{d_e S}{dt}$ ergänzen:

$$\frac{dS}{dt} = \frac{d_e S}{dt} + \frac{d_i S}{dt}$$

Gesamtänderung der Entropie des offenen Systems	Entropie-Ein- und Ausstrom	Entropie-Erzeugung im Inneren des offenen Systems

Für ein offenes System gestattet die Gegenläufigkeit

zwischen $\frac{d_e S}{dt}$ und $\frac{d_i S}{dt}$ unter gewissen Bedingungen einen höheren Ordnungsgrad, eine Entropieabnahme

$$\frac{d_i S}{dt} < \frac{d_e S}{dt}.$$

Im stationären Zustand gilt

$$\frac{d_i S}{dt} = -\frac{d_e S}{dt} > 0.$$

Voraussetzung ist eine ständige Zufuhr freier Energie in das offene System (es nährt sich mit Negentropie, wie es SCHRÖDINGER ausdrückte).

Oszillatorische Vorgänge, wie sie z. B. durch das Zusammenwirken mehrerer Rückkopplungsschritte bewirkt werden, sind also an thermodynamisch offene Systeme gebunden. Man muß diese Vorgänge als Nichtgleichgewichtsprozesse verstehen, und es ist notwendig, sie im Rahmen einer Thermodynamik offener Systeme zu behandeln.

3. Oszillationen — ein Merkmal dissipativer Strukturen

Aus der Entropiebilanz bei der obigen Betrachtung des Wärmedurchgangs durch ein offenes System geht die thermodynamische Möglichkeit der Bildung und Aufrechterhaltung dissipativer Strukturen hervor. Dabei sind dissipative Strukturen — wie wir es gefordert hatten — Nichtgleichgewichtsstrukturen, die zu ihrer Bildung und Aufrechterhaltung eine ständig erhöhte Energiedissipation in ein offenes System hinein bzw. durch ein solches hindurch voraussetzen (Glukose, ATP usw.).

Spontane Ordnungsbildung ist demnach an folgende Bedingungen gebunden:

1. Offenheit des thermodynamischen Systems,

2. überkritischer Abstand vom Gleichgewichtszustand,
3. Nichtlinearität der dynamischen Gleichungen und

als Konsequenz:

4. Kooperativität der Mikroprozesse (feed back).

In den letzten Jahren haben PRIGOGINE (1967) und seine Schule eine Theorie dissipativer Strukturen entwickelt, die genau durch diese Merkmale gekennzeichnet ist, und über eine Thermodynamik irreversibler Prozesse eine allgemeine Thermodynamik geschaffen, die Gleichgewichtsstrukturen als einen Spezialfall einschließt.

Bisher wurden 3 Klassen von dissipativen Strukturen unterschieden (LINDE 1977):

1. Zeitliche diss. Str.: zeitliche Oszillationen meist mehrerer Systemparameter wie Konzentration, chemisches und elektrisches Potential, Temperatur usw.
2. Räumliche diss. Str.: räumlich periodische Ausbildung von Differenzen in den Systemparametern
3. Räumlich-zeitliche diss. Str.: periodische und — bei sehr großer Entfernung vom Gleichgewicht, d. h. bei sehr großen Triebkräften — auch stochastische Schwankungen in den Systemparametern in Raum und Zeit.

Wichtig ist ferner die große Zahl von möglichen stationären Zuständen. Aus diesen Grundtypen, ihrer Varianten und Überlagerungen baut sich eine überraschend große Mannigfaltigkeit von dissipativen Strukturen auf.

Eines der prominenten dynamischen Merkmale dieser Systeme ist das Auftreten von selbsterregten Schwingungen beim Überschreiten „kritischer“ Werte der Negentropie-Zuflußrate. Zur mathematischen Beschreibung des Systemverhaltens kann ein gekoppeltes System von mindestens zwei nichtlinearen Differentialgleichungen 1. Ordnung mit periodischen Lösungen verwendet werden (Differentialgleichungssystem nach LOTTKA und VOLTERRA). Für ein einfaches Zweikomponentensystem mit nichtlinearen Funktionen f_1 und f_2 (2 Freiheitsgraden) lauten die Gleichungen

$$\frac{dX_1}{dt} = f_1(X_1, X_2); \quad \frac{dX_2}{dt} = f_2(X_1, X_2), \tag{1}$$

wobei $X_1(t)$ und $X_2(t)$ die zeitabhängigen Konzentrationen darstellen. Diese können chemische Substrate (I.2.2.3.), physiologische (I.1.14.2.) oder Populationsgrößen (II.6.) sein.

Die Lösungen für den stationären Zustand, die sogenannten singulären Punkte, sind:

$$f_1(X_1X_2) = 0 \qquad f_2(X_1X_2) = 0. \tag{2}$$

Durch Eliminierung der Zeit aus den Ausgangsgleichungen gewinnt man die Gleichung der Trajektorien im Phasenraum, der von X_1 und X_2 aufgespannt wird:

$$\frac{dX_2}{dX_1} = \frac{f_2(X_1, X_2)}{f_1(X_1, X_2)}. \tag{3}$$

Der Trajektorienverlauf in Nähe der singulären Punkte kennzeichnet das Stabilitätsverhalten (Abb. 52).

In der Abbildung sind verschiedene Möglichkeiten für das Stabilitätsverhalten anhand des Trajektorienverlaufs dargestellt:

1. Stabiler Knoten;

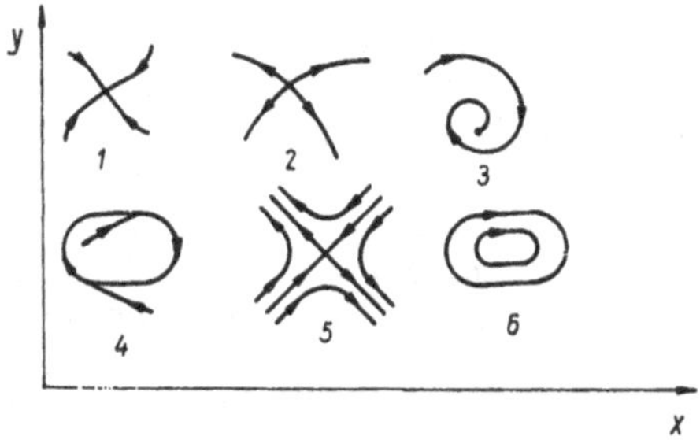

Abb. 52. Stabilitätsverhalten eines Systems mit zwei Unbekannten, Bewegungsverhalten im Phasenraum mit den Koordinaten X und Y.

2. Instabiler Knoten (geht über in einen Grenzzyklus);
3. Stabiler Strudel;
4. Instabiler Strudel (führt zu einer stabilen Schwingung);
5. Instabiler Sattel: Von besonderer Bedeutung ist dieser Typ, wenn zwei stabile singuläre Punkte in der Nachbarschaft liegen, dann tritt Bistabilität auf (multiple steady states); in der Technik spricht man von Triggersystemen;
6. Stabile Wirbel: Das System zeigt ungedämpfte Schwingungen, die Phasenbahnen sind Ellipsen.

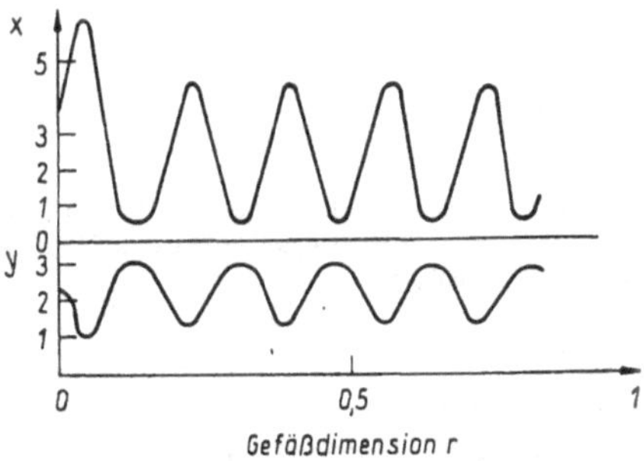

Abb. 53. Stationäre räumlich-periodische Konzentrationsverteilung von X und Y bei einer räumlichen dissipativen Struktur.

Von besonderer Bedeutung für die Theorie dissipativer Strukturen und damit für die Modellierung physikochemischer, biochemischer, physiologischer und Populations-Systeme sind die Beispiele 4 und 5, also Grenzzyklen (limit cycles) und multiple stationäre Zustände (steady states).

In jedem Fall ist die Bildung neuer Strukturen das Resultat einer Instabilität, die von zufälligen Fluktuationen ausgeht und sich jenseits einer Stabilitätsgrenze stabilisiert (Nicolis und Prigogine 1971).

Die Analyse des Stabilitätsverhaltens, wie sie von der Brüsseler Schule theoretisch für das autokatalytische Prigogine-Lefever-Modell vorgenommen wurde, zeigt, daß die stationäre Lösung oberhalb eines kritischen Wertes der Ausgangskonzentrationen tatsächlich instabil wird und ungedämpfte, ortsabhängige zeitlich-periodische Schwingungen der Intermediatkonzentrationen X und Y unabhängig von den Anfangsbedingungen erreicht (Abb. 53 und 54).

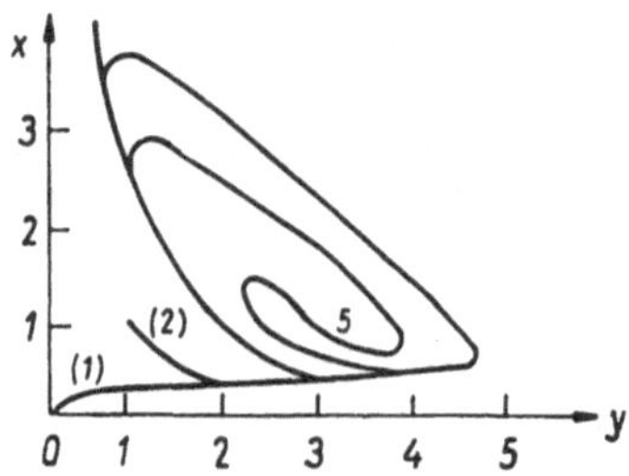

Abb. 54. Die Trajektorien tendieren asymptotisch zu dem Grenzzyklus, der durch numerische Integration für verschiedene Anfangszustände erhalten wurde (nach LEVEVER 1968).

GLANSDORF und PRIGOGINE (1971) konnten zeigen, daß die Exzeß-Entropieproduktion infolge des negativen Beitrages des autokatalytischen Reaktionsschrittes negativ wird, und zwar oberhalb dieses kritischen Wertes, d. h. aber, daß diese Systeme Ektropie bzw. Ordnung erzeugen. Hierin liegen die evolutionär genutzten Potenzen zur organismischen Funktionsordnung. Allgemeine Merkmale dissipativer Strukturen lassen sich sowohl im Bereich des Anorganischen als auch des Organischen, im Bereich des Leblosen als auch des Lebendigen nachweisen, was für die Universalität des Prinzips „Ordnung durch Instabilitäten“ spricht, worunter man die Anfachung von Inhomogenitäten und Fluktuationen bis zu makroskopischen geordneten Systemen versteht.

4. Ordnungsbildende Oszillationen auf unterschiedlichen Systemebenen

4.1. Physikalische und physikochemische Ebene

4.1.1. Physikochemische bistabile Systeme

Bei der Klassifizierung von verschiedenen physikalischen und chemischen Systemen, die oszillierendes Verhalten zeigen, sollte man zwischen heterogenen und homogenen Systemen unterscheiden. Es gelten hier ebenfalls die oben erwähnten allgemeinen Bedingungen für das Auftreten dissipativer Strukturen:
offenes System, kritische Bedingungen und Rückkopplung.

Besonderes Interesse beanspruchten verschiedene derartige Systeme bei der formalkinetischen Modellierung von Nervenerregungsphänomenen. FRANCK (1973) hat gezeigt, daß sich mit Hilfe der Darstellung von generalisierten Flüssen gegen generalisierte Kräfte die dynamischen Kennlinien der verschiedenen Vorgänge konstruieren und die erhaltenen stationären Zustände nach stabil und instabil ordnen lassen. Auf diese Weise kann man sich leicht eine Übersicht über die kinetischen Gemeinsamkeiten so verschiedenartiger Modelle wie Lichtbogen, Glimmlampe, NTC-Widerstand, Vierschichttransistor, Elektronenröhre (Hexode), Dynatron (Tetrode), passivierbare Metallelektrode, Glassintermembran, Tunnelelektrode und Wärmeexplosion verschaffen, und es läßt sich zeigen, daß formalkinetische Analogien zum erregbaren Nerven bestehen.

Alle oben erwähnten Systeme muß man zu den heterogenen Systemen zählen. Um in diesen Systemen Oszillationen hervorzurufen, genügt es, einen Vorgang, der einen Rückkopplungsschritt besitzt (N- oder S-förmige Kennlinie), mit einem Vorgang mit linearer Kennlinie zu koppeln (Einparameteroszillationen). Wir erhalten dann bistabile Systeme, die zwei stabile stationäre Zustände mit einem dazwischenliegenden instabilen Zustand besitzen. Der Übergang von einem stabilen Zustand in den anderen stabilen erfolgt nach dem Alles- oder-Nichts-Gesetz.

Mit derartigen Modellen lassen sich neben dem Alles-oder-Nichts-Verhalten die Reobase, der Schwellenwert und die Erregungsfortleitung demonstrieren. Interessanter für die vollständige Modellierung der Phänomenologie der Nervenerregung sind die Zweiparametersysteme. Hierbei kommt es zur Kopplung von zwei nichtlinearen Vorgängen. Diese Systeme sind damit selbstregenerierbar und können mehrfach erregt werden.

Zu ihrer Beschreibung benötigen wir zwei Parameter. Allgemein können wir uns bei der Theorie dieser Vorgänge wieder auf die obigen Betrachtungen über das Stabilitätsverhalten eines Systems mit zwei Zwischenprodukten beziehen (vgl. Abb. 52). In derartigen Systemen können Grenzzyklen auftreten (vgl. Abb. 53 und 54). Anschaulich können wir das Verhalten derartiger Systeme nach Franck (1973) folgendermaßen verstehen:

1. Es muß ein bistabiler Prozeß existieren und
2. muß der andere Prozeß, der auch eine monotone dynamische Charakteristik haben kann, derart von dem stabilen Prozeß abhängen, daß sich alle „Alles-oder-Nichts-“Zustandsänderungen in einer verzögerten Gegenreaktion spontan erholen.

Trägt man für einen getriggerten Übergangszustand mit Selbsterholung X gegen die Zeit auf, erhält man einen Verlauf, der einem Aktionspotential ähnelt. Der „overshoot“ resultiert aus der verzögerten Readaptation von Y an einen Ruhezustand nach der Selbsttriggerung. Es kann die Erholungsvariable Y die Charakteristik der Triggervariablen X so weit verschieben, daß die Selbsttriggerung erneut beginnt. In diesem Fall zeigt das System oszillatorisches Verhalten, wobei kein stabiler Zustand existiert, in dem X und Y gleichzeitig stationär wären. Somit entstehen Oszillationen in Zweiprozeßsystemen durch sukzessive Selbsttriggerung und Erholung als Resultat geeigneter kinetischer Kopplung beider Prozesse.

Die Gleichungen (1) (S. 236) beschreiben die simultane Variation von X und Y hinsichtlich der gemeinsamen unabhängigen Variablen t (Abb. 55).

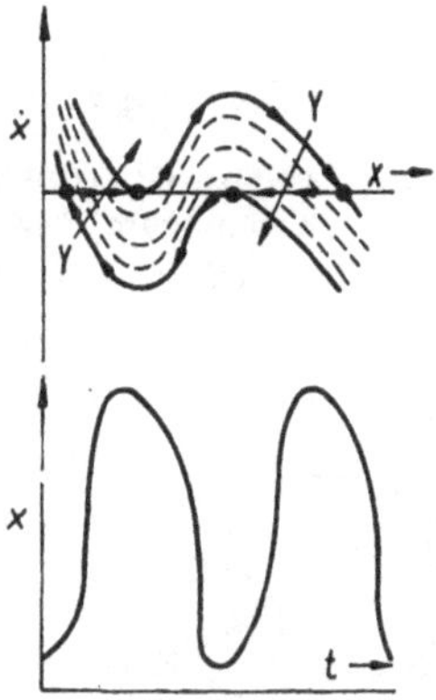

Abb. 55. Dynamisches Verhalten eines oszillatorischen Systems.

Selbsterholende und wiederholt triggerbare Systeme zeigen die typische Ausbreitung von „Spikes“, wie sie von Schrittmacherneuronen bekannt sind (vgl. I.1.18.).

Mehrere biophysikalische Modellsysteme mit allen essentiellen Merkmalen der Aktionspotentialgewinnung wurden beschrieben. Solche Nervenmodelle simulieren Eigenschaften wie Erregbarkeit, Alles-oder-Nichts-Verhalten, Ausbreitung, Monostabilität (Spike-Antwort), Refraktärverhalten, Akkomodation und Oszillationen. Wir wollen drei Prototypen von Modellen erwähnen, ohne auf Details einzugehen:

1. Das Neurodyn, ein elektronisches Nervenmodell, das aus einer Tunneldiode mit parallel geschaltetem NTC-Widerstand besteht (NTC = negative temperature coefficient), vgl. Franck 1973;
2. die Ionenaustauschermembran in Natriumchlorid-

lösung mit transmembrärem Durchfluß (THEORELLS Nervenmodell);
3. das OSTWALD-LILLIEsche Eisendrahtsystem in Salpetersäure.

Zur Klasse physikalischer und physikochemischer Modelle sind auch jene von BETHE (1946) und BONHOEFER (1953) zu rechnen.

4.1.2. *Dissipative Strukturen der Grenzflächendynamik*

Ein interessantes Spektrum von dissipativen Strukturen tritt an der Grenze zwischen zwei fluiden Phasen beim Stoffübergang grenzaktiver Stoffe auf. Von LINDE (1977) konnte

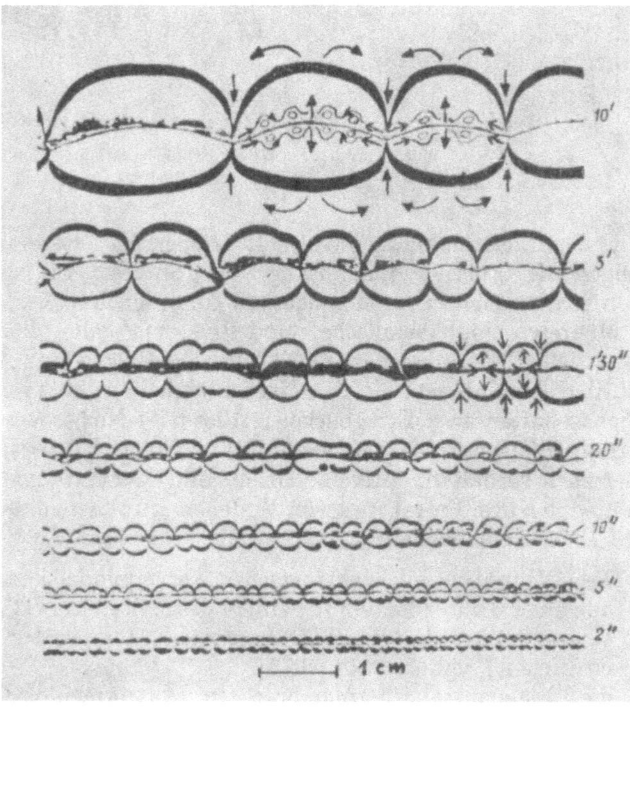

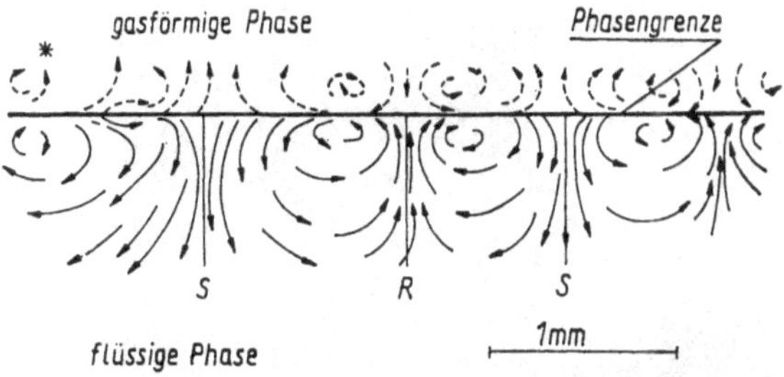

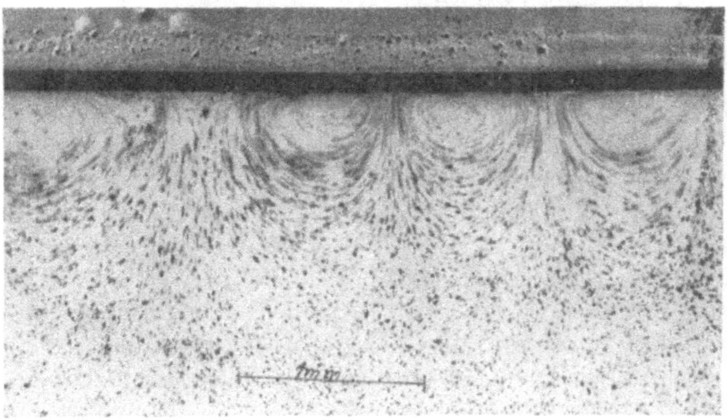

Abb. 56b. Rollzellen beim Stoffübergang $\frac{\text{Luft}}{\text{Glykol gesättigt mit Chloroform}}$. Aufnahme der Flüssigkeitsströmung durch die Spuren kleiner Teilchen im Kapillarspalt (nach LINDE 1977)

←

Abb. 56a. In einem engen Kapillarspalt bilden sich Rollzellen infolge der erheblichen Wandreibung ortsfest aus. Mit der Zeit wachsen die Rollzellen durch Abbau des Konzentrationsgefälles an, wobei die großen Rollzellen längs der Phasengrenze eine oszillatorische Wirbelstraße ausbilden.

System $\frac{\text{iso-Amylal} + 1\%\ C_{16}H_{33}OSO_3Na}{\text{Wasser}}$ mit Zeitangabe nach Überschichtung beider Phasen. Schlierenaufnahme parallel zur Phasengrenze (aus SINZ, LINDE, KUHNERT und KRUG 1978).

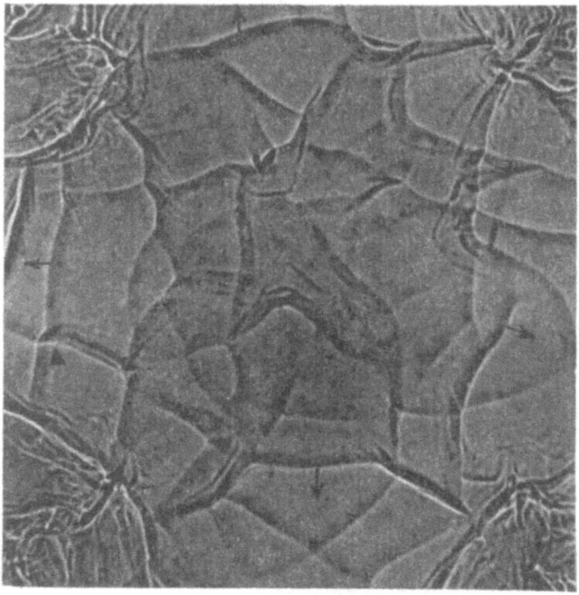

Abb. 56c. Oszillation, die sich wie eine stehende (oder laufende) Welle verhält, an der Phasengrenze bei Absorption eines grenzflächenaktiven Dampfes an einer Flüssgkeitsoberfläche (nach LINDE 1977).

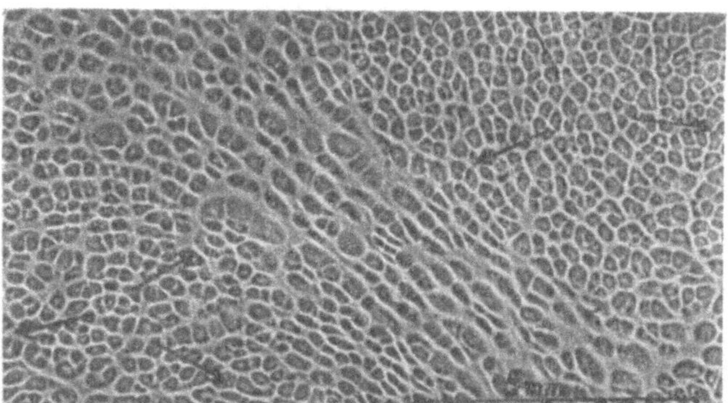

gezeigt werden, daß bei dieser sog. Marangoni-Instabilität quasistationäre und verschiedene oszillierende Strömungsstrukturen angefacht werden. Der Rückkopplungsschritt kommt hierbei dadurch zustande, daß eine Konzentrationsinhomogenität durch einen Grenzflächenspannungsunterschied eine Grenzflächenkonvektion auslöst, die mit ihrem in die Grenzschichten reichenden konvektiven Transport die anfängliche Konzentrationsinhomogenität reproduziert und verstärkt.

Im strengsten Sinne stationäre räumlich periodische dissipative Strukturen werden kaum oder nur bei extrem geringer Instabilität beobachtet. Die Rollzellen — in ihrer Drehrichtung räumlich alternierende Wirbelpaare längs der Phasengrenze — sind einer Triftbewegung unterworfen und bilden auf diese Weise Rollzellen höherer Ordnung mit einer wesentlich größeren Wellenlänge, so daß ineinander verschachtelte Strukturen entstehen (Abb. 56a). Durch einen periodischen Zusammenbruch des durch Diffusion und Konvektion bedingten Nachlieferungssystems können die Rollzellen zu meist recht lebhaften Relaxationsoszillationen (Einparameteroszillation) im räumlichen Verband entarten, die einen relativ weiten Frequenzbereich von 0,2 Hz bis 10 Hz umfassen (Abb. 56b). An eng umgrenzten Grenzflächenbezirken tritt diese „Kippschwingung" auch als Einzelvorgang auf. Ein Extremfall dieser Relaxationsoszillation stellt die periodische Neuanfachung von Rollzellenverbänden dar, die in Zeitabständen von 5 Sekunden bis 50 Minuten periodisch auftreten können.

Bei anderen Stoffparametern des Systems kommt es zu „echten" und recht regelmäßigen auf der Fläche synchroni-

←

Abb. 56d. Triftende Rollzellen I. Ordnung, eine großräumigere Struktur aufbauend (Rollzelle II. Ordnung). Stoffübergang von Na-Alkylsulfat aus Iso-Amylal in die wäßrige Phase; Schlierenaufnahme senkrecht zur ausgedehnten Phasengrenze (nach LINDE 1977).
Ist an den fortschreitenden Linien, die sich gegenseitig durchdringen und wieder auseinanderlaufen, zu erkennen. (Die quadratische Unterstruktur ist eine unerwünschte Störung durch stehende Kapillarwellen in der quadratischen Küvette.)
System: $\frac{\text{Luft + Hexandampf}}{\text{Benzol}}$
Schlierenaufnahme senkrecht durch die ebene Phasengrenze (aus SINZ, LINDE, KUHNERT und KRUG 1978)

sierten Zweiparameter-Oszillationen mit der relativ niedrigen Frequenz von ca. 1 Hz (Abb. 56c). Diese Oszillation kann sowohl in Form laufender regelmäßiger „Impulsfolgen" variierbarer Folgefrequenz als auch als stehende Oszillation durch Interferenz zweier laufender Strömungskreisläufe, die den Stromkreisläufen der Nervenleitung analog sind, ausgeprägt sein.

Die stehende Oszillation tritt an eng umgrenzten Grenzflächenbezirken durch Reflexion und Resonanz als den gesamten Bezirk mit einer oder nur wenigen Wellenlängen durchsetzende longitudinale Dilatations-Kompressionsschwingung der Grenze auf, die rein optisch Ähnlichkeit mit einem schlagenden Herzen aufweist (LINDE, persönliche Mitteilung).

Da diese auch Auslösbarkeit und Refraktärität zeigenden Instabilitäten lediglich durch Stofftransport oder Stoffwechselvorgänge an Phasengrenzen bedingt sind, stellen sie, neben den erregbaren Membranen, den physiologischen Vorgängen der Nervenerregung bereits recht nahe kommende Analogmechanismen dar.

4.2. *Chemische Ebene*

Bei der Betrachtung von chemischen dissipativen Strukturen empfiehlt es sich, ebenfalls wieder eine Unterteilung in heterogene und homogene Systeme vorzunehmen. In heterogenen Reaktionssystemen genügt auf der chemischen Reaktionsseite ein Rückkopplungsschritt, um Oszillationen oder räumliche Strukturbildung beobachten zu können. Deshalb sind derartige Phänomene in Heterogensystemen häufiger anzutreffen. Man war sogar längere Zeit der Meinung, daß Oszillationen in homogenen chemischen Reaktionen unmöglich wären.

Von den Oszillations- und Strukturbildungsphänomenen in heterogenen chemischen Reaktionssystemen sollen die bereits im vorigen Abschnitt erwähnten elektrochemischen Oszillationen, die bei der chemischen oder elektrochemischen Auflösung von verschiedenen Metallen auftreten (OSTWALD-LILLIE-Modell), und die LIESEGANG-Ringe angeführt werden. Bei den LIESEGANG-Ringen handelt es sich um ein Reaktions-Diffusions-System.

BUSSE (1973) konnte allgemein zeigen, daß bei der Kopplung einer autokatalytischen Reaktion mit Diffusion eine räumlich periodische Strukturierung resultiert.

Betrachten wir die autokatalytische Reaktion $A + B \rightarrow 2B$. Die Kontinuitätsgleichung für die Konzentrationsänderung von B lautet:

$$\frac{\partial c_B}{\partial t} - D\frac{\partial^2 c_B}{\partial x^2} = \frac{dc_B}{dt},$$

wobei D der Diffusionskoeffizient von B ist (die Diffusion wird nur in x-Richtung betrachtet);

$\frac{dc_B}{dt}$ = zeitliche Änderung von c_B (Konzentration von B) durch die autokatalytische Reaktion;

$$\frac{dc_B}{dt} = kc_A \cdot c_B.$$

Die Konzentration von A wird als konstant angenommen (offenes System). Für den stationären Zustand $\left(\frac{\partial c_B}{\partial t} = 0\right)$ ergeben sich periodische Lösungen für $c_B(x)$:

$$c_B = c_{0B} \cdot \sin\left(\frac{2\pi x}{\lambda} - \varphi\right)$$

ist die Wellenlänge der periodischen Konzentrationsverteilung:

$$\lambda = 2\pi\sqrt{\frac{D}{k \cdot c_A}}.$$

Bei den LIESEGANG-Ringen handelt es sich um die Bildung von schwerlöslichen Salzen bei Reaktion in Gallerten. Eine Reaktionskomponente ist dabei in der Gallerte fixiert, während der zweite Reaktionspartner in das Gel eindiffundiert. Man beobachtet dabei eine Abscheidung des Reaktionsprodukts in Form von konzentrischen Ringen. Diese Strukturbildung ist vielfach mit der Bildung von biologischen und geologischen Strukturen verglichen worden. Eine neuere Theorie der LIESEGANG-Ringe basiert auf der Tatsache, daß die Bildung der schwerlöslichen Niederschläge formal als eine autokatalytische Reaktion behandelt werden kann.

Chemische Oszillationen in homogener Phase sind gegenüber den Oszillationen in heterogener Phase ein relativ seltenes Phänomen. LOTTKA stellte schon 1920 ein theoretisches Modell zur Deutung dieses Phänomens auf. Sein Modell enthält zwei miteinander gekoppelte autokatalytische Reaktionen. Später wurden LOTTKA-VOLTERRA-Modelle vor allem bei populationsdynamischen Untersuchungen (vgl. II.6.) eingesetzt.

Während das LOTTKA-Modell anschaulich zu interpretieren ist, sind neuere Modelle komplizierter und enthalten mehr als zwei Parameter.

Man kann aber allgemein sagen, daß bei chemischen Reaktionen in geschlossenen homogenen Systemen Oszillationen nur auftreten, wenn zwei Rückkopplungsschritte vorhanden sind. Diese Bedingungen sind bei organischen oder anorganischen Reaktionen schwierig zu realisieren.

Da es sich bei den chemischen Oszillationen um Konzentrationsoszillationen von Zwischenprodukten handelt, die bei kritischen Konzentrationsbedingungen der Ausgangsstoffe beobachtet werden, sehen wir, daß auch hier die übrigen allgemeinen Bedingungen für dissipative Strukturen (offenes System, kritische Bedingungen, Rückkopplung) erfüllt sind.

Lange Zeit war die BRAY-Reaktion (Reaktion zwischen H_2O_2 und KJO_3) das einzige Beispiel für chemische Oszillationen in homogener Phase. Man beobachtet u. a. Oszillationen der O_2- und Jodkonzentration.

Eine intensive Bearbeitung der chemischen Oszillationen setzte erst mit der Entdeckung der BELOUSOV-ŽABOTINSKIJ-Reaktion (BZR) ein (ŽABOTINSKIJ 1973). Diese besteht in der Bromierung und oxidativen Decarboxilierung von zumeist β-Dicarbonylverbindungen in Gegenwart von Redoxkatalysatoren wie Ce, Mn, Ru- oder Fe-Komplexen (NOYES et al. 1971, KUHNERT 1977).

Am besten untersucht ist das System Malonsäure, Kaliumbromat und Cerium. In neuerer Zeit konnten

KUHNERT und LINDE (1977) zeigen, daß dieses komplexe Reaktionssystem wesentlich vereinfacht werden kann (Abb. 57a und b).

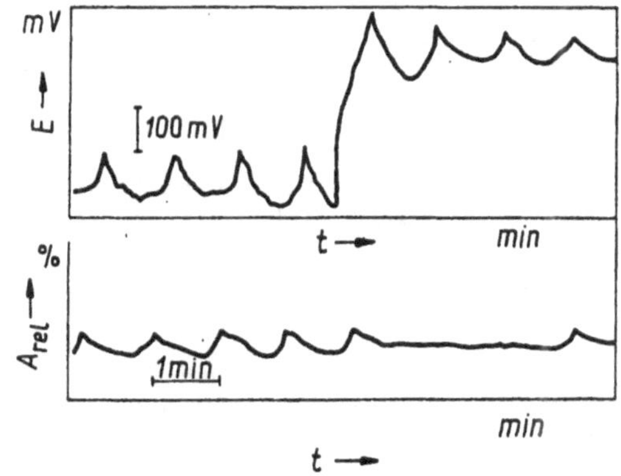

Abb. 57a. Oszillierende Reaktion: Diazoniumsalz + $KBrO_3$; Zusammensetzung des Systems: p-Diethylaminobenzoldiazonium-tetrafluoroborat ($c = 0{,}75 \cdot 10^{-2}$ mol/l), $KBrO_3$ ($c = 5{,}25 \cdot 10^{-2}$ mol/l) 1n H_2SO_4; im oberen Teil relative Potentialänderung, im unteren Teil relative Änderung der Lichtabsorption bei $\lambda = 505$ nm gegen die Zeit aufgetragen. In der Mitte ist der Übergang zwischen zwei stationären Zuständen zu erkennen, die oszillatorische Regime zeigen (ähnliche spontane sprungförmige Änderungen sind auch von Oszillationen auf biochemischer und physiologischer Ebene bekannt) (aus SINZ, LINDE, KUHNERT und KRUG 1978).

So wurden neue oszillierende Reaktionen bei Bromatoxidationen mit nur einem weiteren Reaktionspartner wie Diazoniumsalzen oder Naphtholsulfonsäuren gefunden. Damit zeichnen sich Möglichkeiten ab, zielgerichtet neue oszillierende Reaktionen experimentell zu realisieren.

Der Mechanismus der BZR ist sehr komplex. Es wird ein Reaktionsmechanismus mit über 20 Teilschritten diskutiert. Entscheidend scheinen aber die zwei Rückkopplungsschritte zu sein, die man folgendermaßen formulieren kann:

$$HBrO_2 + BrO_3^- + H^+ \rightarrow 2\,BrO_2 + H_2O \quad \text{(Autokatalyse)}$$
$$HBrO_2 + Br^- + H^+ \rightarrow 2\,HBrO \quad \text{(Inhibierung)}$$

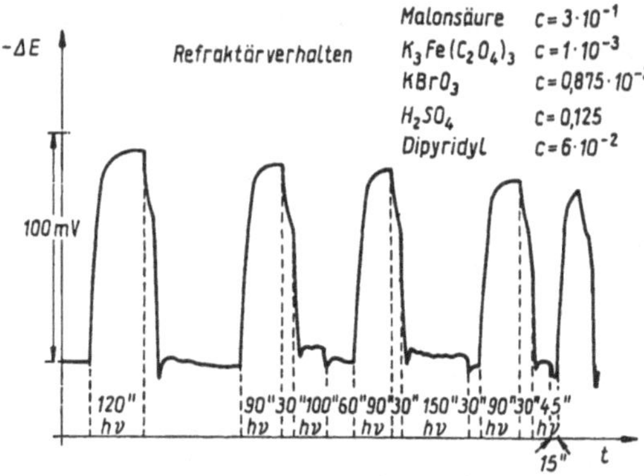

Abb. 57b. **Refraktärverhalten bei photochemischen Reaktionssystemen. Potentialantwort des Systems gegen die Zeit aufgetragen, Belichtungsperioden mit** ***hν*** **gekennzeichnet. Refraktärzeit ca. 15 Sekunden (aus Sinz, Linde, Kuhnert und Krug 1978).**

Mit chemischen Oszillationen lassen sich je nach Art der Reaktionsführung zeitliche, räumliche und raumzeitliche Strukturen darstellen. Bei Reaktionen in kontinuierlich gerührtem Medium beobachten wir zeitliche Oszillationen der Zwischenprodukte. Wird die Reaktionslösung nicht gerührt und spielt der Stofftransport durch Diffusion eine Rolle, so bilden sich Raumstrukturen und Raum-Zeitstrukturen aus (Reaktionsbänder, Schlieren). Wird die Reaktion in dünner Schicht durchgeführt (zweidimensional), so resultieren Wellenfronten, die von Reaktionszentren (Pacemaker) ausgehen. Sie können durch UV-Strahlen getriggert werden. Auf diese Weise lassen sich in Schichten von Reaktionsgemischen Funktionsmuster in räumliche Muster von Konzentrationsgradienten überführen (Gerisch und Hess 1974).

Die z. T. spiralförmigen Wellen der Žabotinskij-Reaktion (mit Rotationsperioden um 1 Minute (Winfree 1972) erinnern an spiralförmige Aggregationsformen von Schleimpilzen (*Dictyostelium discoideum*, Abb. 58), die wahrscheinlich durch rhythmische Freisetzung von zyklischem AMP von bestimmten Quellzentren aus entstehen (Roos et al. 1977).

Es soll noch darauf hingewiesen werden, daß sich auch mit autokatalytischen chemischen Reaktionen die oben erwähnten formalkinetischen Analogien zur Nervenerregung modellieren lassen, wie z. B. Alles-oder-Nichts-Gesetz, Bistabilität, Impulsbildung (auslösbare Monostabilität), Oszillation, Propagation, Refraktärität und Reizstärke-Reizzeit-Verhalten.

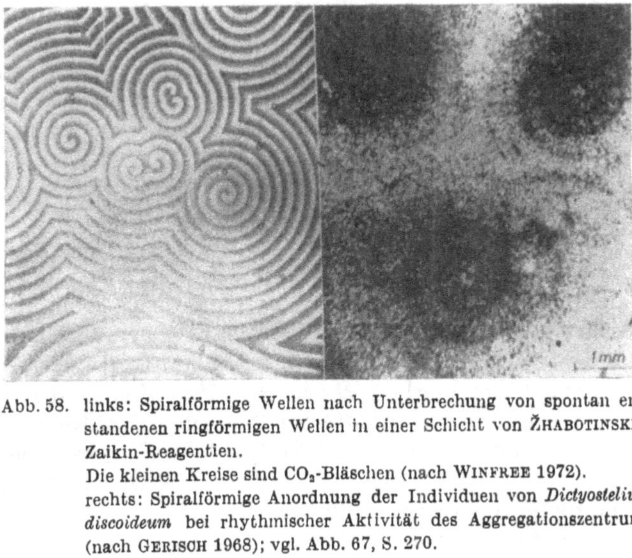

Abb. 58. links: Spiralförmige Wellen nach Unterbrechung von spontan entstandenen ringförmigen Wellen in einer Schicht von Žhabotinskij-Zaikin-Reagentien.
Die kleinen Kreise sind CO_2-Bläschen (nach Winfree 1972).
rechts: Spiralförmige Anordnung der Individuen von *Dictyostelium discoideum* bei rhythmischer Aktivität des Aggregationszentrums (nach Gerisch 1968); vgl. Abb. 67, S. 270.

In Untersuchungen von Kuhnert und Linde (1977) konnte die BZR so abgewandelt werden, daß durch Ankopplung einer photochemischen Bildung von Fe^{2+} aus Kaliumferrioxalat Oszillationen nach einem Alles-oder-Nichts-Gesetz ausgelöst werden können. Derartige Systeme zeigen auch Refraktärität (vgl. Abb. 57b).

Reaktionssysteme mit einem autokatalytischen Teilschritt geben auf ein optisches Rechtecksignal je nach Zusammenstellung des Systems eine Proportional- (P-),

Differential- (D) oder Proportional-Differential (PD)-Antwort. Damit lassen sich derartige Systeme auch zur Modellierung der Signaltransformation in Rezeptoren verwenden.

Zum Abschluß dieser Betrachtungen soll noch auf die Bedeutung von Oszillationen in homogener Phase innerhalb der Evolutionstheorie von EIGEN hingewiesen werden (EIGEN 1971). Autokatalytische Teilschritte sind entscheidend an dem EIGENschen Hyperzyklus beteiligt, so daß ein Hyperzyklus mit 4 Gliedern bereits ungedämpfte Schwingungen zeigt.

Allgemein sind die zeitliche Ordnung in Form von Rhythmen und die räumliche Ordnung auf Grund der gleichen dissipativen Grundmechanismen eng miteinander verknüpft.

4.3. *Metabolische Ebene*

Ein Stoffwechselweg in der Biochemie wird gewöhnlich als eine geordnete Folge von Einzelreaktionen definiert, die durch Enzyme ($E_0, E_1, \ldots, E_n$) katalysiert werden und wobei das Produkt S_i der $i-1$ten Reaktion das Substrat der jeweils unmittelbar folgenden Reaktion ist. Häufig modifiziert nun das Endprodukt S_n dieser Sequenz (bei einem gewissen Grad von Kooperativität, siehe später) die Geschwindigkeit des Anfangs- oder Null-Enzyms (E_0), zumeist im Sinne einer Aktivitätsminderung. Damit ist eine negative Rückkopplung realisiert:

$$\begin{array}{l} E_0 \quad E_1 \quad E_2 \quad E_{n-1} \quad E_n \\ \text{Zufluß} \rightarrow S_0 \rightarrow S_1 \rightarrow S_2 \rightarrow \cdots \rightarrow S_n \rightarrow S_{n+1} \\ \rightarrow \text{Abfluß} \\ v_0[1 - f(x_n)],\ v_1,\ v_2,\ \ldots,\ v_{n-1},\ v_n \end{array} \qquad (1)$$

wobei:

$$x_i = S_i > 0 \quad \mathrm{d}[E_i]/\mathrm{d}t = \mathrm{d}v_0/\mathrm{d}t = 0\,.$$

Die gerichtete Reaktion, katalysiert durch das i-te Enzym (hier v_i genannt), ist eine nichtlineare Funktion der Konzentration des entsprechenden Substrats x_i. In erster Näherung wird diese Funktion durch die Michaelis-Menten-Gleichung (2) beschrieben. Falls die Kofaktoren und die Enzymkonzentrationen nahezu konstant gehalten werden, besitzt diese Gleichung zwei feste meßbare Parameter: die maximale Geschwindigkeit V_i, welche der Enzymkonzentration $[E_i]$ proportional ist und die MICHAELIS-Konstante K_i, die dem Affinitätsgrad des Enzyms E_i durch sein Substrat S_i umgekehrt proportional ist, d. h. $v_i(K_i) = V_i/2$.

$$v_i = V_i x_i/(K_i + x_i) \quad V_i \approx E_i \tag{2}$$

Die regulatorische Wirkung von S_n auf das Nullenzym E_0 kann vom nichtkompetitiven und kooperativen Typ sein, d. h. daß bei einer gegebenen Zahl von Bindungsstellen an E_0S_n-Moleküle unabhängig von der Bindung der Substratmoleküle S_0 gebunden werden können, die die weitere Bindung sowohl von S_0-Molekülen (bei negativer Rückkopplung: Aktivitätsminderung) als auch von S_n-Molekülen beeinflussen.

Es ist üblich, solche Arten von Wechselwirkungen durch die HILL-Gleichung zu beschreiben — im folgenden durch $f(x_n)$ repräsentiert (3) —, wobei p die HILL-Zahl symbolisiert, die einen quantitativen Ausdruck für die Zahl der Bindungsstellen darstellt. Die Konstante a ist direkt proportional der Bindungsaffinität von S_n zu E_0, da $a^{-1/p}$ der Dissoziationskonstanten entspricht (vgl. VINIEGRA-GONZALEZ 1973):

$$f(x_n) = ax_n^p/(1 + ax_n^p) \quad p \geqq 1 \quad a > 0$$

so daß:

$$\begin{aligned} f(0) = 0 \quad 0 \leqq f'(x_n) &= pax_n^{p-1}/(1 + ax_n^p)^2 \\ &\leqq \frac{p^2-1}{4p}\left[\frac{(p-1)}{a(p+1)}\right]^{1/p} \\ f(\infty) &= 1 \\ f(a^{-1/p}) &= 1/2 \\ \text{falls} \quad p &> 1 \end{aligned} \tag{3}$$

Mit diesen Gleichungen und der Festlegung, daß die einzige Transformation von jedem S_i durch die i-te Reaktion erfolgt, erhalten wir den folgenden Satz von Differentialgleichungen (4):

$$\begin{aligned} \dot{x}_1 &= v_0\,[1 - f(x_n)] - v_1(x_1) = F_1(x_1, x_n) \\ \dot{x}_2 &= v_1(x_1) - v_2(\partial_2) = F_2(x_1, x_2) \\ \hline \dot{x}_n &= v_{n-1}(x_{n-1}) - v_n(x_n) = F_n(x_{n-1}, x_n) \end{aligned} \tag{4}$$

Hierzu können folgende Stabilitätsbedingungen beschrieben werden (vgl. Viniegra-Gonzales 1973):.

1. Bedingung für die Existenz stationärer Zustände, wobei jede momentane Geschwindigkeitsänderung der Konzentrationen $\dot{x}_i$ bei einem gegebenen Eingang v_0 (const.) verschwindet.
2. Bedingungen für die Stabilität bzw. Instabilität stationärer Zustände für irgendein künstliches Eingangsniveau v_0, wenn Störungen durch kleine Abweichungen Δx_i gesetzt werden (lokale Stabilität).
3. Bedingungen für asymptotische Stabilität stationärer Lösungen, wenn die Vorwärtsbahn quasi-linear ist $(x_i \ll K_i)$ und die Abweichung Δx_i eine endliche Größe hat (globale Stabilität).
4. Einige besondere und biologisch relevante Bedingungen für die Existenz von stabilen Grenzzyklen und die Größenordnung der Frequenzen dieser Oszillationen, wenn die stationären Lösungen im quasi-linearen Bereich der Vorwärtsbahn und nahe dem Umkehrpunkt der Rückkopplung $f(x_n)$ liegen.

Wir wollen auf die Bedingungen für die Existenz stationärer Lösungen lokaler und globaler Stabilität bei quasi-linearem Vorwärtszweig nicht weiter eingehen (vgl. hierzu Viniegra-Gonzalez 1973), sondern gleich Ergebnisse der Merkmalsanalyse von stabilen Grenzzyklen anschließen.

4.3.1. Theorie stabiler Grenzzyklen

Betrachten wir das oben als quasi-linear beschriebene System im Vorwärtszweig als autonom (ohne Eingang) unter der Annahme, daß v_0 ein fester Parameter mit einem Wert ist, bei dem die nichtlineare Rückkopplung nahezu symmetrisch wird (steady-state-Wert von $\dot{x}_n \approx a^{-1/p}$).
In diesem ausgezeichneten Fall — insbesondere für große Werte von n — kann das Stabilitätsverhalten des Systems durch die Beschreibungsfunktionsanalyse vorausgesagt werden.

Wir leiten dazu die erste Harmonische in einer Fourierreihe derjenigen Antwort ab, die eine symmetrische nichtlineare Charakteristik besitzt, falls durch eine sinusförmige Eingangsgröße $\Delta x_n = E \sin \omega t$ die Erregung erfolgen würde. Da die nichtlineare Charakteristik einen Sättigungseffekt zeigt, wird die erste Harmonische der Ausgangs-Eingangs-Beziehung, hier als $\mu(E)$ definiert, eine abfallende Funktion von E sein, wenn die Amplitude des Eingangs „E" groß genug ist, solche Sättigungseffekte zu erzeugen ($E > b$). Andererseits wird das Verhältnis $\mu(E)$ nahezu gleich dem Wert des Anstiegs bei verschobenem Ursprung sein (ungefähr dem Anstieg des Umkehrpunktes

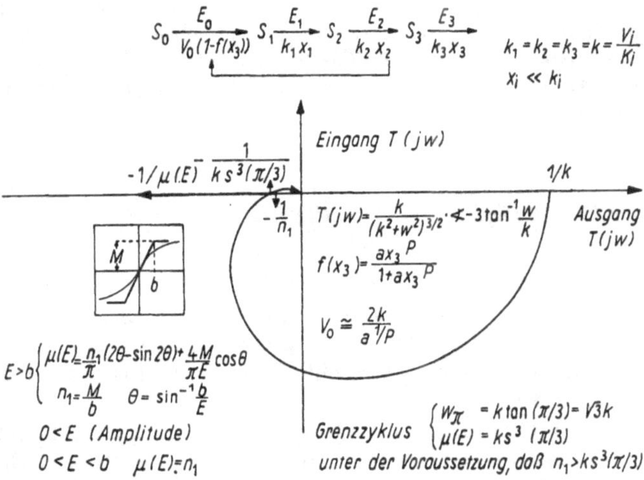

Schema 4: Analyse der Stabilitätseigenschaften des nichtlinearen Rückkopplungssystems mit Hilfe der Beschreibungsfunktion (nach VINIEGRA-GONZALEZ 1973).

entsprechend). Die graphische Überprüfung der Stabilität besagt, daß ein stabiler Grenzzyklus beim Koordinatenschnittpunkt in der komplexen Ebene des Ortes $T(j\omega)$ liegt und der Ort $-1/\mu(E)$ frequenzabhängig ist und sich auf der realen negativen Achse befindet. Die Frequenz solcher stabilen Oszillationen ist jene des Koordinatenschnittpunktes, welcher genau der Frequenz entspricht, bei der das NYQUIST-Diagramm $T(j\omega)$ die reale negative Achse schneidet und damit den kritischen Stabilitätspunkt eines analogen linearen Systems definiert. Unter Verwendung der Arctanfunktion positiver Zahlen kann gezeigt werden, daß $\sum_{i=1}^{n} \tan^{-1} (\omega_n/k_i) \geqq n \tan^{-1} (\omega_\pi/\bar{k})$.

Dies verdeutlicht, daß die Frequenz ω_π durch den Ausdruck $\bar{k} \tan (\pi/n)$ nach oben begrenzt ist und nur für $n = 3, 4, \ldots$ sinnvoll gilt. Sie nimmt mit der Zahl n der Zwischenreaktionen ab. Dies könnte eine Schätzung der Größenordnung der Frequenz der stabilen Grenzzyklen erlauben, wie sie für biochemische Reaktionen erwartet werden. Wenn man das mit dem gegebenen System von Gleichungen modelliert, kommt man in die Größenordnung von Minutenperioden, was den im folgenden zu erörternden metabolischen Schwingungen tatsächlich entspricht.

4.3.2. *Glykolytische Oszillationen*

Oszillationen der Hefe-Glykolyse sind seit über 20 Jahren bekannt (Duysens et al. 1957). Sie wurden sowohl in intakten Zellen als auch in Extraktpräparationen eingehend untersucht (Übersicht: Hess und Boiteux 1971, Sinz 1978a).

Unter anaeroben Bedingungen ist eine Rhythmik der Aktivität an reduziertem Nicotinsäureamid-Adenin-Dinucleotid (NADH + H^+) messend zu verfolgen, die eine Periode in der Größenordnung von einer Minute aufweist. Oszillationen und ihre Verkopplungen sind die Folge nichtlinearer Eigenschaften von Enzymen und der Rückkopplungsstrukturen, die in einem periodischen Wechsel von Beschleunigung und Abbremsung der Umsatzgeschwindigkeiten und Konzentrationen zahlreicher Metabolite führen: Adenosin-tri-, -di- und -monophosphat (ATP, ADP, AMP), Glukose-6-Phosphat (G-6-P), Fruktose-6-Phosphat (F-6-P), Fruktose-1,6-Diphosphat (FDP), Dihydroxyaceton-Phosphat (DAP), Glyzerinaldehyd-Phosphat (GAP), 3- bzw. 2-Phosphoglyzerinsäure (3-PG, 2-PG), Phosphoenolpyruvat (PEP), Pyruvat (Pyr.) und Acetaldehyd (Acet.). Die Metabolite stehen durch folgende Reaktionsschritte miteinander in Verbindung:

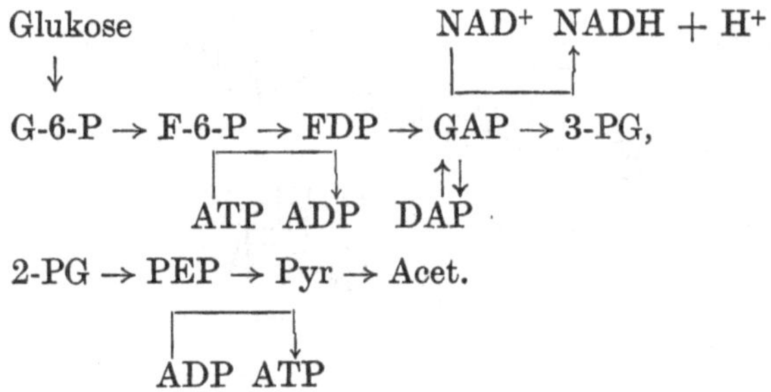

Die Eingangsgröße ist das Substrat Glukose, die Ausgangsgrößen sind Alkohol und Kohlendioxid (Abb. 59). Der Prozeß wird durch eine Sequenz von 10 Enzymen katalysiert und nach Art eines Mehrfachregelsystems in sich abgestimmt.

Es lassen sich drei ineinander verschachtelte Kopplungsfunktionen unterscheiden (Abb. 59).

1. Das Adenosintriphosphat (ATP)-System, das durch Synthese und Hydrolyse – katalysiert durch Phosphotransferasen – die Glykose in sich rückkoppelt (die Phosphofruktokinase, PFK, ist dabei Schrittmacher der gesamten Glykolyse);
2. das Nicotinsäureamid – Adenin-Dinucleotid (NAD) – System, das durch Oxidation und anschließende Reduktion die Glykolyse in einen Redoxzyklus schließt;
3. das Pyruvatkinase-System, wobei das Zwischenprodukt Fruktosediphosphat (FDP) das Enzym Pyruvatkinase (PK) im Sinne einer Vorwärtskopplung aktiviert und somit einen unteren Schwellenwert für den Umsatz der Prozeßstrecke festlegt.

Aus der Rückkopplungsstruktur des glykolytischen Systems sind periodische Wechsel von Beschleunigung und Abbremsung der Umsatzgeschwindigkeiten und damit phasenverschobene Oszillationen von Konzentrationen der glykolytischen Intermediate zu erwarten (Abb. 60 und 61): Ist der erste Abschnitt der Glykolyse stärker

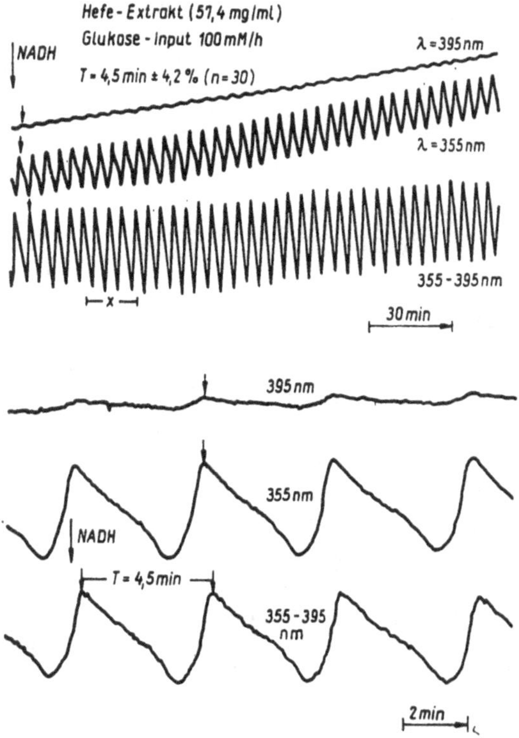

Abb. 59. Oszillationen des Nicotinsäure-Adenin-Dinucleotid (NADH)-Fluoreszenzregistrierung in Hefeextrakt bei relativ konstantem Glukosezufluß; oben: mehrstündige Registrierung, unten: Ausschnitt und Vergrößerung. Einer Zunahme der NADH-Konzentration (fallender Kurvenzug) folgt die Oxidation des NADH (steigender Kurvenzug) (nach HESS aus SINZ 1977a).

aktiviert als der zweite, muß es zu einem Anstieg der Konzentrationen von NADH kommen. Überwiegt die Aktivierung im zweiten Abschnitt, nimmt die NADH-Konzentration ab. Aus dem Phasenwinkeldiagramm in Abbildung 62 wird ersichtlich, daß die durch Phosphofruktokinase (PKF) und Pyruvatkinase (PK) umgesetzten

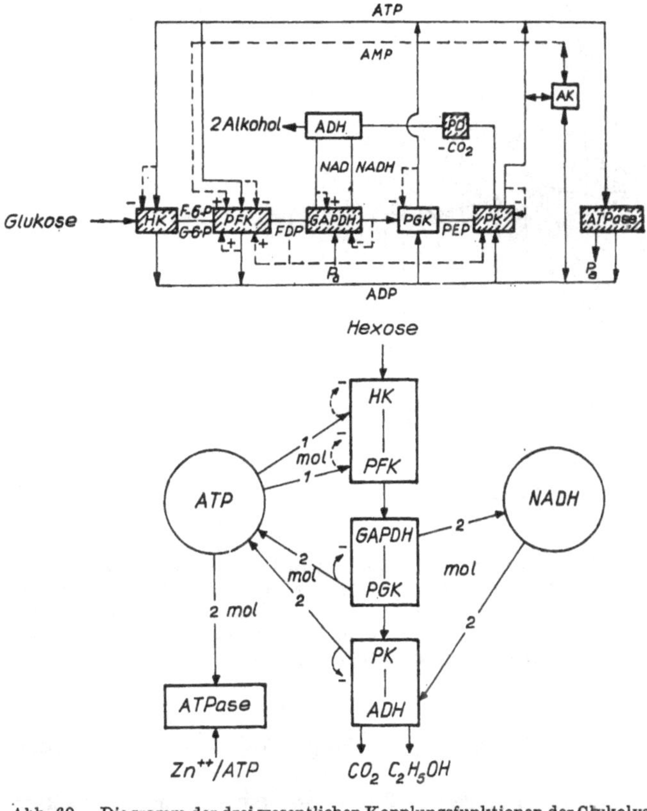

Abb. 60. Diagramm der drei wesentlichen Kopplungsfunktionen der Glykolyseregulation (HIGGINSscher Mechanismus), (nach HESS aus SINZ 1978).

Substrate jeweils um 180° gegenüber ihren Reaktionspartnern phasenverschoben oszillieren. Außerdem ist eine Phasenverschiebung von etwa 80° auf Grund der zeitabhängigen Kontrolle von Glyzerinaldehyd-3-phosphat-dehydrogenase/Phosphoglyzeratkinase (GAPDH/PGK) nachweisbar.

Das Gesamtsystem der Glykolyse wurde mit 100 nicht-

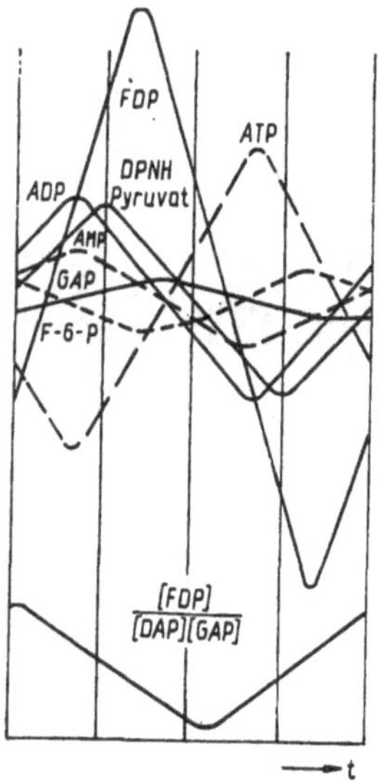

Abb. 61. Schema der Phasen- und Amplitudenverhältnisse in gärender Hefe. Das Phasenverhältnis widerspiegelt die Stellung im Regelsystem und die kausalen Beziehungen zwischen einzelnen Metaboliten, wie im Fall ATP-FDP, wobei ein Phosphatmolekül von ATP auf F-6P übertragen wird und FDP entsteht (nach BETZ 1968).

linearen Differentialgleichungen auf dem Digitalrechner simuliert.

Der Glykolyse-Oszillator ist ein komplexer selbsterregter Schwinger. Seine Frequenz erhöht sich bei einer Temperaturzunahme um 10 °C auf das 2- bis 4fache (Abb. 63). Die Frequenz ist auch von der Art des Substrats abhängig und beschleunigt sich mit erhöhtem Substratzufluß. In einem zellfreien System der Hefe ist die Schwingungsperiode etwa achtmal so groß wie in vivo. Zusatz von ADP verringert die Frequenz. Gleichzeitig erhöht sich die Amplitude. Die Schwingungsamplitude kann beim Schrittmacher-Enzym Phosphofruktokinase bis zu 30% der Gesamtaktivität betragen; das

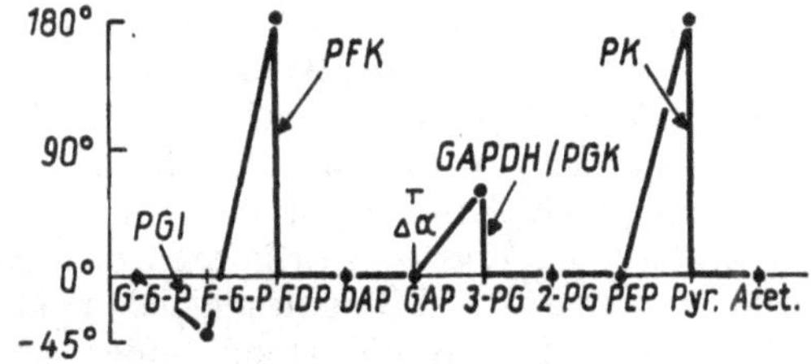

Abb. 62. **Phasendiagramm der Oszillationen glykolytischer Intermediatkonzentrationen (nach** BOITEUX **und** HESS **1973).**

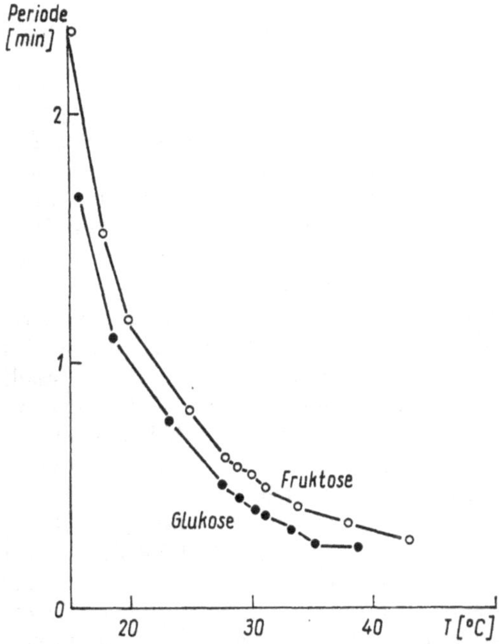

Abb. 63. **Temperaturabhängigkeit der Schwingungsdauer glykolytischer Oszillationen unter D-Glukose und D-Fruktose als Substrat (nach** KREUZBERG **et al. 1977).**

bedeutet eine Schwingungsbreite von 60%. Mit zunehmender Temperatur verringert sich die Amplitude.

Rhythmen der NADH-Aktivität wurden auch in anderen Systemen gefunden, so in zellfreien Extrakten von Rinderherzmuskel nach Anregung durch Temperatursprünge oder Änderungen der Substratkonzentration. Das System wurde durch 57 Differentialgleichungen simuliert: Dabei zeigten sich sowohl Oszillationen als auch multistabile stationäre Zustände (Frenkel et al. 1973).

4.3.3. *Mitochondriale Oszillationen*

Von besonderem Interesse sind minutenrhythmische Oszillationen membrangebundener Redoxkomponenten des Atmungsstoffwechsels, der Atmungsrate sowie der Volumenänderung von Mitochondrien. Die Schwingungsperiode beträgt eine Minute (Hess und Boiteux 1971). Im Austausch aufgenommener Kaliumionen geben Mitochondrien rhythmisch Wasserstoffionen nach außen ab und vice versa. Hiermit sind Volumenänderungen und rhythmische Änderungen im Redoxzustand des NADH-Systems, der Flavoproteide und Cytochrome sowie der O_2-Aufnahme verbunden. Die nähere Analyse zeigt auch hier, daß das Verhältnis der internen Konzentration von ATP und ADP wiederum ein wesentlicher Kontrollfaktor der Schwingungsgenerierung ist, wobei das Adenosinphosphatsystem wahrscheinlich die oxydative Phosphorylierung mit dem Ionentransport koppelt. Dieser hohe Kopplungsgrad der einzelnen Untersysteme vermittelt einen ersten Eindruck von den Ordnungsprinzipien, die statt eines „weißen Rauschens" glykolytischer, mitochondrialer und anderer intrazellulärer Oszillationen eine phasenabgestimmte Prozeßmodulation und damit auf biochemischer Ebene die Basis für die multioszillatorische Funktionsordnung der Zelle und des Organismus konstituieren.

4.4. *Epigenetische Ebene*

Kernstück des epigenetischen Systems ist ein geschlossener Rückkopplungs-Repressionskreis, der durch zwei Differentialgleichungen für die Enzym- und mRNS-Synthese beschrieben wird. Eine der wesentlichen dynamischen Konsequenzen der negativen Rückkopplung ist das Auftreten von Oszillationen der Synthesegeschwindigkeit von mRNS und Enzym, die in der Zelle durch Verzögerungszeiten für die Regulationsschritte bzw. Signalübertragung mit Nichtlinearitäten (z. B. der allosterischen Repressionsproteine) verursacht werden (vgl. I.2.2.3.).

4.5. *Zellmembran und Zellebene*

Wenn Regulation und Oszillation auf metabolischer Ebene mit gleichfrequenten Schwingungen auf physiologischer Ebene in Beziehung stehen, dann darf man erwarten, daß die Membranpolarisation in die Vermittlung der Oszillationen einbezogen ist. Weiterhin müßten mit entsprechender Analysetechnik derartige Oszillationen infolge der Universalität dynamischer metabolischer Gesetzmäßigkeiten auch dort nachweisbar sein, wo sie den Schwellenwert für die Generierung von Aktionspotentialen nicht erreichen, z. B. beim Skelettmuskel als typisches reaktives System.

4.5.1. *Membranpotentialschwingungen*

Wir untersuchten daher das Ruhemembranpotential des Musculus semitendinosus von *Rana esculenta* (Wasserfrosch) an der Einzelfaser, um von vornherein aus dem Zellverband resultierende Potentialschwankungen und neurogene Einflüsse auszuschalten. Falls Oszillationen auch hier nachweisbar wären, sollte ihre Temperaturabhängigkeit untersucht werden. Ein gleicher Q_{10} wie bei den Schwingungen der membranpotentialrelevanten Enzymkonzentrationen würde einen weiteren Hinweis auf ihren kausalen Zusammenhang darstellen.

Einzelne Skelettmuskelfasern wurden in einer thermostasierten Versuchskammer mit O_2-gesättigter Ringerlösung bespült.

Mit Hilfe eines Mikromanipulators erfolgten Mikroelektrodenableitungen (KCl-gefüllte Glasmikroelektroden mit einem Spitzendurchmesser $< 1\ \mu m$) über ein Schwingkondensatorelektrometer (Eingangswiderstand 10^{13} Ohm, Gitterstrom 10^{-12} A) gegen die in der Badflüssigkeit geerdet liegende indifferente Elektrode (KCl-AgCl-Ag-Brücke).

Zur Trennung der harmonischen von der stochastischen Komponente erfolgte nach Analog-Digital-Wandlung eine Autokorrelations- und Spektralanalyse. Auf diese Weise konnten modulierende Schwingungen des Ruhemembranpotentials mit einer mittleren Frequenz von 1,1 min und einer Amplitude in der Größenordnung von 1% des Ruhemembranpotentials (80 mV) nachgewiesen werden (Abb. 64).

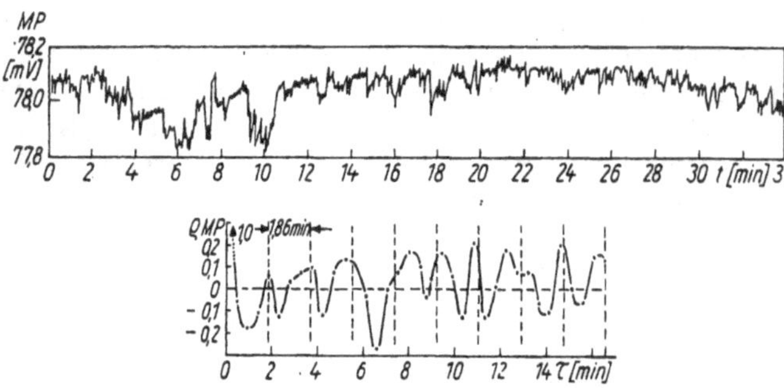

Abb. 64. oben: Stark verrauschte Registrierkurve bei Kompensation der Amplitude des Membranpotentials. Für die Ordinatenbeschriftung wurden die realen Werte des Ruhemembranpotentials verwendet. Temperatur der Badlösung 8 °C.
unten: Es wurde die Polaritätskorrelationsfunktion berechnet. Die Schwingungsdauer beträgt 1,86 min (nach SINZ und ISENBERG 1972).

Dies war nur möglich, nachdem das Membranpotential kompensiert und lediglich die Schwankungen um das Niveau mit einer Verstärkung von 1 mV/20 cm auf dem Kompensationsbandschreiber registriert wurden. Neben der bevorzugten Frequenz der modulierenden Oszillationen in der Größenordnung von 1 min^{-1} können gleichzeitig noch Überlagerungen höherer und niederer Frequenzen auftreten (Abb. 65).

Für den Frequenzanstieg im Temperaturbereich von 8 bis 26 °C wurde ein Q_{10} von 1,8 berechnet (Abb. 66). Die gute Übereinstimmung in der Korrelation der Frequenz von Membranpotentialschwankungen und der Aktivierungsenergien von Membran-ATPasen mit der

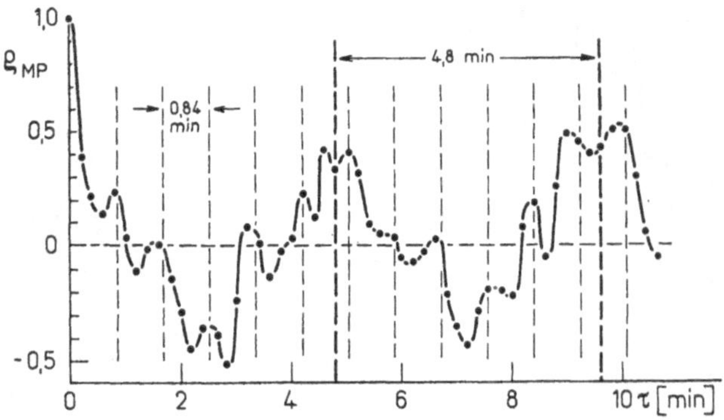

Abb. 65 b. Autokorrelationsfunktion einer Ruhemembranpotentialregistrierung: deutliche Überlagerung einer 4,8- und 0,84-Minuten-Periode (nach SINZ 1978 a).

Temperatur legt es nahe, ATPase-Oszillationen, für die ein $Q_{10} > 2$ ermittelt werden konnte, über ihren Einfluß auf die Permeabilität bzw. den aktiven Ionentransport als Vermittler der intra- und suprazellulären Oszillationen anzusehen. Die Membran-ATPase ist eng mit dem zytoplasmatischen Adenosinphosphatsystem verbunden, das rückgekoppelte metabolische Multienzymsysteme kontrolliert, die Oszillationen mit gleichem Frequenz-

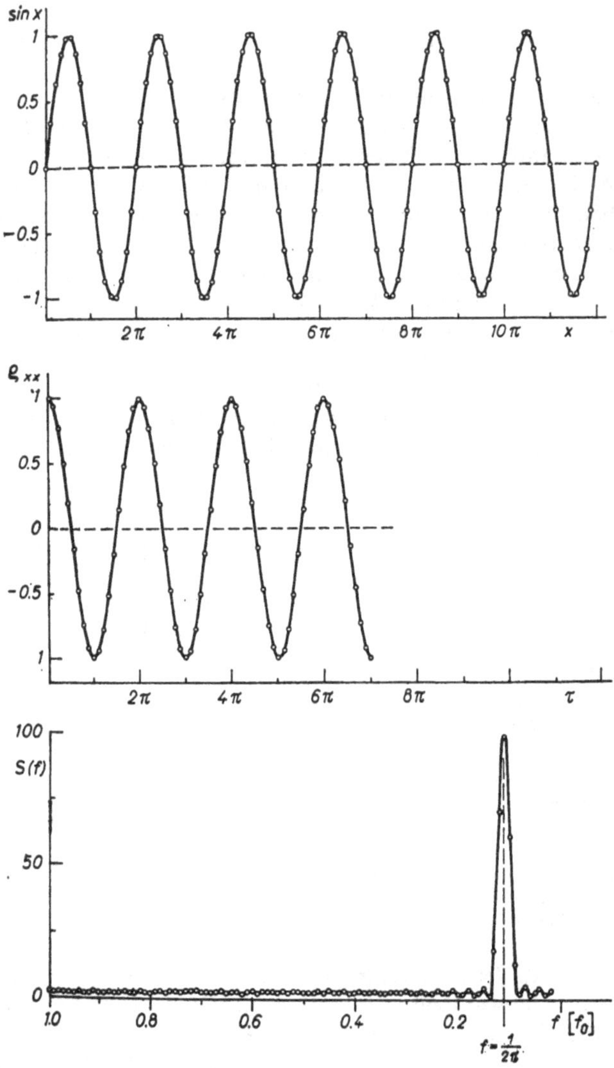

Abb. 65a. rechts: Ruhemembranpotentialregistrierung einer Skelettmuskelfaser und zugehörige Autokorrelationsfunktion und Spektraldarstellung.
links: Vergleichsweise Darstellung einer Sinusfunktion mit Autokorrelationsfunktion und Leistungsspektrum (vgl. Methodikdarstellung in I.1.7.7.) (nach SINZ 1978a).

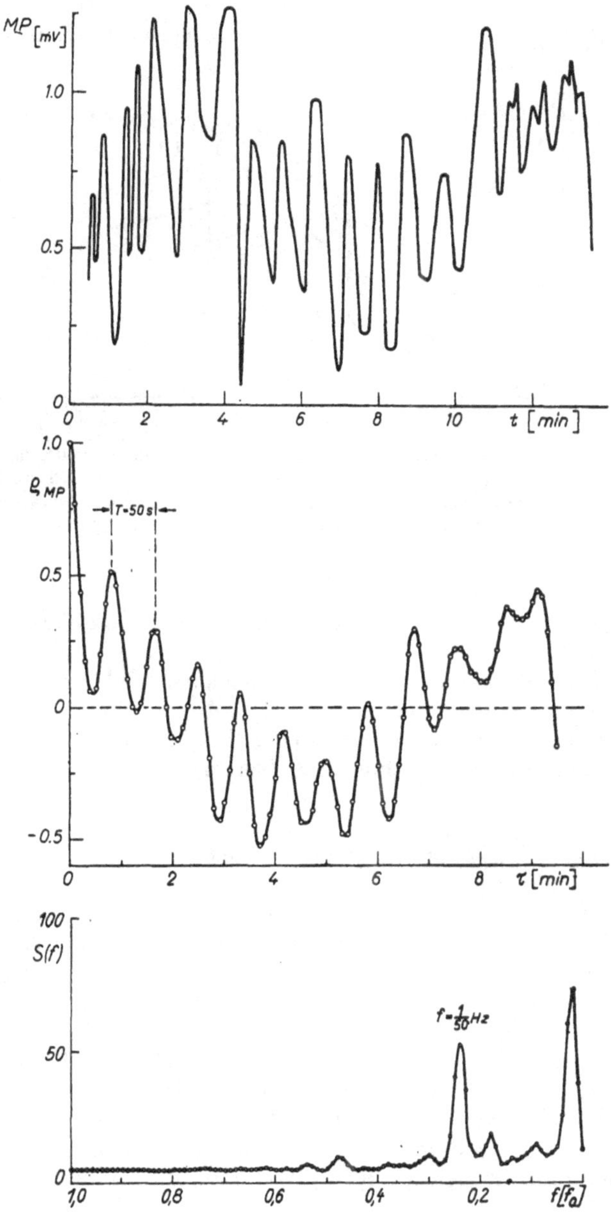

MP [mV]
1.0
0.5
0
0
2
4
6
8
10
t [min]
1.0
ϱ MP
T=50 s
0.5
0
-0.5
0
2
4
6
8
τ [min]
100
S(f)
f=1/50 Hz
50
0
1,0
0,8
0,6
0,4
0,2
f[f0]

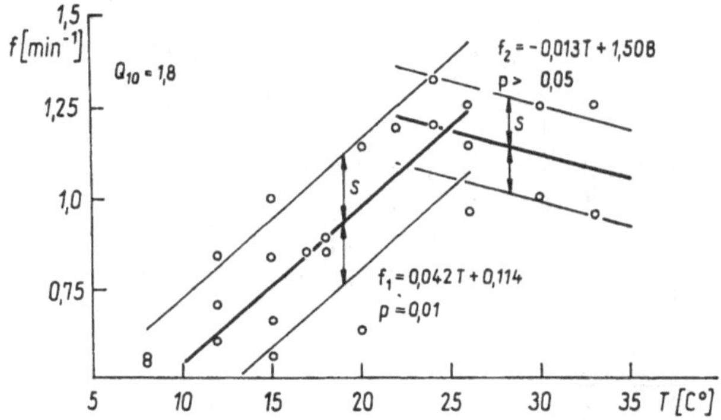

Abb. 66. Frequenz (f)-Temperatur (T)-Beziehung der minutenrhythmischen Operationen des Membranpotentials im Bereich von 8 bis 33 °C. Die Regressionsgeraden f_1 und f_2 wurden für den Temperaturbereich von 8 bis 26 °C und 22 bis 33 °C berechnet (nach SINZ und ISENBERG 1972).

und Temperaturverhalten wie Membranoszillationen zeigen.

Das Vorkommen von verschiedenen Schwingungen in einem engen Frequenzbereich weist auf die simultane Existenz mehrerer metabolischer Oszillatoren hin (multioszillatorisches metabolisches System).

4.5.2. *Glattmuskuläre Oszillationen*

Wenn die Membranpolarisation selbst bei so reaktiven Systemen wie der Skelettmuskulatur spontane Oszillationen aufweist, sollten zelluläre Rhythmen erst recht bei spontanaktiven Systemen zu beobachten sein.

Gut untersucht sind glattmuskuläre Spontandepolarisationen und Kontraktionswellen der Gefäß-, Urether- und Magen-Darm-Muskulatur. Die rhythmische myogene Aktivität variiert in ihrer Schwingungsperiode über einen weiten Bereich — von Bruchteilen einer Sekunde bis zu mehreren Stunden, von circadianen und circanualen Rhythmen abgesehen. Ein Häufigkeitsmaximum befindet sich wieder im Minutenbereich (GOLENHOFEN 1970, SINZ et al. 1972).

Die mechanischen Oszillationen stehen in kausalem Zusammenhang mit elektrophysiologischen Aktivitäten. Die eng aneinanderliegenden Zellen ermöglichen eine elektrotonische Ausbreitung und Synchronisation der Potentialwellen, die im Intestinaltrakt in der Regel oral-aboral verlaufen.

Werden glattmuskuläre oszillierende Systeme definierten Störeinwirkungen ausgesetzt, kann aus ihrem Reaktionsverhalten auf Eigenschaften geschlossen werden, die denen metabolischer Systeme vergleichbar sind. So nimmt bei glattmuskulären und metabolischen Systemen unter Substratmangel die Frequenz ab bzw. stellt sich die rhythmische Spontanaktivität völlig ein. Erniedrigung des pH-Wertes bei konstantem CO_2-Partialdruck und Verminderung des P_{CO_2} bei konstantem pH haben den gleichen Effekt: Steigerung der myogenen Burstfrequenz von Aktionspotentialen und der Frequenz der mechanischen Oszillationen. Bei zyanotisch-azidotischen Vitien (Patienten mit FALLOTscher Tetralogie) konnte anhand von Modulationsrhythmen der Herz- und Atemfrequenz ein analoges Verhalten festgestellt werden (SINZ und SINZ 1975).

4.6. Zellaggregate, Gewebe- und Organebene

4.6.1. Aggregation bei Amoeben (Protozoen)

Eine sporenbildende Amoebe, auch „Schleimmolch" genannt, konstituiert aus dem Zusammenschluß zahlreicher isolierter Amoeben (die ihrerseits aus isolierten Sporen entstehen), indem sie sich zu einem attraktiven Zentrum bewegen. Im Resultat dieser Aggregation entsteht eine bewegliche Masse, das aus 10 bis 105 Zellen bestehende Pseudoplasmodium. Im Verlauf einer primitiven Differenzierung entsteht aus zellulosereichen Zellen ein Fuß, aus dem ein Stiel herausführt, der oben einen polysaccharidreichen Kopf trägt. Dies geschieht im Verlauf von 1 bis 2 Tagen.

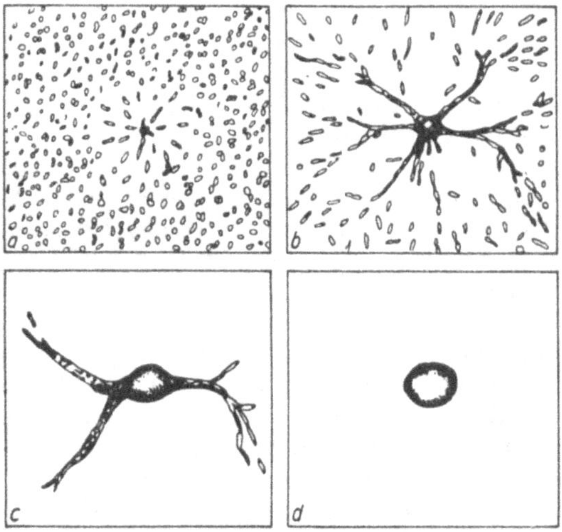

Abb. 67. Der Aggregationsprozeß im Lebenszyklus des „Schleimmolches" (nach SUSMAN 1964).

Betrachten wir den Aggregationsprozeß etwas näher (Abb. 67). Es wurde festgestellt, daß die Attraktion durch eine chemische Substanz, Akrasin, jener Amoebe ausgeübt wird, welche sich im Attraktionszentrum befindet. Damit handelt es sich um Chemotaxis. Akrasin ist identisch mit dem zyklischen AMP, was bei der Aggregation des „Schleimmolches" (*Dictyostelium discoideum*) oszillatorisch wirksam wird (vgl. Abb. 58, HESS und GERISCH 1974, RAPP und BERRIDGE 1977, Roos et al. 1977). Die Dichte-Variation der Amoeben kann durch zwei Bewegungstermen ausgedrückt werden: Ein Term für die zufällige

Bewegung, wie sie durch das FICKsche Gesetz repräsentiert wird und ein Term für die chemotaktische Bewegung, die sich auf den Akrasin-Gradienten bezieht.

Nach PRIGOGINE (1976) und KELLER und SEGEL (1970) ist nun folgende Entwicklungsgleichung für $a(r, t)$ anwendbar:

$$\frac{\partial a}{\partial t} = -\nabla \cdot (D_1 \nabla_\varrho) + \nabla \cdot (D_2 \nabla_a) \tag{1}$$

wobei ϱ die Dichte von Akrasin, D_1 der chemotaktische Koeffizient und D_2 der Diffusionskoeffizient ist. Es wird vermutet, daß D_1 ein Ausdruck von der Form

$$\frac{\delta \cdot a(r, t)}{\varrho} \tag{2}$$

ist, wobei δ eine Konstante darstellt.

Zusätzlich zur Chemotaxis haben wir eine enzymatische Reaktion: Der „Schleimmolch" setzt in das Medium ein Enzym frei, die Akrasinase (η), welche das Akrasin zerstört. Die entsprechende Reaktion ist

$$\varrho + \eta \underset{k_{-1}}{\overset{k_1}{\rightleftharpoons}} C \overset{k_2}{\rightleftharpoons} \eta + \varepsilon \tag{3}$$

wobei C einen Intermediatkomplex und ε das Produkt der Degradation bezeichnen.

Unter der Annahme, daß die Gesamtkonzentration des Enzyms (der freie und im Komplex gebundene Anteil) konstant ist, reduziert sich das Problem der Aggregation auf zwei Gleichungen (KELLER und SEGEL 1970):

$$\frac{\partial a}{\partial t} = -\nabla \cdot (D_1 \nabla_\varrho) + \nabla \cdot (D_2 \nabla_a) \tag{4}$$

$$\frac{\partial \varrho}{\partial t} = -k(\varrho)\,\varrho + af(\varrho) + D_\varrho \nabla_\varrho{}^2, \tag{5}$$

wobei D_ϱ den Diffusionskoeffizienten des Akrasins darstellt; $k(\varrho) = (\eta_0 k_2 k)/(1 + k_\varrho)$; $k = k_1/(k_{-1} + k_2)$; und $af(\varrho)$ ist die Menge des von der Amoebe produzierten Akrasins.

Diese Gleichungen erlauben immer eine stationäre homogene Lösung entsprechend dem thermodynamischen Bereich.

Man kann die Bedingungen bestimmen, die diesen Zustand instabil machen:

Instabilität entsteht, wenn die Empfindlichkeit der

Zellen gegenüber einem gegebenen Akrasin-Gradienten genügend verstärkt wird, d. h., wenn δ hinreichend zunimmt. Eine Zunahme der Produktionsrate von Akrasin (der Term $\nabla^2\varrho$ von (5)) oder seiner Konzentration im Medium trägt zur Destabilisierung des homogenen stationären Zustandes bei. Es existiert eine bestimmte Wellenlänge, welche notwendigerweise die räumliche Verteilung der Aggregate bestimmt. Die prinzipiellen Voraussetzungen des PRIGOGINE-Modells stimmen mit den experimentellen Ergebnissen von KELLER und SEGEL (1970) überein. Es handelt sich hierbei um ein ausgezeichnetes Beispiel für das Prinzip: Ordnung durch Schwingungen. Die Schwankungen in der Amoeben-Verteilung zerstören die einheitliche Konfiguration und führen das System schließlich zu einer neuen inhomogenen Verteilung.

4.6.2. Isoliertes Kalt- und Warmblüterherz

Hinsichtlich der Verbreitung von Rhythmen im Nervengewebe und im glattmuskulären Gewebe sei auf die zusammenfassende Übersicht hingewiesen (SINZ 1978a).

Da die Autorhythmie zu den besonderen Eigenschaften des Herzens gehört, eignet sich dieses Organ auch besonders für in-vitro-Untersuchungen. In I.1.15. haben wir die Autorhythmizität des isolierten Herzens und ihre niederfrequente Modulation untersucht.

In-vitro-Experimente am Froschherzen in Kaltblüter-Tyrode-Lösung sowie zur unterschwelligen Modulation des Sinusrhythmus des Rattenherzens (LANGENDORFF-Präparat) ergaben folgende eindeutige Ergebnisse:

1. Auch bei Isolierung von zentralnervösen Einflüssen werden Herzschlagfolge und Kontraktionsamplitude circaminutenrhythmisch moduliert (vgl. Abb. 26).
2. Die Modulationsrhythmen zeigen eine biochemischen Systemen analoge Frequenz-Temperatur-Charakteristik (vgl. Abb. 27 und 28).

Das legt einen Zusammenhang mit den auch in Herzzellen nachgewiesenen minutenrhythmischen metabolischen Primäroszillationen nahe.

4.7. Organsystem- und organismische Ebene

Die Frage, die sich anschließt, ob denn die Herzfrequenz auch in situ minutenrhythmisch moduliert wird, konnten wir positiv beantworten. Nicht nur die Herzfrequenz (Abb. 14, 15), sondern auch die Atemfrequenz (Abb. 15, 24) und andere vegetative Stellfunktionen (Abb. 14, 24), sensomotorische (Abb. 10, 11a, 13) und kognitive Leistungen (Abb. 9, 11b, 15) und sogar Antriebs- und Motivationsfunktionen (Abb. 12) sind multioszillatorisch moduliert. Wir konnten mit zeitreihenanalytischen Hilfsmitteln die Minutenrhythmik als ubiquitäres Phänomen auf physiologischer Ebene nachweisen (Abb. 25, Übersicht SINZ 1978a).

Die Frage liegt nahe, ob diese Multioszillatorik der organismischen Funktionssysteme und der Verhaltensaktivitäten von Organismen, einschließlich des Menschen, ein beziehungsloses Nebeneinander darstellt oder ob sich intersystemische Koordinationen feststellen lassen, die in der Tendenz und vielleicht auch im Ergebnis zu Frequenz- und Phasensynchronisationen wie auf metabolischer Ebene führen. Kooperativität ist eine inhärente Eigenschaft dissipativer Strukturen. Wir werden dies anhand zentralnervöser Koordination quantitativ in Teil III belegen. Hier soll diese Eigenschaft als Voraussetzung multioszillatorischer Funktionsordnung anhand niederer Organisationsebenen dargestellt werden.

5. Kooperative Eigenschaften und Oszillationen dissipativer Strukturen als Grundlage von Kopplung und Koordination auf unterschiedlichen Systemebenen

5.1. Žhabotinskij-Reaktion

Auf der physikochemischen und chemischen Ebene handelt es sich um die Kooperativität von Mikroprozessen als wesentliches Merkmal dissipativer Strukturen, die beispielsweise bei der Žabotinskij-Belousov-Reaktion zu Oszillationen der Reaktionspartner in festen Phasenbeziehungen führt.

5.2. Allosterische Kooperativität

Auf biochemischer Ebene sind Konformationsänderungen von Makromolekülen (Enzymen) auf der Grundlage allosterischer Eigenschaften für nichtlineares Verstärker- und Umschaltverhalten verantwortlich. Ein allosterisches Enzym hat mindestens eine Bindungsstelle für das Substratmolekül und eine für den allosterischen Effektor, einen spezifischen Metaboliten, der als Aktivator oder Inhibitor fungieren kann.

Allosterische Enzyme bestehen aus mindestens zwei Untereinheiten und können in mindestens zwei Zuständen existieren, die sich in ihrer Affinität zu bestimmten Effektoren und in der Aktivität der katalytischen Stelle zum Substrat unterscheiden (Zwei-Zustands-Modell nach Monod, Wyman und Changeux).

Durch Zugabe von Effektoren kann die Schwelle für die Enzym-Substrat-Reaktion entweder erniedrigt oder erhöht werden. Zwischen den Untereinheiten des Enzyms besteht eine positive Wechselwirkung bzw. Kooperativität, die die Wirkung von Effektoren oder Substrat im Sinne einer positiven Rückkopplung verstärkt. Das

Ergebnis sind nichtlineare Kennlinien (sigmoidale Enzym-Sättigungskurven) und Vorwärts- und Rückwärtskopplungen mit negativem und positivem Vorzeichen. So wird die *Phosphofruktokinase*, die als Regler und Stellglied in dem glykolytischen Regelkreis fungiert, durch ATP als Führungsgröße gesteuert: Bei hohen ATP-Konzentrationen, d. h. bei ausreichender Energieversorgung, tritt eine Drosselung der Glykolyse ein. Fruktose-6-Phosphat, Fruktosediphosphat und vor allem AMP aktivieren das Enzym. Infolge der nichtlinearen (Schwellen-) Charakteristik und der hiervon sowie von der Länge der einzelnen Verzögerungszeiten der Reaktionskette abhängigen Totzeit wechseln die Konzentrationen der Metabolite der Glykolyse periodisch. Auf Grund

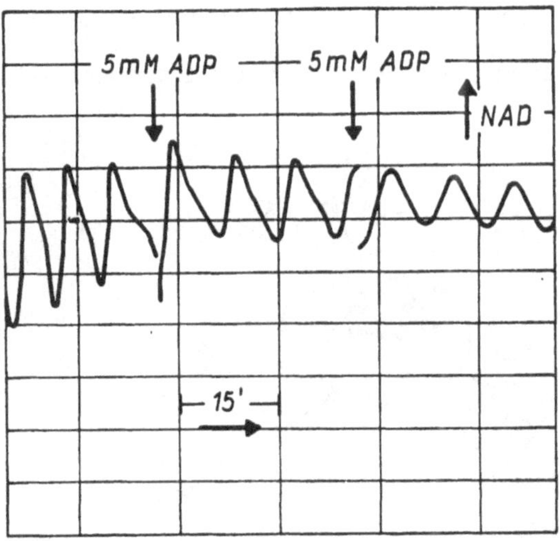

Abb. 68. Phasenabhängigkeit der durch Zugabe gleicher Mengen von ADP zu einem oszillierenden zellfreien Hefeextrakt hervorgerufenen Phasenverschiebungen. Die Phasenumkehr gelingt nur in dem Quadranten einer Schwingungsperiode, in dem der Metabolit ADP — der im Verlauf der Glykolyse aus ATP entsteht — den Zustand der Glykolyse durch Wechselwirkung mit Phosphotransferasen kontrolliert. Fluoreszenzregistrierung, Temperatur 25 °C (nach HESS 1972).

mehrfacher und verschieden starker Verkopplungen der metabolischen Oszillatoren könnte man eine Vielzahl frequenzbenachbarter Schwingungen erwarten; daß das nicht der Fall ist, läßt auf Wechselwirkungen im Sinne einer Synchronisationstendenz schließen. Ebenso wie bei selbstserregten Schwingungen auf zellulärer oder suprazellulärer Ebene ist für glykolytische und mitochondriale Oszillationen eine phasenabhängige Phasenverschiebung bei pulsförmigen Reizen festzustellen (typische Responsekurven).

Die größte Phasenverschiebung bei Zugabe von Pyruvat oder Acetaldehyd tritt während der ansteigenden Phase der NADH-Aktivität ein. In zellfreien Systemen bewirkt die Titration von 0,7 mM ADP während der Anstiegsphase eine Verfrühung und während der Abklingphase eine Verzögerung der Schwingungsphase (Abb. 68).

Im Mitochondriensystem bewirken Zusätze von ADP

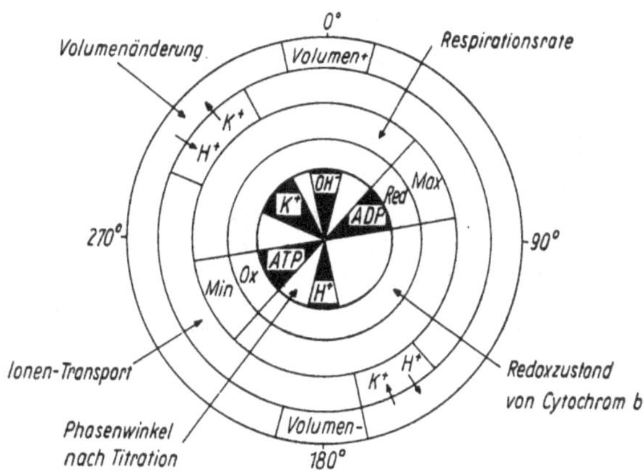

Abb. 69. Phasenbeziehungen der mitochondrialen Rhythmen und Phasenverschiebungen durch Titration der im innersten Kreis angegebenen Substanzen, durch welche eine Phasenverschiebung auf die zugeordneten schwarzen Kreissektoren erfolgt. Nach der raschen Phasenantwort ist die Frequenz gleich der Ausgangsfrequenz (nach HESS und BOITEUX 1971).

und ATP ebenfalls gegenteilige Phasenverschiebungen der Minutenrhythmen (Abb. 69).

Gibt man zwei verschiedene Zucker, z. B. D-Glukose und D-Fruktose, die unterschiedliche glykolytische Oszillationen bewirken, einer Hefesuspension gleichzeitig zu, entstehen Übergangsformen, die Schwebungen ähneln (Abb. 70a). Diese transienten Schwingungsbilder werden sehr bald von monotonen Oszillationen abgelöst (Abb. 70b), die auf Synchronisation als Folge metabolischer Kopplung zwischen intakten Zellen hinweisen.

Nach Pye (1969) könnte Acetaldehyd als Kopplungsfaktor fungieren, da es Phasenverschiebungen von NADH-

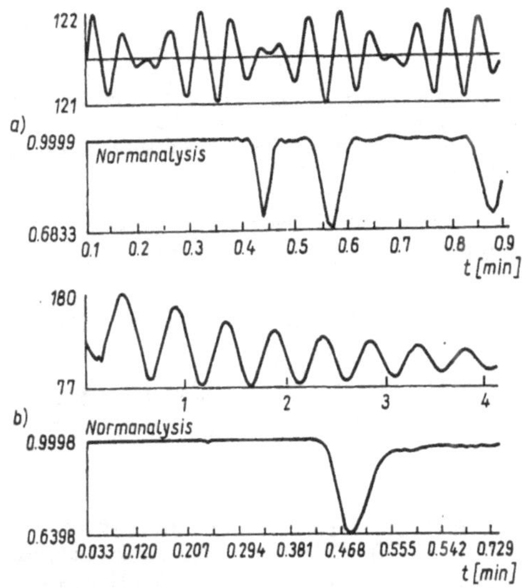

Abb. 70 a). Simultane NADH-Fluoreszenzregistrierung von zwei Hefesuspensionen in einer Doppelküvette:
In der einen Küvette befindet sich D-Glukose, in der anderen D-Fruktose. Die Fluoreszenzmessungen ergeben Schwebungen als typisches Resultat der Superposition der zwei mit unterschiedlicher Frequenz getrennt schwingenden Systeme. Die Normalanalyse gibt keinen Anhalt für mehr als eine Schwingung (nach Kreuzberg et al. 1977).

Oszillationen intakter Hefezellen auszulösen vermag (vgl. Betz und Becker 1975).

Abbildung 71 zeigt, wie die Periodenlängen von dem Verhältnis von D-Fruktose zu D-Glukose abhängen:

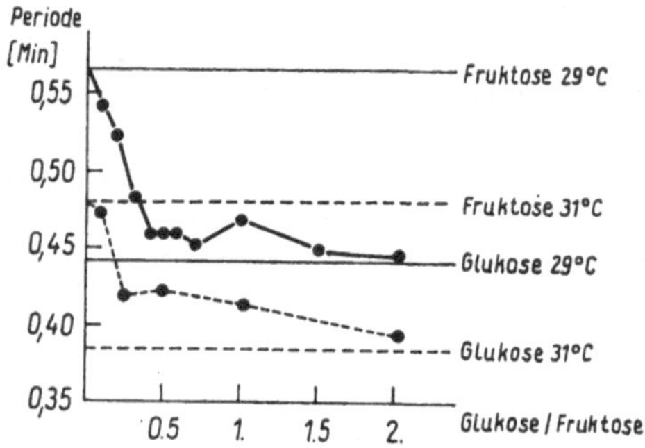

Abb. 71. Periodenlängen von Oszillationen als Funktion des Verhältnisses von D-Glukose zu D-Fruktose: — $T = 31\,°C$; --- $T = 29\,°C$. Horizontale Linien zeigen die Periodenlängen für jeden Zucker allein (nach Kreuzberg et al. 1977).

Durch Variation dieses Verhältnisses kann jede Schwingungsdauer zwischen den Eigenperioden beider Zucker eingestellt werden. Dies gilt für verschiedene Temperaturen und hängt nicht von dem Zucker ab, auf dem die Hefezellen gezüchtet wurden.

Es gibt zwei begründete Möglichkeiten, wie die Phosphofruktokinase als Schrittmacher der Glykolyse durch D-Fruktose beeinflußt sein könnte:

a) D-Fruktose wird in Hefezellen akkumuliert und übt eine allosterische Kontrolle auf die Phosphofruktokinase aus (Betz und Becker 1975). Niedrige Fruktosekonzentrationen verstärken, hohe hemmen die Aktivität des Enzyms.
b) Der Metabolismus von D-Fruktose sollte sich gegenüber dem von D-Glukose unterscheiden, da Fruktose-1-Phosphat nach Zugabe von D-Fruktose in Hefezellen akkumuliert wird. Fruktose-1-Phosphat kann auch als Substrat für Hefe-Fruktokinase fungieren, aber mit abweichenden kinetischen Eigenschaften (Kreuzberg et al. 1977). Die kombinierte Wirkung von Fruktose-6-Phosphat (entweder von D-Glukose oder von

D-Fruktose) und von Fruktose-1-Phosphat (der D-Fruktose) auf die Phosphofruktokinase kann sehr wohl eine neue Oszillation erzeugen.

5.3. *Zentralnervöse Koordination*

Wichtig für unseren Merkmalsvergleich des Grenzzyklusverhaltens ist nun, daß sich auf physiologischer Ebene ähnliche Transients im Ergebnis aufeinanderwirkender Oszillationen und Gesetzmäßigkeiten hinsichtlich der Frequenzeinstellung bei Synchronisation nachweisen lassen. Dies wurde von v. HOLST (1939) für die zentralnervöse Koordination neuronaler Automatismen im Fischrückenmark und von uns für die Koordination verschiedener physiologischer Funktionsrhythmen bei Säugetieren und beim Menschen analysiert (vgl. Abb. 11a und b, Übersicht in SINZ 1978a).

Unter relativer Koordination sind die nichtlinearen Oszillator-Wechselwirkungen mit entsprechenden Verzerrungen im Schwingungsbild zu verstehen (Abb. 72).

Wir haben eine solche Originalregistrierkurve von

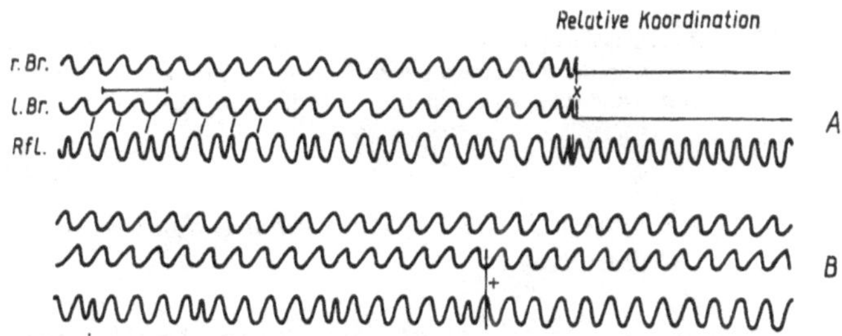

Abb. 72. Bewegungen der rechten Brustflosse (r. Br.), der linken Brustflosse (l. Br.) und der Rückenflosse (Rfl.) von *Labus* (A und B vom selben Tier). Bei x werden die Brustflossen durch einmaligen Druck auf den Rücken für längere Zeit stillgelegt; die Rückenflosse bewegt sich jedoch – jetzt regelmäßig in ihrem Eigenrhythmus – weiter. In B erfolgt bei + spontanes Umspringen von relativer in absolute Koordination zwischen Brustflossen und Rückenflosse.
Oben links: Zeitmarke für 2 s (nach v. HOLST 1939).

v. Holst (1939) autokorreliert und das Leistungsspektrum über den Autokorrelationskoeffizienten berechnet (Abb. 73): Hierbei werden neben der Schwebungsfrequenz zwei weitere Rhythmusfrequenzen ausgewiesen.

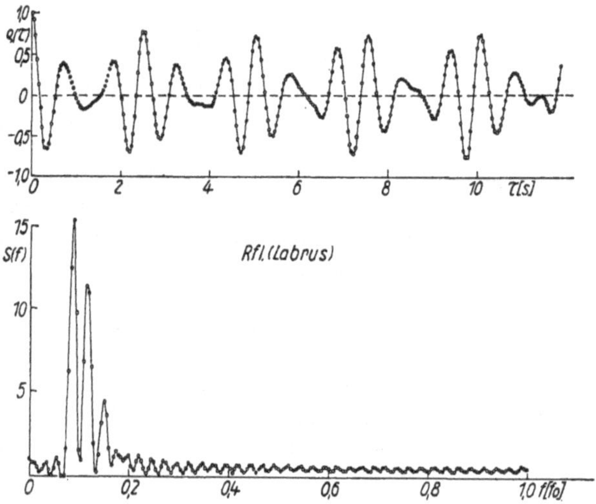

Abb. 73. Autokorrelationsfunktion und Leistungsspektrum der Lokomotionsbewegungen der Rückenflosse eines dezerebierten Fisches der Gattung *Labrus* (Originalregistrierung Rfl. von A in Abb. 72).

5.4. *Koordination von plasmodialen Zytoplasmaströmungen*

Ähnliche Phänomene zeigen oszillatorische Fluktuationen der Lichtdurchlässigkeit von Plasmodiumregionen beim Schleimpilz *Physarum polycephala*. Mit seinen mehr als 100 Millionen Kernen in einem Zellraum repräsentiert er ein natürliches relativ und absolut koordiniertes System minutenrhythmischer Oszillatoren der Zytoplasmaströmung (Abb. 74).

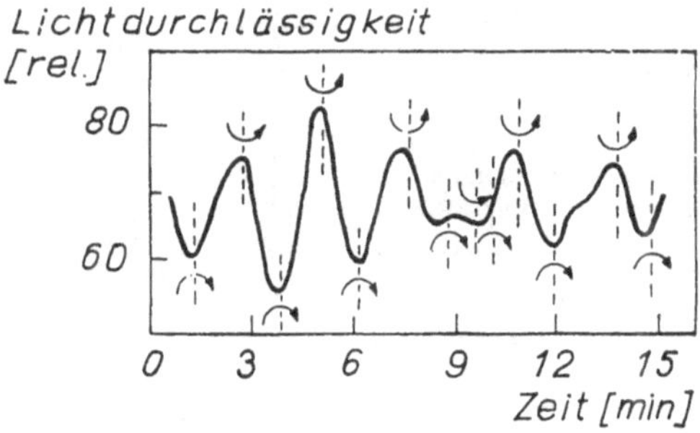

Abb. 74. Korrelation zytoplasmatischer Strömung (Flußrichtung durch Pfeile markiert) mit rhythmischen Variationen der Lichtdurchlässigkeit der peripheren Plasmodiumregion des Schleimpilzes *Physarum polycephala*. Die Phasenvariation nach der 3. Periode weist auf relative Koordination hin, die aus der nichtlinearen Wechselwirkung mit anderen metabolisch generierten plasmodialen Oszillatoren erfolgen könnte (nach SACHSENMAIER und HANSEN 1973).

5.5. *Komplexe regelungs- und schwingungsphysiologische Koordination*

Wir analysierten die Kopplungswirkungen zwischen komplexen zentral gesteuerten vegetativen, sensomotorischen und kognitiven Systemen und fanden die gleichen Gesetzmäßigkeiten wirksam (I.1.9., Teil III). Zweifellos sind hier die Zusammenhänge äußerst kompliziert: Koordinationen zwischen Neuronen, z. B. der zentralen Herz-Kreislauf- und Atmungsregulation, erfolgen im Sinne relativer und absoluter Koordination durch synaptische Verbindungen, die einerseits über postsynaptische Potentiale auf die Schrittmacher- und reaktive Spike-Aktivität einwirken, andererseits via Transmitter in den Ionenmechanismus der Membran eingreifen und damit den Zellstoffwechsel beeinflussen können. Es gibt mehrfach Hinweise darauf, daß freigesetzte Peptide über das zyklische AMP vermitteln. Ein ähnlicher Mechanismus wird für Hormonwirkungen diskutiert. Aber auch Feldwirkungen und Gliazellen können koordinierend

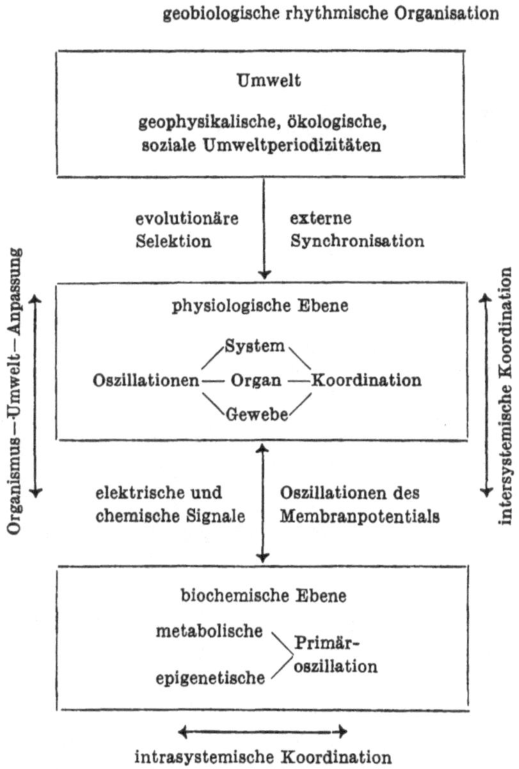

Abb. 75. Übersichtsschema über die Horizontal- und Vertikalstrukturen der multioszillatorischen Funktionsordnung über die dissipativen organismischen Strukturen im Rahmen der zeitlichen Organismus-Umwelt-Anpassung.

wirksam sein. Ein Teil der Wechselwirkungen ist von einem anderen Standpunkt aus auch regeltheoretisch beschreibbar: z. B. die rekurrente Rhenshaw-Hemmung als negatives Feedback.

Doch nicht nur zwischen Neuronen zentraler Reglerbereiche, auch zwischen Zentrum und peripherem Stellorgan und innerhalb dieses sind relative und absolute

Koordination wirksam (Herz-, Gefäß-, Skelettmuskel und Drüsen, Übersicht: SINZ 1978a).

Die Kopplungswirkungen sind nicht nur auf Oszillatoren mit Sekunden- und Minutenperioden beschränkt. Sie lassen sich auch für den Ultradian- und Circadianbereich wahrscheinlich machen und diagnostisch nutzen (SINZ und SCHEIBE 1976). Im Circadianbereich sind zwischen den einzelnen Oszillatorsystemen konstante Phasenbeziehungen zu sichern, die zukünftig über Phasendiagramme chronomedizinisch für Diagnostik und Therapie verfügbar gemacht werden sollten.

Im Ergebnis der Funktionskopplung auf allen Systemebenen entstehen Frequenzhierarchien (vgl. Abb. 25), die über die Koordination mit geophysikalischen Zeitstrukturen stabilisiert werden und eine synökologische Einpassung in die Umwelt ermöglichen (Abb. 75).

6. Dissipative Strukturmerkmale auf Populationsebene

Die Gleichungen der Populationsdynamiken beschreiben die Änderung durchschnittlicher genotypischer Dichten als Ergebnis von Geburts- und Sterbedaten der Individuen, wobei angenommen wird, daß das Auftreten von neuen Genotypen als Folge spontaner Mutation die Rolle von Fluktuationen spielt und daß sie gegenüber Geburten selten sind. Wir folgen dabei dem theoretischen Ansatz von ALLEN (1976, 1972).

In natürlichen Systemen tendieren Populationsdichten asymptotisch in Richtung stabiler Lösungen, weil die der statistischen Beschreibung inhärenten Dichteschwankungen dazu führen, daß nichtstabile Lösungen, d. h. solche, die keine „Wiederherstellungskraft" besitzen, nicht aufrechterhalten werden. Wir gehen demzufolge davon aus, daß gerade vor Auftreten einer Mutation die Populationsdichte entweder einen stabilen Zustand erreicht oder durch einen stabilen Grenzzyklus beschrieben werden kann.

Die Mutantenpopulation, ursprünglich sehr klein, wird nur zu einem evolutionären Schritt führen, wenn sie die Stabilität des früheren Zustandes übertrifft.

Wir gehen von einer allgemeinen Gleichung der Änderung der Populationsdichte aus.

$$\frac{\mathrm{d}X_i}{\mathrm{d}t} = F_i(X_1, \ldots, X_n, X_{n+1}, \ldots, X_{n+\Delta}), \qquad i = 1, 2, \ldots, n, n+1, \ldots, n+\Delta \tag{1}$$

in welchem $X_1, X_2, \ldots, X_n$ die Genotypen darstellen, die vor dem Auftreten der Mutation existieren, und $X_{n+1}, X_{n+2}, \ldots, X_{n+\Delta}$ die Mutanten sind.

Die Stabilität von Gleichung (1) wird durch ihre Lösung gefunden

$$\det\,[A_{ij} - \delta_{ij}\lambda] = 0 \tag{2}$$

wobei $A_{ij} = \partial F_i/\partial X_j$ für den Zustand

$$X_1{}^0, X_2{}^0, \ldots, X_n{}^0 \quad \text{und} \quad X_{n+1} = X_{n+2} \cdots = X_{n+\Delta} = 0.$$

Die Terme $\partial F_i/\partial X_j$ für $i = n+1, \ldots n+\Delta$ und $j = 1, 2, \ldots, n$ werden null, weil wir eine gleichmäßige Mutantenproduktion durch präexistierende Typen ausgeschlossen haben. Somit gibt es keinen Term in den Mutantendichtegleichungen, der nur vom Genotyp $X_1, X_2, \ldots, X_n$ abhängt. Berücksichtigen wir dieses Ergebnis in (2), folgt

$$\det\,[A_{ij} - \delta_{ij}\lambda] = \det\,[A_{kl} - \delta_{kl}\lambda]\, x \det\,[A_{pq} - \delta_{pq}\lambda] = 0 \tag{3}$$

wobei $i, j = 1, 2, \ldots, n+\Delta$; $k, l = 1, 2, \ldots, n$; $p, q = n+1, n+2, \ldots, n+\Delta$.

Die erste Determinante auf der rechten Seite, bestimmt für den Zustand $X_1{}^0, X_2{}^0, \ldots, X_n{}^0; X_{n+1} = X_{n+2} = \cdots = X_{n+\Delta} = 0$, beschreibt die Stabilität des ursprünglichen Systems vor Auftreten der Mutation. Falls die Mutantenpopulationen von Null verstärkt werden, muß die zweite Determinante auf der rechten Seite eine Wurzel mit einem positiven realen Teil haben. Somit kann das Kriterium für das Auftreten eines evolutionären Schritts wie folgt geschrieben werden:

$$\det\,[A_{pq} - \delta_{pq}\lambda] = 0, \quad p, q = n+1, n+2, \ldots, \; n+\Delta \tag{4}$$

bei einer Wurzel λ mit einem positiven realen Teil für den Zustand

$$X_1{}^0, X_2{}^0, \ldots, X_n{}^0 \quad \text{und} \quad X_{n+1} = X_{n+2} = \cdots = X_{n+\Delta} = 0 .$$

Wir wollen nun – ALLEN (1977) folgend – diese Ergebnisse in Analogie zu I.1.14.2. auf ein Räuber-Beute-Ökosystem anwenden. Dabei soll der Fall der sexuellen Reproduktion nicht explizit behandelt werden; dieser würde hier nur die Gleichung komplizieren, ohne die Ergebnisse qualitativ zu verändern.

Betrachten wir eine Beute X_1 mit einer Geburtenrate k_1, welche in Abwesenheit des Räubers zu einer Dichte N zunehmen würde, und einen Räuber y mit einer Todesrate d. Die Wechselwirkung zwischen beiden ist durch $s_1 X_1 Y$ charakterisiert:

$$\frac{\mathrm{d}X}{\mathrm{d}t} = k_1 X_1 (N - X_1) - s_1 X_1 Y , \qquad \frac{\mathrm{d}Y}{\mathrm{d}t} = -dY + s_1 X_1 Y .$$

Dies führt zu dem stabilen Zustand

$$X_1{}^0 = d/s_1 ; \quad Y_1{}^0 = k_1/s_1 (N - d/s_1) .$$

Nehmen wir an, daß eine kleine Menge eines neuen Beutetyps X_2 in unserem System auftaucht. Obiges Kriterium gibt uns die Bedingung, die X_2 erfüllen muß, falls es nicht durch das System negiert werden soll. Wir haben

$$\frac{\mathrm{d}X_2}{\mathrm{d}t} = k_2 X_2 (N - X_1{}^0 - X_2) - s_2 X_2 Y$$

und hierbei

$$k_2 (N - X_1{}^0 - X_2) - k_2 X_2 - s_2 Y^0 - \lambda = 0 .$$

Unter Substitution von $X_1{}^0 = d/s_1$; $Y^0 = k_1/s_1 (N - d/s_1)$; $X_2 = 0$ finden wir, daß λ positiv wird, wenn

$$\left(N - \frac{d}{s_1}\right)\left(k_2 - \frac{s_2 k_1}{s_1}\right) > 0 .$$

Da $N - d/s_1 > 0$, gilt: $\dfrac{k_2}{s_2} > \dfrac{k_1}{s_1}$.

Somit können nur solche Mutanten, die diese Bedingung erfüllen, durch das System verstärkt werden, und eine Beute-Evolution allein wird zu einem ständigen Anwachsen von k/s führen. Eine analoge Analyse für den Räuber zeigt, daß d/s

mit jedem Evolutionsschritt abnimmt. Betrachten wir die Evolution von Räuber und Beute, ist zu sehen, daß der Koeffizient s keine gut definierte Richtung der Drift hat, sondern daß k zunimmt und d abnimmt.

Das bedeutet, daß der Ausdruck

$$\frac{Y}{X} = \frac{k}{d} \cdot \left(N - \frac{d}{s}\right),$$

der das Verhältnis von Räuber zu Beute bei einem gegebenen Gleichgewichtszustand beschreibt, mit fortschreitender Evolution anwächst.

Eine neuere Anwendung des oben beschriebenen Kriteriums betrachtet Arten in Beziehung zu verschiedenen Ressourcen, die im Ergebnis der Evolution genutzt werden. Das Kriterium führt zu der Annahme, daß eine reiche Umwelt, in der alle Ressourcen in großen Mengen verfügbar sind, zur Evolution von Spezialisten-Spezies tendiert, während eine Umwelt, in der jeder Ressourcen-Typ nur in kleinen Mengen vorliegt, zu „Generalisten" (z. B. Allesfressern) führen wird (ALLEN 1977).

Der Ausgangspunkt evolutiver Neuerungen muß nicht notwendigerweise genetisch sein, sondern kann sich auch bei einer Spezies mit imitativen Mechanismen auf Verhaltensänderungen beziehen. Der Erwerb neuer Techniken erfordert bei diesem Evolutionstyp nicht die Zerstörung von weniger adaptierten Typen und repräsentiert einen möglichen schnellen Evolutionsweg. Hiermit verbunden ist die Tendenz, kooperative Gruppen zu bilden, die durch Arbeitsteilung, hierarchische Beziehungen und „Kasten" charakterisiert sind ebenso wie durch Mechanismen der Populationsregulation und sogar durch Altruismus. So finden wir, daß Arbeitsteilung und „Kasten" bei Insektensozietäten im Resultat der Evolution großer Kolonien auftreten, die in reichem Medium leben. Die konkurrierende Einheit, das Objekt der Evolution, ist in diesem Fall nicht das Individuum, sondern die Gruppe. Die Möglichkeit seiner Existenz und der kooperativen Mechanismen, die ins Spiel kommen, hängt weitgehend von den Transporteigenschaften und den Kommunikationskanälen des Mediums ab. Die Nutzung der einfachen Chemotaxis, wie wir sie für Amoeben als Ursache der zellulären Aggregation beschrieben haben und wie sie auch für Insektensozietäten wirksam ist, wird bei höheren Tieren durch eine Vielfalt von Techniken erweitert, die von chemischen bis hin zu visuellen, auditorischen und taktilen Signalen reicht. Die Verwendung der Sprache im menschlichen Bereich bedeutet einen weiteren Schritt in diese Richtung.

Die Anwendung des Prinzips: Ordnung durch Schwingungen bis auf Ökosysteme interagierender Populationen führt zu einem Kriterium, das für eine Evolution erfüllt sein muß und damit — hinsichtlich bestimmter Konfigurationen — auch zu einer Möglichkeit der Voraussage von Langzeittrends biologischer Evolution (Allen 1977).

7. Zusammenfassende und abschließende Bemerkungen zur Merkmalsrepräsentation dissipativer Strukturen in Oszillationen auf verschiedenen Systemebenen sowie in Zeitstrukturen organismischen Verhaltens

Wir waren von der Frage nach der Rolle von Schwingungen dissipativer Strukturen bei der organismischen Ordnungsbildung ausgegangen. Wir haben die Antwort zu begründen versucht, daß dissipative Strukturen zu oszillatorischem und kooperativem Verhalten auf unterschiedlichen Systemebenen bis hin zur organismischen und Populationsebene führen. Gemeinsame Merkmale metabolischer und physiologischer Schwingungen weisen auf ihren genuinen Zusammenhang hin.

Frequenz:

Größenordnungsmäßig fanden wir bei Oszillationen der Žhabotinskij-Reaktion, bei metabolischen, zellulären und physiologischen Schwingungen den Circaminutenrhythmus (selbstverständlich neben circadianen und anderen Periodizitäten).

Phasenantwortverhalten:

Das phasenabhängige Responseverhalten bei Applikation von Störreizen läßt sich bei Žhabotinskij-Oszillationen, bei mitochondrialen, glykolytischen und physiologischen Schwingungen als typisches Grenzzyklusverhalten beschreiben. Typisches Mitnahme-Verhalten auf externe Zeitgeber, wie es besonders für Circadian-Oszillatoren beschrieben wurde (Aschoff und Wever 1966, Enright 1965, Pittendrigh und Minis 1965) zeigen auch Circaminutenrhythmen von vegetativen Kurzspeicher- und sensomotorischen Systemen (Sinz 1978a). Nähere Analysen ergaben, daß die Phasendifferenz zwischen Zeitgeberrhythmik von deren Eigenfrequenz, von der Erregerfrequenz und Zeitgeberstärke sowie der Größe des Mitnahmebereiches des Circaminutenoszillators abhängig ist.

Temperaturabhängigkeit:

Chemische, biochemische Membranpotential- und Herzfrequenzoszillationen haben einen Q_{10} von 1,7 bis 4. Circaminutenschwingungen komplexer physiologischer Systeme (z. B. Herzfrequenzmodulationsrhythmen in situ) zeigen eine komplexe Temperaturabhängigkeit, die nicht der RGT-Regel gehorcht (Sinz 1973).

O_2-, ADP-, pH-, Substratabhängigkeit:

Substrat erhöht und ADP verringert die Frequenz glykolytischer Oszillationen. Erhöhung des pH-Wertes und des P_{CO_2} führt zur Frequenzminderung und Amplitudenreduktion. Für komplexe physiologische Circaminutenrhythmen gibt es bisher lediglich Hinweise aus Untersuchungen bei Fallot-Patienten mit Herzmißbildungen (Sinz und Sinz 1975). Bei diesen Patienten, die ihre mangelhafte O_2-Versorgung durch verschiedene

Mechanismen kompensieren, könnte die Azidose die — im Vergleich zu gesunden Probanden oder zum postoperativen Zustand — relativ verkürzte Periode des Circaminutenrhythmus erklären.

Ionenabhängigkeit:

Diese wurde für die mitochondrialen (Hess und Boiteux 1971) und Minutenrhythmen der glatten Muskulatur beschrieben (Golenhofen 1970).

Amplituden-Frequenz-Beziehung:

Die negative Korrelation von Amplitude und Frequenz glykolytischer Oszillation wurde analog auch für physiologische Circaminutenrhythmen statistisch gesichert (Abb. 76).

Grenzzyklenkinetik und Kopplungsverhalten

Allen auf physikochemischer, chemischer, biochemischer und physiologischer Ebene (z. B. Pacemaker- und sensorische Neuronen, spontanrhythmische glatte Muskulatur, Schrittmacherregion des Herzens) untersuchten Oszillationen ist die Kinetik von selbsterregten Grenzzyklen mit typischen Phasenantwort- bzw. Resetting-Kurven bei impulsförmigen Störungen gemeinsam (vgl. Winfree 1977). Nicht nur die Schwingungscharakteristik, sondern auch die Wechselwirkung zwischen Schwingungen, also die Kopplungscharakteristik verschiedener Organisationsniveaus, zeigt wesentliche Übereinstimmungen, die auf vergleichbaren Nichtlinearitäten, Kooperativitätswirkungen, Rückkopplungsstrukturen sowie der Isomorphie ihrer Differentialgleichungen beruhen. Die Schwingungsbilder weisen auf ähnliche Wechselwirkungen im Sinne relativer und absoluter Koordination hin (vgl. III. 1. S.).

Evolution von Strukturen höherer Ordnung

Unter dem Selektionsdruck, der von erhöhter innerorganismischer Stabilität und Leistungsfähigkeit sowie

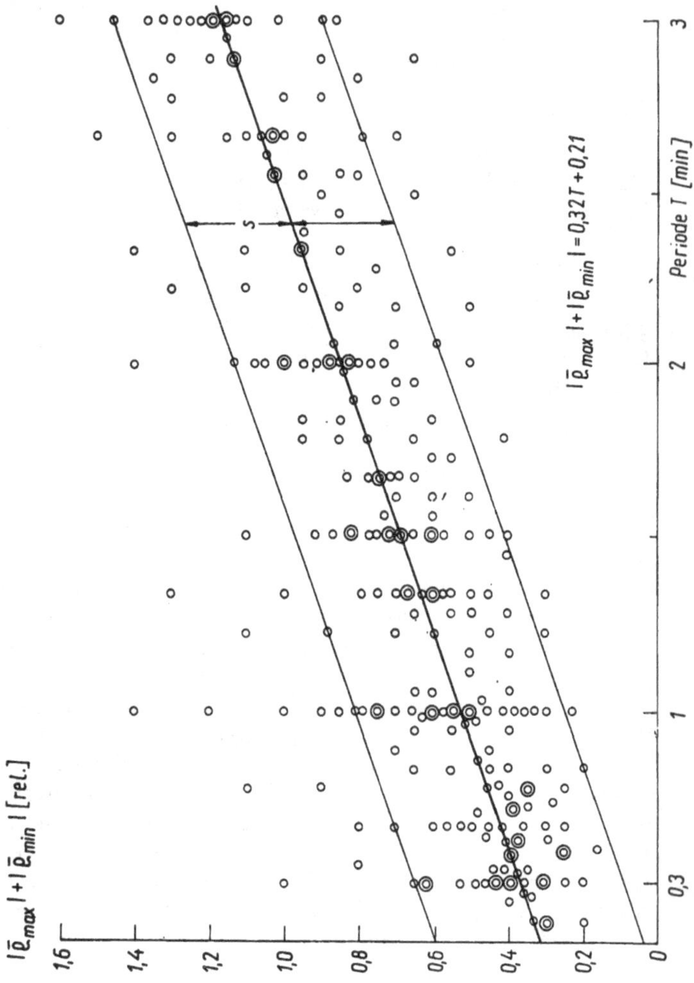

$|\bar{\varrho}_{max}| + |\bar{\varrho}_{min}|$ [rel.]
1,6
1,4
1,2
1,0
0,8
0,6
0,4
0,2
0
0,3
1
2
3
Periode T [min]
$|\bar{\varrho}_{max}| + |\bar{\varrho}_{min}| = 0{,}32T + 0{,}21$
s

stabiler ökologischer Einpassung durch erhöhte Adaptationsfähigkeit und Flexibilität ausgeht, haben sich die Frequenzen biologischer Oszillatoren im Laufe der Evolution den wesentlichen geophysikalischen Zeitgeberfrequenzen angeglichen, so daß sie durch diese im Rahmen eines Mitnahmebereiches synchronisiert werden können. Aus der externen Koordination resultiert eine Stabilisierung innerorganismischer Zeitstrukturen. Hiermit wird die diskrete Zeitpunkt- und Zeitdauerbestimmung über die Zuordnung von Ereignisfolgen in innerorganismischen Prozessen, im Rahmen von Orientierungs- und Lernvorgängen möglich.

Trotz aller Besonderheiten manifestieren sich Oszillationen auf unterschiedlichen Systemebenen damit als Ausdruck von Gesetzmäßigkeiten dissipativer Strukturen.

Schwingungseigenschaften komplexer dissipativer Strukturen bestimmen die sequentielle und simultane Ordnung von Lebensprozessen, von der Energiegewinnung in der Zelle, über den Zellteilungszyklus bis zu zentralnervösen Gedächtnis- und Verhaltensleistungen, und sie triggern auf höchster Organisationsebene prädikatorische Mechanismen über das interne Modell der Umgebungseigenschaften, wodurch überhaupt erst ein adäquates antizipatorisches Verhalten möglich wird.

Es ist die gleiche Physik, die von der niederen bis zur höchsten Ebene des organismischen Zustandsverhaltens grundsätzlich zu einer Isomorphie der Differen-

←

Abb. 76. Relative mittlere ϱ-Maximum-ϱ-Minimum-Differenzen (Schwingungsbreite = doppelter Amplitude) der 2., 3. und 4. Periode in der Autokorrelationsfunktion $\varrho(\tau)$ von Zeitreihen sensomotorischer Reaktionszeiten, sakkadischer Augenbewegungen, der Herz- und Atemfrequenz sowie der Reproduktionsleistungen aus dem Kurzspeicher in Abhängigkeit von der Periode. Der Anstieg der Regressionsgeraden (bei Annahme eines linearen Zusammenhanges) ist auf dem 1%-Niveau signifikant.
Die Analyse bezieht sich auf den Periodenbereich von 0,33 bis 3 min.

tialgleichungen der Oszillations- und Kopplungsdynamik führt. Zu keinem Zeitpunkt waren wir mehr von der Objektivität des dialektisch-materialistischen Monismus überzeugt als heute, nach der Entdeckung dissipativer Strukturen. Ihre Wirksamkeit für die organismische Ordnungsbildung, die Regulation und Zeitstrukturierung des Verhaltens (einschließlich der geistigen Tätigkeit) zu belegen, war das Ziel unserer langjährigen Untersuchungen und ist das Hauptanliegen vorliegender Ausführungen.

Teil III

Die multioszillatorische Funktionsordnung als Phänomen und Methode zentralnervöser Funktionsanalyse

1. Koordination als Eigenschaft dissipativer (regulativer und schwingender) Strukturen und Ursache der multioszillatorischen Funktionsordnung

Unter Koordination im schwingungstheoretischen Sinne verstehen wir die Wechselwirkung von Schwingungsparametern mit der Tendenz zur Synchronisation. Anders ausgedrückt: Koordination ist Phasensteuerung und Mitnahme von Oszillatoren mit dem Ergebnis geordneter Zeitstrukturen. Dabei unterscheiden wir die externe von der internen Koordination:

1. Die externe Koordination zwischen organismischen und Umfeldperiodizitäten ist eine unipolare Kopplung durch Phasensteuerung und Mitnahme circametrischer endogener Oszillatoren.
2. Die interne Koordination organismischer Zeitstrukturen basiert auf uni-, bi- und multipolarer Kopplung vermittels elektrophysiologischer Potentiale und chemischer Mediatoren innerhalb und zwischen Zellen und Organen mit dem Ergebnis multioszillatorischer Funktionsordnung.

Externe und interne Koordination beeinflussen sich gegenseitig, wobei vor allem die externe Koordination förderlich für die interne ist. Auf den Integrationsergebnissen der intra- und intersystematischen Koordination beruht das normale Funktionieren von Zellen, Organismen und Sozietäten bzw. synökologischen Systemen.

Wir unterscheiden zentralnervöse, zentral-periphere und periphere Koordination, wobei letztere in die suprazelluläre und intrazelluläre untergliedert werden kann.

1.1. Zentralnervöse relative und absolute Koordination

Von v. Holst (1939) wurden Gesetzmäßigkeiten relativer zentralnervöser Koordination bei einfachen Bewegungskoordinationen von Fischflossen und Flossenstrahlen als Ergebnis einer etwa 10jährigen Forschungsarbeit beschrieben. Unter relativer Koordination sind nichtlineare Phasenwechselwirkungen (von v. Holst auch als Magnet-Effekt oder kurz M-Effekt bezeichnet) zweier Oszillatoren unterschiedlicher Eigenfrequenz mit der Tendenz zur Frequenzsynchronisation zu verstehen. Frequenzsynchronisation entspricht dabei absoluter Koordination. Wir haben in ebenfalls 10jähriger Arbeit (Sinz 1978a) die Universalität dieses Koordinationsprinzips für die verschiedenen organismischen Organisationsebenen belegen können (vgl. auch II.5.).

Folgende Merkmale kennzeichnen die interoszillatorische Koordinationsdynamik (vgl. auch I.1.9.):

1. Sprunghafte Frequenz- und Phasenänderungen im Resultat wechselseitiger Phasensteuerung (Mitnahme)
2. Nichtlineare Überlagerung von Schwingungen
3. Frequenzsynchronisation und multiple rationale Frequenzverhältnisse
4. Beim Übergang von relativer in absolute Koordination auf Grund bipolarer Kopplungswirkungen liegt die gemeinsame Frequenz in der Regel zwischen den ursprünglichen Eigenfrequenzen der beteiligten Oszillatoren.

Zur Beschreibung der Untersuchungsergebnisse von v. Holst und eigener haben wir die relative und absolute Koordination in einem Modell veranschaulicht; hiermit lassen sich die Registrierkurven von v. Holst (die z. T. in Abb. 77 zugrunde gelegt wurden) ebenso deuten wie Schwingungsbilder von Circaminutenrhythmen und langwelligeren Rhythmen.

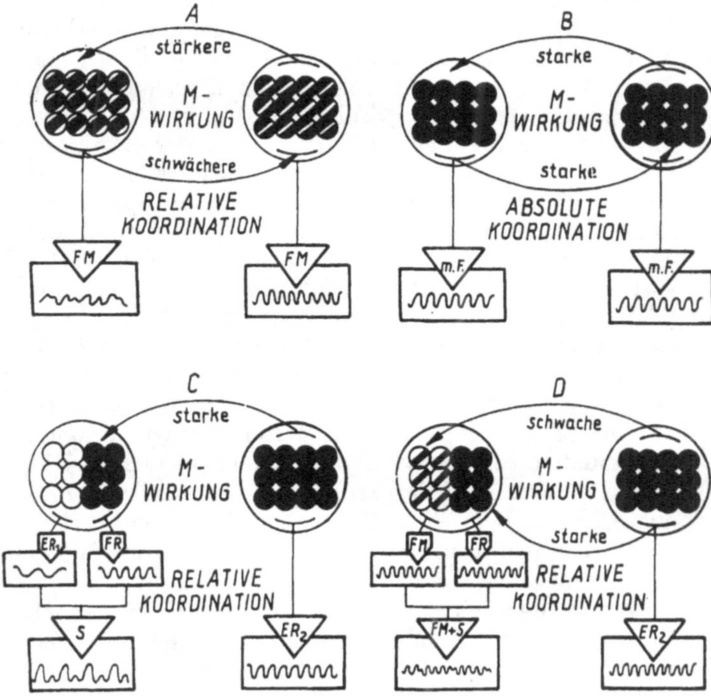

Abb. 77. Modellschema relativer Koordination, die zur einseitigen und wechselseitigen Frequenzmodulation (FM) führt, und der Superpositionswirkungen (S) auf die Effektorneuronen. Im einfachsten Fall stehen zwei zentralnervöse multineuronale Automatismen durch wechselseitige (A, B) oder einseitige M-Wirkung (C, D) in Beziehung, wobei die synchronisierenden Einflüsse graduell unterschiedlich stark sein können und zu teilweiser Mitnahme eines Teilautomatismus (D) oder zur vollständigen Frequenzsynchronisation führen können (C, D). Durch partielle M-Wirkung erfolgt in A und D die FM, und in C ist der Fremdrhythmus (FR) neben dem Eigenrhythmus (ER) eingestellt. Überlagerungen von FM und FR fürhren in D zur Frequenz-Amplituden-Modulation (nach SINZ 1978a).

Nehmen wir zwei Komplexoszillatoren (selbsterregte Neuronenpopulationen mit mehreren Pacemakerzellen) oder Automatismen an, die durch interne Synchronisation (absolute Koordination) von Einzeloszillatoren (Teilautomatismen) konstituiert werden und uni- oder bipolar mehr oder weniger stark aufeinander einwirken. Dieser Kopplungstendenz wirkt eine Beharrungstendenz der automatischen Gruppen entgegen, die mit synchronisiertem Eigenrhythmus schwingen. Doch auf Grund der Fremderregung durch den einwirkenden Automatismus ist es möglich, daß die Phasensteuerung (M-Wirkung) zur relativen Koordination mit charakteristischen Periodenbildungen und Verzerrungen (Abb. 77A) bis zur vollständigen Mitnahme und Abspaltung von Teilautomatismen des abhängigen Automatismus führt, der nun in der Fremdfrequenz weiterschwingt (absolute Koordination). Der beeinflußte Automatismus zerfällt somit in zwei Komplexoszillatoren verschiedener Frequenz, die sich in ihrer Wirkung auf die motorischen Zellen eines peripheren Effektors überlagern (reine Superposition im Sinne von v. Holst, Abb. 77C).

Erfährt der selbständig bleibende Teil auch noch M-Einfluß, dann kombinieren sich Superposition und M-Wirkung auf die Neuronen (Abb. 77D).

Die Theorie von v. Holst hat sehr allgemeinen Charakter. So kann selbst die reziproke Innervation, d. h. die Tatsache, daß antagonistische Muskeln alternierend innerviert werden, als Spezialfall in eine allgemeine Koordinationstheorie aufgenommen werden, die in einheitlicher Weise alle möglichen Phasenbeziehungen (unter ihnen auch Synergismus und Antagonismus) zu deuten vermag. Verständlich werden mit dieser Vorstellung auch alle komplizierten Periodenformen, welche aus der Wechselwirkung von mehr als zwei verschiedenen Oszillationen resultieren.

Die möglichen Typen von einfachen Periodenformen, die nach der Theorie von v. Holst zwischen zwei komplexen Oszillatoren (Automatismen) entstehen können,

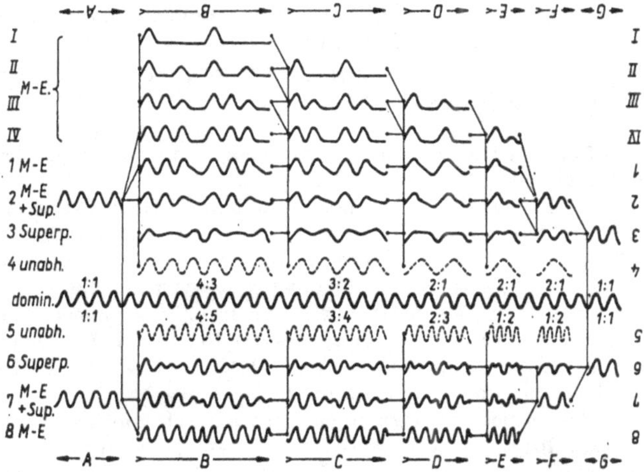

Abb. 78. Schema der vielgestaltigen Frequenz- und Amplitudenmodulation (M-Effekt und Superposition bei einem abhängigen Rhythmus, wobei der dominierende Rhythmus gleich bleibt. Das Schema ist sowohl in normaler Lage als auch um 180° gedreht (und dann von rechts nach links) zu lesen (nach v. HOLST 1939).

wenn der eine dominiert und der andere abhängig ist, lassen sich in ein Schema so einordnen, daß aus diesem auch ihre möglichen Übergangsformen zu entnehmen sind. Ein solches, anhand der Fischrhythmen belegtes Schema gibt Abbildung 78 wieder: Der dick ausgezogene Rhythmus (mit domin. bezeichnet) ist für alle anderen dominierend, während die übrigen Kurven von diesem abhängig sind. Die aus der einseitigen Beeinflussung entstehenden Periodenformen hängen

1. von der Frequenz der abhängigen Rhythmen ab, die in den beiden Reihen 4 und 5 eingetragen sind und
2. von der Art der Beeinflussung selbst:
   a) reine M-Wirkung (Reihen 1 und 8),
   b) reine Superposition, d. h. Abspaltung eines Teil-

automatismus, der sich dem dominierenden anschließt (Reihen 3 und 6),

c) Kombination von Superposition und M-Wirkung (Reihen 2 und 7).

Die Reihen I bis IV behandeln das Verhalten eines langsamen Rhythmus vom Alles-oder-Nichts-Typ.

Die Kolumnen B bis E enthalten die entstehenden Periodenformen, während A und G nur absolute Koordination zeigen.

Betrachten wir zur Erläuterung des Schemas den Einsatz eines zeitweilig getrennten abhängigen Rhythmus vom Alles-oder-Nichts-Typ. Er führt zuerst vereinzelte Aktionen aus (I C), die sich verdichten (II C), bis die Relation 2:1 erreicht ist (IV D), die über eine 3:2– (IV C) und 4:3– (IV B) Koordination in die absolute von 1:1 (A) übergeht.

Handelt es sich um einen geschwächten Rhythmus, der leicht auch unvollständige Aktionen ausführt, dann ist auch folgender Weg möglich: I B → II C → III D → III C → III B → IV B → A. Wenn die Tendenz zur Pausenbildung gering ist, ist die Reihenfolge I B → II C → III D → IV D → IV E → 2 F → G wahrscheinlich.

Löst sich durch Verminderung der Eigenfrequenz der abhängige Rhythmus vom dominierenden, so geht die Entwicklung A → 1 B → 1 C → 1 D, womit das 2:1-Verhältnis erreicht ist. Diese Übergänge sind bei starker M-Wirkung sprunghaft, sonst oft fließend mit Übergangsformen, die das Schema enthält.

Entsprechendes gilt, wenn der Rhythmus beschleunigt wird. Die Koordinationsfolge ist dann: A → 8 B → 8 C → 8 D → 8 E, wobei die Relation 1:2 erreicht ist. Wenn in diesen beiden Fällen ein Teil des abhängigen Automatismus im Takt des dominierenden festgehalten wird (vgl. Abb. 77 M + S), geht die Entwicklung nicht nach Reihe 1 bzw. 8, sondern 2 und 7. Ist jedoch ein Teil des abhängigen Automatismus mit dem dominierenden durch M-Einfluß voll synchronisiert, während der andere Teil ganz unbeeinflußt schneller bzw. langsamer wird, dann entstehen Periodenformen der reinen Superposition, deren Typen in den Reihen 4 bzw. 6 enthalten sind.

Die Einstellung der 1:2-Koordination aus dem 1:1-Verhältnis ist auch durch unmittelbares Umspringen des ganzen abhängigen Rhythmus oder eines Teiles davon möglich.

Spaltet sich ein kleiner Teil des abhängigen Automatismus

ab, um in erhöhte Frequenz überzugehen und in der stabilen Gleichgewichtslage 1:2 vom dominierenden Rhythmus festgehalten zu werden, dann entsteht die Periodenform von 7 F, die formal noch einem 1:1-Rhythmus nahesteht. Mit Zunahme der abgespalteten Elemente nimmt die Schwingung die Form von 7 E und, wenn alle Zellen sich dem schnellen Teil angeschlossen haben, die Form von 8 E an. Wenn umgekehrt ein kleiner Teil in halbe Frequenz übergeht, entsteht die Schwingungsform von 2 F, bei Anwachsen dieses Teilautomatismus von 2 E und schließlich von 2 D. Hier hat sich also der Wechsel von 1:1- in 1:2- oder 2:1-Koordination über stärkerer zu schwächerer Superposition bis zu reiner M-Wirkung vollzogen.

Zusammenfassend läßt sich feststellen, daß eine allgemeine systemimmanente Tendenz zum Übergehen in stabile Koordinationsverhältnisse besteht. Die Tendenz, stabile ganzzahlige Frequenzverhältnisse aufrechtzuerhalten, ist eine Systemeigenschaft der durch M-Wirkung gekoppelten Multioszillatorsysteme. Sie läßt sich nicht nur bei organismischen, sondern auch bei anorganischen Oszillator-Kopplungen im Modell nachweisen.

Der Grad der Stabilität nimmt zu mit der Einfachheit der Frequenzbeziehungen. Das gilt für ein- und mehrseitige Kopplungen gleichermaßen.

Unter sonst gleichen Bedingungen ist die stabilste Ordnungsform die absolute, d. h. die 1:1-Frequenzsynchronisation. Danach folgt das 1:2-, das 2:3-Verhältnis usw. mit ansteigendem Komplikations- und zugleich absinkendem Stabilitätsgrad. Für die Kopplungsstabilität des Circaminutenrhythmus gelten die gleichen Verhältnisse, was u. a. den Ausgangspunkt unseres Bewertungsschemas für den minutenrhythmischen Kopplungsgrad in III.2. darstellt.

Jede Periodenform stellt ein dynamisches Gleichgewicht dar, das erst bei Überschreiten eines Stabilitätsbereiches in eine neue Ordnungsform übergeht, wobei der Übergang häufig sprunghaft erfolgt.

V. Holst (1948) erkennt darin ein formales Gegenstück zu dem, was in der Psychologie eine „dynamische

Gestalt" genannt wird: Eine gehörte Melodie, die Abbildung einer regelmäßigen Figur sind „Zeit- und Raumgestalten" mit innerer Ordnungstendenz, mit einem „Gestaltungsdruck", der sich bereits vor dem Bewußtwerden organisierend auswirkt. Dieser Gestaltungsdruck bestimmt auch kognitive Formtransformationen bei multiplen Repräsentationen. So erscheint ein eingedellter Kreis im Verlauf negativer Nachbilder vollkommen rund (v. HOLST 1948). Das Umspringen der Wahrnehmung bei zweideutigen Bildern erinnert an das Umspringen einer ganzzahligen Frequenzkoordination in eine andere. Die diesem Phänomen zugrunde liegende Fähigkeit des Zentralnervensystems, die Umgebungsvielfalt auf eine überschaubare Anzahl von Ordnungsformen zu reduzieren (klassifizieren, typisieren), erleichtert Entscheidungen über eine unendliche Menge von Reizen. Diese Bemerkungen zu „Rhythmusgestalten" neuronaler Aktivitäten im Aufgreifen der Ideen von v. HOLST können vielleicht anregen, bei der psychophysiologischen Hypothesenbildung chronophysiologische Organisationsprinzipien stärker zu berücksichtigen.

Den Zusammenhang von Regulation und Koordination haben wir an anderer Stelle ausführlich belegt (SINZ 1978a). Dieser kommt bereits bei der lebensnotwendigen zeitlichen Abstimmung der Bewegungsrhythmen von Atmen und Saugen beim Neugeborenen in Form einer gleitenden Kopplung der beiden zentralen Oszillatoren zum Ausdruck: Für den gesunden reif geborenen Säugling ist eine Alternation der motorischen Programme auf Grund der phasenverschobenen Koaktion typisch. Bei unreif geborenen oder kranken Säuglingen kann es zur relativen Koordination kommen, die in periodisch wiederkehrender Folge die Gefahr einer zeitlichen Koinzidenz von Saugen und Atmen und die Möglichkeit der Aspirationspneumonie in sich birgt. Die Koordination von Atmung und Herzschlag, von kardiorespiratorischen und Bewegungsrhythmen, von sensomotorischen, kognitiven und verschiedenen neurovegetativen Oszillationen in ganzzahligen Frequenzverhältnissen und mit Schwingungsbildern relativer Koordination weisen auf die Verbreitung dieses Ordnungsvorganges hin, um dessen quantitative Erfassung es uns in den letzten Abschnitten von Teil III geht.

1.2. Zentral-periphere relative und absolute Koordination

Die weiträumige zeitliche Abstimmung von Körperfunktionen wird neben dem vegetativen Nervensystem, dem pyramidalen und extrapyramidalen motorischen System und den afferenten sensorischen Nervenfasern über hormonelle Signale vermittelt. Zwischen Innervationsrhythmik und peripheren Organrhythmen (z. B. der Gefäße) treten Periodenbildungen und Zieh- (Mitnahme-) Phänomene ganz im Sinne von M-Wirkung und relativer Koordination auf (Langhorst et al. 1975, Stroh-Werz et al. 1977). Ihre Ergebnisse sind die bilaterale Koordination symmetrischer Organe, die Gegenphasigkeit von Haut- und Muskeldurchblutung usw.

Organsysteme wie die Leber werden nicht nur peripher, sondern auch nervös-hormonell tagesrhythmisch, ultradian und in funktionellem Einklang zu anderen Organsystemen koordiniert. Auf Grund der Circadianschwingung entsprechender Enzyme ist gewährleistet, daß die maximale Aktivität der geschwindigkeitsbestimmenden Enzyme des Aminosäureabbaus und der Glukoneogenese dem tageszeitlichen Glukosebedarf vorauseilt (Hardeland 1973). Weiterhin erfolgt auch eine Steuerung über das Nahrungsangebot. Nur so kann die Glukoseproduktion an beanspruchungsabhängige Schwankungen der Aktivitätsrhythmik angepaßt werden.

Koordination von Hormon- und Enzymrhythmen kommen nicht nur bei gleicher Frequenz vor, sondern auch dann, wenn ganzzahlige Vielfache eingestellt werden.

So kann ein 28-Tage-Menstruationszyklus mit einem Circadianzyklus derart in Wechselwirkung stehen, daß ein kohärentes Gesamtverhalten resultiert. Ovulation erfolgt dann zu bestimmten Phasen des Aktivitätszyklus in einem bestimmten Phasenverhältnis der Gonadotropinrhythmen, während die Zellteilungsraten im Ovar im 28-Tage-Zyklus variieren. Diese Zeitpunktbestimmung ist arterhaltend: Sie erfolgt bei Ratten in Koinzidenz mit dem Aktivitätsmaximum paarungsbereiter Männchen.

1.3. Interzelluläre Koordination

Das Grundproblem der Koordination auf allen Ebenen ist das der Wechselwirkung zwischen Zellen, ihrer Vermittlersubstanzen (Mediatoren) und intrazellulären Adressaten, die mit den Primäroszillatoren verbunden sind. Dieses wird an Populationen von Einzellern intensiv untersucht und ist bei Metazoen Forschungsgegenstand in Form neuronaler Wechselwirkungen. Die elektrophysiologischen Korrelate der konzertierten Aktivität neuronaler Felder und entsprechender sensomotorischer und kognitiver Funktionen legen nahe, daß über synaptische Erregungen, chemische Mediatoren und Feldpolarisationen Bahnungs- und Hemmungswirkungen im Sinne relativer Koordination vermittelt werden.

Kreuzkorrelationsfunktionen von unipolaren okzipitalen Ableitungen korrespondierender Hemisphärenpunkte zeigen eine mittlere Phasendifferenz von 2,5 ms, wobei jedoch eine periodische Variation zwischen den Extremwerten von +20 ms und −20 ms erfolgt. Dieses Bild des Vorzeichenwechsels ist das Ergebnis relativer Koordination: Immer dann, wenn interhemisphärische Differenzen von etwa 20 ms erreicht sind, wird ein Mechanismus aktiviert, der beide Generatoren in Phase zurückversetzt. Dies erfolgt entweder abrupt als Phasensprung über eine Dauer von einer halben Alphaperiode oder graduell in Form von Zieh- oder Mitnahme-Vorgängen, die über kortiko-subkortikale Neuronensysteme mit eigenen Generatoreigenschaften vermittelt werden (Hoovey et al. 1972).

Ähnliche dynamische Phasenbeziehungen mit Bevorzugung bestimmter Phasenabstände konnten auch für mehrsekunden- und circaminutenrhythmische Modulationen von Parametern der Alphawellen zwischen Hirnregionen einer Hemisphäre festgestellt und in Beziehung zu kognitiven Operationen gesetzt werden (Chomskaja 1978 und persönl. Mittlg.). Gleichartige Phänomene relativer Koordination mit Bevorzugung alternierender Maxima und Minima konnten wir für die circaminutenrhythmische Modulation sensomotorischer und kognitiver Funktionssysteme durch die Kreuzkorrelationsanalyse sichern (vgl. Abb. 11a und b).

Ursache der zahlreichen rhythmischen Phänomene und ihrer Wechselwirkungen im Hirngewebe sind vielfältige Oszillatorsysteme, die auf spontanaktiven Neuronen beruhen, wie wir sie von Wirbellosen und vom Atmungsregulationszentrum her kennen. Wir können damit rechnen, daß etwa 5 bis 10% der Neuronen der Formatio reticularis des Hirnstamms Pacemaker- oder pacemakeranaloge Eigenschaften haben und ein größerer Prozentsatz erhebliche unterschwellige Potentialschwankungen aufweist, die zu einer synchronisierten Feldpolarisation beitragen könnten. Die multiple Erregbarkeit des Gehirns würde zu einer Erregungsexplosion führen, gäbe es nicht in funktionsspezifischen Verschaltungen einbezogene vielfältige Hemmungsmechanismen der Erregungsausbreitung.

Mit dem Auftreten von Rhythmizitäten in den Spikemustern einzelner Zellen ist eine Latenzkorrelation der Potentialgenerierung zwischen geprüften Paaren von Neuronen und eine ausgeprägte Synchronisationstendenz zwischen den Modulationsrhythmen im Millisekunden-, Sekunden- und Minutenbereich verbunden (MacGregor et al. 1975). In der Regel sind benachbarte Neuronen häufiger phasensynchronisiert als entfernter gelegene, zahlreiche Ausnahmen bei multiplen Mikroelektrodenableitungen weisen jedoch auf die komplizierte räumlich-zeitliche Netzwerkorganisation hin.

1.4. Intrazelluläre Koordination

Modelle für die intrazelluläre Koordination von Circadianschwingungen stellen die Einzeller *Euglena* (EDMUNDS 1977), *Gonyaulax polyedra* (SWEENEY 1969) und für kurzwellige Rhythmen der vielkernige plasmodiale Schleimpilz *Physarum polycephala* (vgl. Abb. 74) dar, bei dem sich Erscheinungen relativer Koordination im Circaminutenrhythmus beobachten lassen. Die biochemische Analyse von Circaminutenrhythmen und ihrer Abhängigkeit von intrazellulärer Regulation und Koordination ist jedoch für den Glykolysemechanismus von Hefezellen am weitesten fortgeschritten (vgl. Abb. 60, 61 und 62, HESS und BOITEUX 1973, HESS 1978). Die Vermaschung und Koordination von Proteinsyntheseregelkreisen als Grundlage ultra- und circadianer Schwingungen haben wir in Abbildung 45 angedeutet.

Eine fundamentale sequentielle Koordination liegt den zellulären Wachstums- und Teilungszyklen zugrunde. So müssen Beginn und Ende der DNS-Replikation in festen Zeitverhältnissen zu den Ereignissen der Zelltrennung stehen, um beiden Tochterzellen den vollständigen Satz elterlicher Gene zu sichern. Dabei ist unbedingt erforderlich, daß bestimmte Prozesse abgeschlossen sind, bevor die Teilung der Zelle beginnt. Für derartige definierte Zeitbeziehungen ist eine Uhr von der Art eines selbsterregten Oszillators zu fordern, die intrazellulär verankert ist und deren Zeiger einmal während jedes Zellzyklus umläuft und die Phaseninformation, die für die Initiation der DNS-Replikation und Zellteilung erforderlich ist, zu bestimmten Zeitpunkten des Umlaufes liefert.

1.5. Mediatoren und Mechanismen relativer Koordination auf Primäroszillatorebene

Wenn wir davon ausgehen, daß die Primäroszillatoren intrazellulär verankert sind, stellt sich die Frage nach den Signalen und Mechanismen, die die Phaseninformation nach außen befördern (wo sie z. B. auf neuronaler Ebene für die Zeitpunktbestimmung und Verrechnung des durch die relative Sonnenbewegung veränderlichen Winkels zwischen Sonne und Zielort bei der Raumorientierung dient) und die andererseits die Phasensteuerung durch äußere Zeitgeber vermitteln.

Welches sind die Mediatoren der Phaseninformation von extra- und intrazellulären Zeitgebern?

Dieser Grundfrage nach den Mechanismen der relativen Koordination wollen wir im folgenden nachgehen:

Der Strukturbegriff der Koordination hat räumliche und zeitliche Aspekte, die analoge kooperative Merkmale dissipativer Strukturen akzentuieren.

1. Räumliche Koordination: Diese ist als Manifestation von periodischen Stoffwechselvorgängen bzw. „eingefrorene Koordination" Voraussetzung und Korrelat der funktionellen, zeitlichen Koordination. Hierzu gehören allosterische Konformationseigenschaften, Anordnungen von Enzymketten an der Mitochondrienmembran, der Ribosomen am endoplasmatischen Retikulum, der korrespondierenden Nukleinsäuren in DNS-, mRNS-, rRNS-Molekülen und der Aminosäuren in Peptidketten, weiterhin periodische Strukturen von Zellmembranen und intrazelluläre Kompartimentierung, konzentrische und spiralige Muster bis hin zu Aggregationsformen von Zellen.

2. Zeitliche Koordination: Hierauf basiert die Sukzession und Simultaneität von Prozessen und ihre Wechselwirkung über kooperative Eigenschaften intra- und extrazellulärer dissipativer Strukturen.

Die Koordination von Zellen, Geweben, Organen, Organsystemen und Organismen erfolgt letztlich über die Koordination von intrazellulären Aktivitäten auf metabolischer und epigenetischer Ebene, wobei die Kopplungseigenschaften interzellulär an Hormone, Peptide, Transmitter, Potentialänderungen und Ionen und intrazellulär an Ionen wie Ca^{++} und Mediatoren wie zyklisches Adenosinmonophosphat (cAMP) gebunden sind.

So wirkt Ca^{++}

a) als sekundärer Botenstoff unabhängig von cAMP und cGMP,
b) als Regulator von zyklischen Nukleotiden und
c) als Effektor von Prozessen, die durch zyklische Nukleotide kontrolliert werden.

Kalzium und cAMP sind wesentliche Bestandteile intrazellulärer Regelkreise, die zu Oszillationen ihrer Konstituenten mit Perioden zwischen 0,1 und 5 min führen. Ausgehend von dem weitverbreiteten Vorkommen dieser Regelkreise ist anzunehmen, daß der cAMP-Kalzium-Oszillator neben den glykolytischen und mitochondrialen Oszillatoren den Generator für den Frequenzbereich hochfrequenter Biorhythmen bildet. Auf der Grundlage des cAMP-Kalzium-Oszillators lassen sich die chronotropen (Phasen-, Frequenz-) und inotropen (Amplituden-) Wirkungen von Hormonen und anderen Mediatoren im Sinne einer Änderung der Adenylatzyklase- und Phosphodiesterase-Aktivität bzw. Kalziumtransportgeschwindigkeit beschreiben.

Zwei Typen von Kalzium-cAMP-Regelkreisen werden diskutiert (Rapp und Berridge 1977). In dem ersten (Abb. 79A) vermindert Kalzium das Niveau von zyklischen AMP durch Hemmung von Adenylatzyklase, wobei das cAMP die Zunahme des intrazellulären freien Kalziums fördert. Im zweiten Regelkreis (Abb. 79B) ist das Gegenteil der Fall: cAMP unterdrückt das Niveau des freien Kalziums im Zellplasma, während Kalzium die cAMP-Synthese anregt.

Eine theoretische Behandlung dieser negativen Kopplungsschleifen (Abb. 79C) zeigt, daß sie kontinuierliche Oszillationen im Kalzium- und cAMP-Niveau erzeugen.

Die beteiligten Enzyme haben allosterische Eigenschaften, d. h. sie zeigen eine große Reaktion (Verstärkung!) auf eine kleine Änderung in der Rückkopplungsschleife.

Betrachten wir das Modellsystem etwas näher. Der Rückkopplungsmetabolit x_n hemmt die Bildung von x_1 von S_0. Die Geschwindigkeit der x_1-Synthese, ausgedrückt als Funktion von x_n, wird als $f_n(x_n)$ bezeichnet. Diese Funktion fällt, wenn x_n steigt. Die einfachste mathematische Realisierung eines solchen Systems ist

$$\dot{x}_1 = f_n(x_n) - k_1(x_1), \quad \dot{x}_j = f_{j-1}(x_{j-1}) - k_j(x_j). \tag{1}$$

$f_n(x_n)$ ist positiv und monoton fallend. Die anderen Funktionen sind positiv und monoton ansteigend. Hastings et al. (1976) haben gezeigt, daß eine hinreichende Bedingung für die Existenz einer periodischen Lösung der Differentialgleichung

$$\frac{|f_1'(x_1^0)| \cdots |f_n'(x_n^0)|}{|k_1'(x_1^0)| \cdots |k_n'(x_n^0)|} \, |G(i\omega_c)/G(0)| > 1$$

wobei x_j^0 der Gleichwert von x_j ist. $G(i\omega)$ ist ein komplexe Funktion, die definiert ist als

$$G(i\omega) = \prod_{j=1}^{n} 1/\left(k_j'(x_j^0) + i\omega\right),$$

und ω_c ist der erste positive Wert von ω. In der Praxis ist diese Funktion vereinfacht durch die Verwendung nicht-dimensionaler Variablen, und das Problem reduziert sich auf die Prüfung von $|f_n'(x_n^0)|$ und $|G(i\omega_c)/G(0)|$. Wenn diese Faktoren zunehmen, vergrößert sich der Wertebereich von Reaktionskonstanten mit oszillatorischen Lösungen. Ein großer Wert von $|f_n'(x_n^0)|$ bedeutet, daß die Abnahme in der x_1-Synthesegeschwindigkeit als eine Funktion von x_n steiler werden muß. Ein großer Wert von $|G(i\omega_c)/G(0)|$ bedeutet eine große Überalles-Phasenverschiebung im Regelkreis. Ein großer Wert von $|G(i\omega_c)/G(0)|$ setzt eine genügend große Zahl von Stoffwechselschritten für die Verzögerungszeit im Regelkreis voraus, was sowohl für die Regelkreise A als auch B vorausgesetzt werden darf.

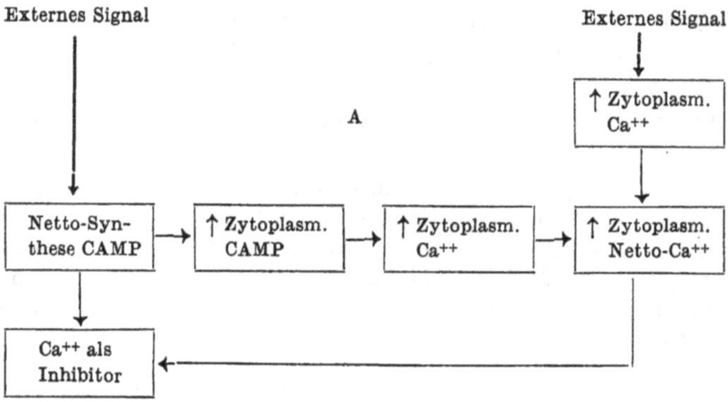
Externes Signal
Externes Signal
↑ Zytoplasm. Ca++
A
Netto-Synthese CAMP
↑ Zytoplasm. CAMP
↑ Zytoplasm. Ca++
↑ Zytoplasm. Netto-Ca++
Ca++ als Inhibitor

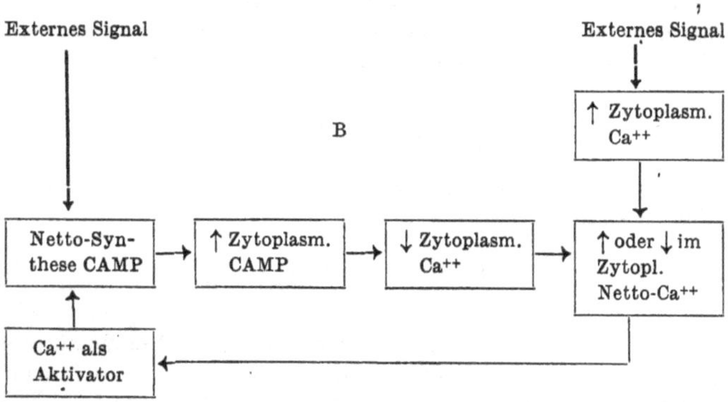
Externes Signal
Externes Signal
↑ Zytoplasm. Ca++
B
Netto-Synthese CAMP
↑ Zytoplasm. CAMP
↓ Zytoplasm. Ca++
↑ oder ↓ im Zytopl. Netto-Ca++
Ca++ als Aktivator

C

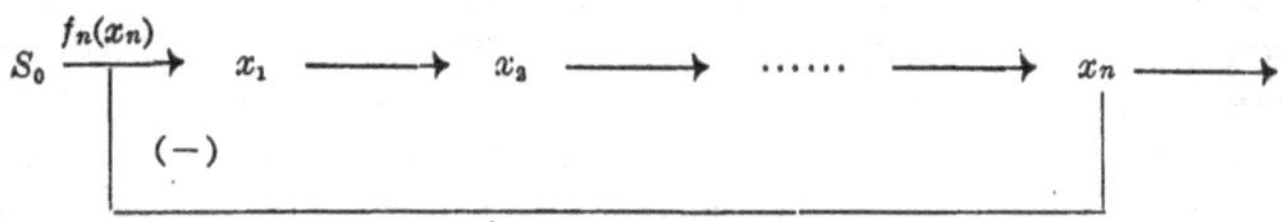
S_0
$f_n(x_n)$
x_1
x_2
......
x_n
(−)

Es gibt nun mehrere Möglichkeiten für die Kopplung dieser biochemischen Oszillatoren mit der Zellmembran, um regelmäßige Potentialoszillationen zu erzeugen, die Merkmale von Pacemakerzellen im Herzen, im Atem- und Kreislaufzentrum, bei Wirbellosen usw. sind. Die Fähigkeit von Kalzium, die Permeabilität der Membran für Chlorid zu beeinflussen, scheint dabei besonders wichtig zu sein.

Kontinuierliche Oszillationen des transepithelialen Potentials von Speicheldrüsenzellen von *Calliphora* könnten durch einen Regelkreis vom Typ A generiert werden. Hierbei wären beide oszillatorischen Komponenten durch die Membran gekoppelt. Kalzium erhöht die Chloridpermeabilität, was eine Erniedrigung des Membranpotentials bewirkt, während cAMP die Kalziumpumpe aktiviert, was zur Erhöhung des Potentials führt.

Ein A-Regelkreis könnte auch für langsame Membranoszillationen in β-Zellen der Bauchspeicheldrüse, in Nebennierenrindenzellen und Zellen des Hypophysenvorderlappens verantwortlich sein.

←

Abb. 79. **A: Ein cAMP-Kalzium-Regelkreis (Typ A), in dem cAMP die Zytosol-Kalziumkonzentration erhöht, während Kalzium die Synthese von cAMP und Kalzium hemmt. Die Frequenz dieses Oszillators kann durch äußere Signale (Mediatoren), die die cAMP- oder Kalziumkonzentration verändern, im Sinne von Mitnahme (Phasensteuerung) beeinflußt werden, so daß das Phänomen der relativen Koordination in den Aktivitätsmustern gekoppelter Zellen (z. B. Neuronen) zu beobachten ist.**

B: Ein cAMP-Kalzium-Regelkreis (B-Typ), in dem cAMP das zytoplasmatische Kalzium vermindert, während Kalzium die cAMP-Synthese anregt. In diesem Fall wirken äußere Signale, die die interne Kalziumkonzentration erhöhen, der cAMP-Wirkung, die in einer Verminderung des Kalziums besteht, entgegen. Auch hier vollzieht sich eine Kopplung durch äußere Mediatoren über die Phasensteuerung.

C: Einfachste Form einer negativen Rückkopplungsschleife. $f_n(x_n)$ ist die Geschwindigkeit der x_1-Synthese als Funktion von x_n; f_n nimmt mit steigendem x_n ab (nach Rapp und Berridge 1977).

In die Regulation von cAMP beim „Schleimmolch" *Dictyostelium* sind zwei unterschiedliche Prozesse einbezogen. Der erste besteht in der periodischen Generierung von cAMP-Pulsationen durch Initiatorzellen. Der zweite ist die Synthese und Freisetzung einer Salve von cAMP in Reaktion auf einen von außen empfangenen cAMP-Puls. Kalziumoszillationen könnten für die periodischen Bewegungssalven während der Aggregation der Amöbe verantwortlich sein. Hier stellt sich Kopplung von Zellen klar als chemisch vermittelter Schwingungs- und Regelungsprozeß dar (vgl. die theoretische Behandlung in II.4.6.1.).

Periodische Variationen von cAMP und Kalzium auf der Grundlage des B-Reglers könnten auch für die myogenen Rhythmen der glatten Muskulatur verantwortlich sein. Der β-Regelkreis wird von Rapp und Berridge (1977) auch für neuronale Pacemaker diskutiert, da auch hier cAMP auf Peptid-Mediatoren anspricht und Ca^{++} in die Generierung der Oszillationen einbezogen ist.

Doch die Rolle des cAMP-Kalzium-Mechanismus als Primäroszillator ist experimentell noch zu prüfen und seine Beziehung zu metabolischen Oszillatoren vom Glykolysetyp zu klären. In I.1.18. haben wir ausgeführt, daß neuronale Pacemakeraktivität durch Regelkreise generiert werden könnte, die mit dem intermediären Stoffwechsel, insbesondere den Enzymen Phosphofruktokinase (PKF) und Fruktose-1,6-Diphosphatase (FDP) verbunden sind. Durch beide Enzyme könnte ein zyklischer Stoffwechselfluß erzeugt werden, der zu Oszillationen von Wasserstoffionen und ATP in Nachbarschaft der Membran führen müßte. Wasserstoffionen würden den Einwärtsstrom, ATP den Auswärtsstrom an der Membran regulieren (Chaplain 1976). Dieses Modell basiert auf der Beobachtung, daß eine Anzahl von Metaboliten, die die PKF entweder aktivieren oder hemmen, deutlich die Pacemakeraktivität modulieren (vgl. Abb. 33).

Zweifellos können wir heute nichts Endgültiges über

den Stellenwert einzelner Primäroszillatoren für bestimmte Oszillationen auf physiologischer und Verhaltensebene aussagen. Insbesondere ihr Zusammenspiel, ihre Koordination, ist im einzelnen noch unbekannt. Deshalb sind die hier gemachten Ausführungen als erste Überlegungen zu werten, die nahelegen wollen, daß Koordination von Rhythmen auf Verhaltensebene letztlich auf der inter- und intrazellulären chemischen Vermittlung von Phaseninformationen (Zeitgeberwirkungen, Mitnahme) zwischen intrazellulären Primäroszillatoren beruht, eine Erkenntnis, die manchen verwundert, wenn er nur mit psychologischen oder globalen zentralnervösen Koordinationsphänomen kognitiver Operationen vertraut ist. Dies zu zeigen, und damit die Chronobiologie auf psychophysiologische Koordinationserscheinungen anzuwenden, war das Ziel unserer Überlegungen.

2. Koordinationsanalyse circaminutenrhythmischer Funktionsschwingungen

Wie aus den Untersuchungen von v. Holst (1939) zur zentralnervösen Koordination hervorgeht, ist die Koordinationstendenz nicht nur durch die absolute 1:1-Koordination, sondern auch durch die bevorzugten höheren ganzzahligen Frequenzverhältnisse und ihre Übergänge in Form relativer Koordination repräsentiert (vgl. Abb. 78).

Die Quantifizierung des Koordinationsstatus psychophysiologischer und neurovegetativer Funktionsrhythmen im Circaminutenbereich wurde von uns über die Berechnung des Kopplungsgrades auf der Grundlage autokorrelations- und spektralanalytisch ermittelter Funktionsschwingungen vorgenommen. Der Kopplungsgrad berechnet sich als Bruchteil ganzzahliger Frequenzsynchronisationen in einem definierten Frequenzbereich. Unter Gleichbewertung von 1:1- und höheren Frequenzverhältnissen (1:2, 1:3, 2:3, 1:4, 3:4, 1:5,

2:5, 3:5, 4:5) und unter Berücksichtigung von maximal nur einer Frequenzsynchronisation bei superponierten Schwingungen pro Parameterbeziehung wurde der minutenrhythmische Kopplungsgrad (KG) als Quotient aus

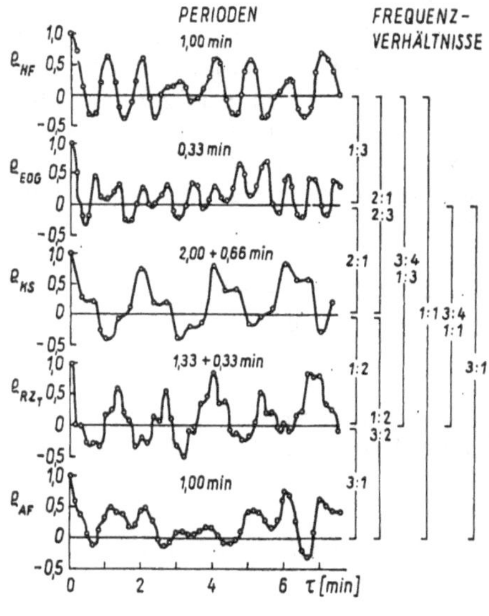

Abb. 80. Beispiel für die Berechnung des Kopplungsgrades der Circaminutenrhythmen von 5 simultan registrierten Funktionen — von oben nach unten: Autokorrelationsfunktionen der Zeitreihen der Herzfrequenz, des Elektrookulogramms, des Kurzzeitgedächtnisses, der auditomotorischen Reaktionsgeschwindigkeit und Atemfrequenz. Die dominierenden Perioden in den Autokorrelationsfunktionen (verifiziert durch das Leistungsspektrum) werden paarweise auf ihre Ganzzahligkeit geprüft und die Zahl der realisierten zur Anzahl der möglichen Frequenzsynchronisationen insgesamt ins Verhältnis gesetzt, wobei die Zahl der möglichen der der Parameterkombinationen entspricht (nach SINZ 1973, 1976b, 1978a).

realisierten zu möglichen Frequenzsynchronisationen (FS) berechnet. Im Beispiel von Abbildung 80 herrscht zwischen allen Parametern Koordination, und es resultiert ein

$$KG = \frac{10 \text{ realisierte FS}}{10 \text{ mögliche FS}} \cdot 100\% = 100\%.$$

Kriterien, Randbedingungen und Modifikationen des Kopplungsgrades sind an anderer Stelle ausführlich abgehandelt (Sinz 1978a, Kap. 8). Um die Dynamik in den höheren Kopplungsverhältnissen zu erfassen, haben wir in einer Komponentenanalyse KG für 1:1-, 1:2- und höhere Verhältnisse getrennt betrachtet und einzelne Parameterbeziehungen statistisch verglichen. Selbstverständlich werden mit dieser Methode Übergänge als Ausdruck relativer Koordination nur statistisch geschätzt und alternativ nach bestimmten Kriterien entweder schon einem ganzzahligen Frequenzverhältnis zugeordnet oder als nicht koordiniert betrachtet. Auch Phasenbeziehungen werden in diesem Kopplungsgrad nicht berücksichtigt.

Im folgenden soll nun seine Anwendung und Validität durch gleichzeitige Berücksichtigung anderer System- und Funktionsparameter demonstriert werden.

3. Koordinationsanalyse der Neurose: Kopplungsgrad und Regelgüte als Indikatoren der komplexen pathopsychophysiologischen neurotischen Manifestationen

3.1. *Problemstellung*

Die dem neurotischen Fehlverhalten zugrunde liegenden kognitiv-emotionalen Veränderungen der Informationsverarbeitung sind durch einzelne physiologische Meßgrößen (EEG-Parameter, vegetative und endokrine Parameter) nicht hinreichend repräsentiert. Häufig sind keine systematischen Abweichungen nachweisbar. Aus einer großen Zahl psychophysiologischer Untersuchungen zur Neuroseproblematik ist jedoch ableitbar, daß Zeitparameter des regulativen Verhaltens und rhythmische Zeitstrukturen des Wach- und Schlafverhaltens beeinträchtigt sind.

Es liegt deshalb nahe, mit Hilfe der biorhythmometrischen Synchronisationsanalyse den Kopplungsgrad physiologischer Modulationsschwingungen in Kombination mit einem regelphysiologischen Provokationsverfahren als Indikator neurose-immanenter Systemveränderungen zu bestimmen.

Im einzelnen sollten folgende Fragenkomplexe bzw. Hypothesen experimentell untersucht werden:

1. Validierung des Indikationswertes bzw. der Relevanz schwingungsphysiologischer Parameterveränderungen für psychopathophysiologische Veränderungen des Koordinationsstatus über eine kombinierte Bestimmung der Koordinationsgüte und der Regelgüte sowie durch gleichzeitigen Einsatz von Urteilsmethoden (Befindensdaten).

2. Aus früheren Untersuchungen (Sinz 1976c) ist bekannt, daß Benzodiazepinderivate wie Diazepam (Faustan, Valium) und Chlordiazepoxid (Radepur, Librium) als Tranquillizer zur Behandlung psychogener reaktiv-ängstlich-agitierender Dysregulationen („Angstneurosen") indiziert sind. Die zu prüfende Hypothese besagt, daß der anxiolytisch-sedative Effekt von einer homöostasierenden regulativ und koordinativ fördernden bzw. systemstabilisierenden Wirkung begleitet ist, die über eine modulierende Hemmung streßbedingt dysfunktionierender frontokortikal-limbischer und retikulärer Strukturen erwartet wird. Eine pharmakotherapeutische Minderung der Neurosesymptomatik sollte daher mit einer gesteigerten Koordinations- und Regelgüte einhergehen (Sinz 1976c).

3. Weiterhin wird vermutet, daß die sedativen und präsynaptisch hemmenden Eigenschaften von Diazepam eine Dauertherapie nicht angezeigt erscheinen lassen: Diese könnte die erwartete akute Synchronisations- und Stabilitätsverbesserung wieder paralysieren. Durch

Objektivierung dieser Annahme würde der Tranquillizertherapie der ihr gebührende Platz in einem psychophysiotherapeutisch ausgerichteten Gesamttherapiekonzept zugewiesen werden können.

3.2. Methodik: Synchronisations- und Regulationsanalyse

Registrierung

Zur Untersuchung gelangten 8 weibliche und 2 männliche Patienten mit klinisch diagnostizierter Neurose: Phobische bzw. Angstneurose (5), Neurasthenische N. (2), Hypochondrische N. (1), Anankastische N. (1), Hysterische N. (1). Zweifellos ist weder die von einem Facharzt für Neurologie und Psychiatrie vorgenommene Diagnose eindeutig noch handelt es sich um einheitliche Reaktionstypen, wie der interindividuelle Ergebnisvergleich auswies. Es waren aus einer großen Grundgesamtheit solche Patienten ausgewählt worden, die in den letzten 2 Wochen keine Medikamente eingenommen hatten.

In einer Voruntersuchung in angenehmer Ruhelage wurden die Patienten an die Registrierbedingungen habituiert. Im anschließenden Hauptversuch wurden das EKG, das Respirogramm und das Elektrookulogramm (EOG) abgeleitet und gleichzeitig in 10-Sekunden-Abständen die auditomotorischen Reaktionszeiten auf einen 1000-Hz-Ton geprüft.

Während einer 5minütigen Ruhepause und einem Belastungstest mit weiterer 5minütiger Erholungszeit wurde nur noch das EKG und der systolische und diastolische Blutdruck in 30-Sekunden-Abständen registriert und das Verhalten der Herzfrequenz kontinuierlich verfolgt. Die Belastung bestand aus 15 Kniebeugen, die vorher geübt und weitgehend standardisiert wurden. Sie erfolgten innerhalb von 30 Sekunden nach Metronomtakt und unter direkter Beteiligung des Versuchsleiters. Schließlich wurden die Patienten einem Kurzspeichertest unterzogen. Insgesamt dauerte diese 1. Untersuchung etwa 35 Minuten (vgl. Schema 5).

Danach wurden 2 Tabletten Faustan entsprechend 10 mg Diazepam oral verabreicht. Nach 60 Minuten leichter Handarbeitentätigkeit erfolgte eine zweite Untersuchung nach dem gleichen Schema.

Die gesamte Prozedur wurde auch nach 4 Wochen wiederholt. In der Zwischenzeit erfolgte mindestens eine weitere Konsultation beim Psychiater und die fortlaufende Einnahme von 3×1 bis 3×2 Tabletten Faustan pro Tag, eine Dosis, wie sie bislang in solchen Fällen üblich war.

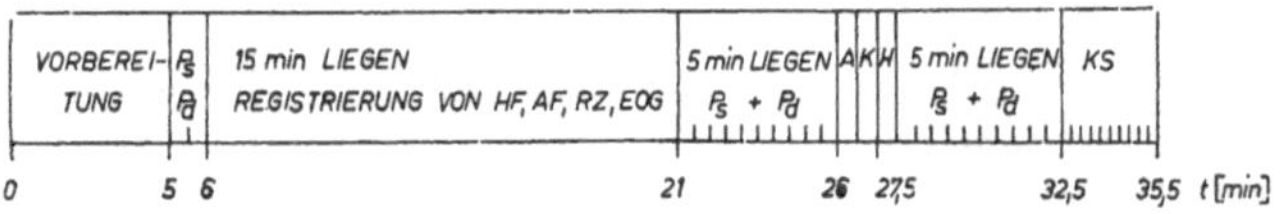

Schema 5:

Auswertung

Die Registrierkurven wurden in 10-Sekunden-Intervallen entsprechend der Anzahl der gleichartigen Reaktionszeiten nach Markierungen eines Frequenzteilers lückenlos integriert und für die Berechnung der Autokorrelationsfunktion und des Leistungsspektrums sowie für die Mittelwerte genutzt. Der Perioden- bzw. Frequenzanalyse schloß sich die Bestimmung des minutenrhythmischen Kopplungsgrades an. In Auswertung des Belastungstests wurden das Frequenz-Zeit-Integral nach belastungsbedingter Auslenkung der Herzfrequenz und die „Zeitkonstante τ" des Rückstellverlaufes ermittelt sowie die Regelgüte als Quotient der Auslenkamplitude (Höchstwert minus mittlerer Ruhewert: HW – MW) und Regelfläche (ent-

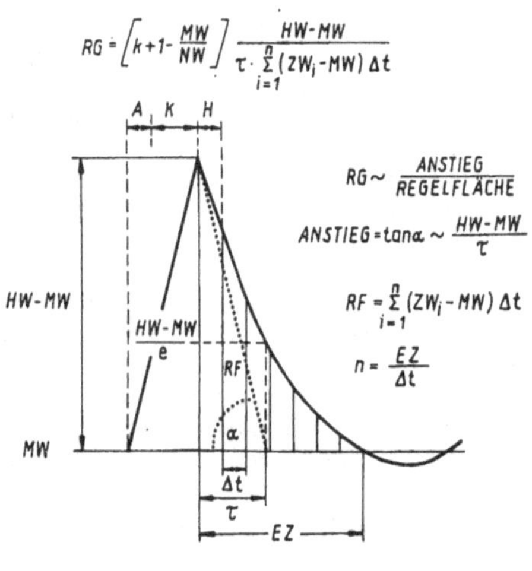

spricht dem Erholungssummenzuwachs vom Höchstwert bis zum Erreichen des Ruhemittelwertes bzw. über dem Zeitintervall τ) multipliziert mit τ abgeleitet. τ ist der Zeitwert bis zum Ordinatenwert (HW — MW)/e der Abklingskurve (vgl. Abb. 81).

Befindenserhebung

Nach jeder Untersuchung wurde den Patienten ein einfacher bipolarer Fragebogen mit den Dimensionen Spannung, Erregung, Ängstlichkeit zur graduierten Erfassung der Befindenskonstellation vorgelegt.

3.3. *Ergebnisse der biorhythmometrisch-psychophysiologischen Funktionsdiagnostik*

Die mittleren Funktionswerte aller 10 Patienten für die einzelnen Untersuchungsetappen sind in Tabelle 2 zusammengefaßt.

Befunde der Periodenanalyse

Im analysierten Frequenzband von 0,25 bis 3,0 min^{-1}, entsprechend einem Periodenbereich von 0,3 bis 4,0 min, wurde vor Einnahme von Faustan ein prononcierter Gipfel der Häufig-

←

Abb. 81. Auswerteschema für das Übergangsverhalten der ausgelenkten Herzfrequenz in den Ruhezustand:
A = Aufstehen, K = Kniebeuge, H = Hinlegen, HW = Höchstwert, EZ = Erholungszeit, RF = Regelfläche, Δt = 10-s-Intervall, ZW = Zeitfunktionswert. Als charakteristischer Parameter des Einschwingvorganges wurde die Größe τ eingeführt, die sich als zugehöriger Zeitkoordinatenwert für den Abfall der Kurve auf den ZW = (HW — MW)/e ergibt. Die Messung von τ ist exakt durchführbar und unabhängig davon, ob der ausgelenkte Funktionswert im Untersuchungsintervall den Ausgangsmittelwert (MW) wieder erreicht. Sie hat außerdem den Vorteil, daß bei einem quasiexponentiellen Abfall Unterschiede in den Herzfrequenzzuwachsraten auf Grund ungleichmäßiger Belastungen vor und nach Faustanapplikation in gewissen Grade eliminiert werden (vergleichbar der Zeitkonstante eines unterschiedlich aufgeladenen Kondensators).
Die Regelgüte (RG) ist der Abklingsteilheit des Kurvenverlaufs direkt und der Regelfläche indirekt proportional. Einzelheiten, auch zu dem Korrekturglied in der Formel für RG (vgl. SINZ 1978a).

Tabelle 2

Mittlere ($\pm s_{\bar{x}}$) Herz- und Atemfrequenz (HF und AF), auditomotorische Reaktionszeit (RZ), Zahl der sakkadischen Augenbewegungen (EOG) und Kurzspeicherleistung von 10 Patienten vor (I), nach akuter (II) und chronischer Faustanbehandlung (III). Die mit einem Sternchen versehenen Werte unterscheiden sich signifikant auf dem 5%-Niveau (Varianzanalyse)

Parameter	I	II	III
HF [min⁻¹]	79,2 ± 2,8*	74,4 ± 2,8*	76,3 ± 3,1
AF [min⁻¹]	19,2 ± 1,0	19,8 ± 0,8	16,8 ± 1,5
EOG [min⁻¹]	17,3 ± 3,2*	11,0 ± 2,1*	16,4 ± 2,9
RZL [ms]	277,4 ± 7,6*	316,0 ± 8,0*	291,0 ± 5,2
KS [%]	71,8 ± 4,9*	69,6 ± 4,3*	–

keitsverteilung in der Klasse von 0,625 bis 0,874 min gefunden, während nach akuter Faustantherapie auch die 0,5 min- und 1,0 min-Perioden häufiger auftraten (entsprechend der Häufigkeitsverteilung der Circaminutenrhythmik für gesunde Probanden: Abb. 25).

Die Ergebnisse weisen auf eine atypische Häufigkeitsverteilung kurzwelliger Funktionsrhythmen hin, wobei zu klären bleibt, ob die Dreiviertelminutenperiodik für bestimmte Neurosen tatsächlich typisch ist. Wie Vergleichsuntersuchungen an gesunden Probanden zeigen (Sinz 1978a), kommt die Diazepam-Wirkung in einer signifikanten Verlängerung der Schwingungsdauer von physiologischen Funktionsschwankungen zum Ausdruck ($p = 0,05$).

Befunde der Synchronisationsanalyse

Unter Einwirkung von 10 mg oral appliziertem Faustan erhöht sich der mittlere Kopplungsgrad aller Patienten von 26,7 ± 5,6% um 40% auf 66,7 ± 6,2% ($p = 0,01$, Abb. 82). Dieser Anstieg repräsentiert eine eindeutige Verbesserung der zentralnervös-vegetativen Koordination unter dem Einfluß des Tranquillizers.

Nach vierwöchiger chronischer Faustantherapie fällt der Kopplungsgrad wieder um 29,2% ab.

Die Bedeutung dieses Befundes liegt in der quantitativ überzeugenden Objektivierung einer bereits klinisch verschiedentlich gemachten und bislang kontroversen Beobachtung bei isolierter Pharmakotherapie.

Die Komponentenanalyse der Kopplungsdynamik legt nahe, daß vor allem weniger stabile höhere ganzzahlige Frequenzverhältnisse die Veränderungen im Synchroni-

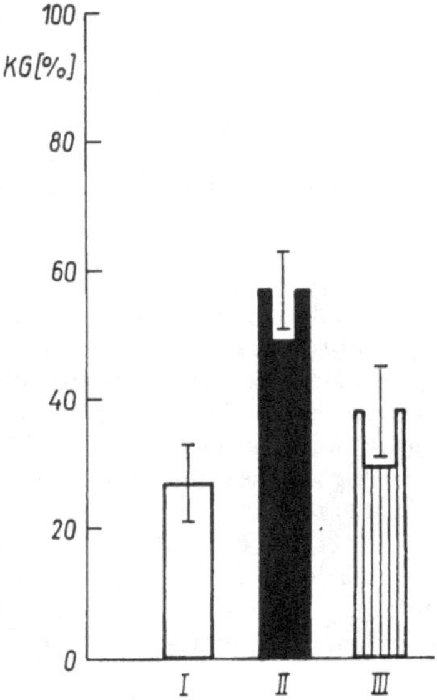

Abb. 82. Mittlerer minutenrhythmischer Kopplungsgrad physiologischer Funktionen vor (I), unter akuter (II) und chronischer Faustantherapie (III) von 10 Patienten mit neurotischen Symptomen (nach SINZ et al. 1975).

sationsstatus repräsentieren, was dafür spricht, die harmonischen und subharmonischen Schwingungen und somit die 1:2-, 2:3-, 1:3- und sogar höheren Verhältnisse in die Berechnung des Kopplungsgrades mit einzubeziehen.

Die Tranquillizer-abhängigen Veränderungen waren für die einzelnen Neuroseformen recht unterschiedlich ausgeprägt. Die als phobische und Angstneurotiker klassifizierten Patienten zeigten die stärksten Erhöhungen des Kopplungsgrades; bei der Patientin mit anankastischer Neurose blieb der Synchronisationsstatus nahezu unverändert.

Befunde der Regulationsanalyse

Auch bei der Analyse des Regulationsverhaltens imponieren vor allem therapieabhängige Veränderungen bei den Phobikern.

Abbildung 83 zeigt den Verlauf der in 10-Sekunden-Intervallen ausgewerteten Herzfrequenz [min^{-1}] im Belastungstest beispielsweise für zwei Patientinnen.

Der untere Kurvenzug stammt von einer Patientin (P. R.), die unter der Diagnose „Kardiophobie" überwiesen wurde und über Herzsensationen, Schlafstörungen und Nervosität klagte. Infolge kurzzeitiger Belastung mit 15 Kniebeugen kommt es zur Herzfrequenzzunahme und nach dem Hinlegen zur Wiedereinstellung des Ruheausgangswertes. Dauert die Einstellungskurve länger als 5 Minuten (wie in diesem Fall), so wird die Erholungszeit (EZ) trotzdem nur mit 5 Minuten angesetzt und die Regelfläche hierüber ermittelt. Hier zeigt sich der Vorteil des τ-Wertes, der der Abklingzeit des maximalen Frequenzzuwachses auf den e-ten Teil entspricht.

Das Beispiel belegt, daß die benötigte Einstellzeit und die durch die Auslenkungskurve umschriebenen Flächen vor und nach Faustanapplikation deutliche Unterschiede aufweisen, die mit dem minutenrhythmischen Kopplungsgrad negativ korrelieren:

Vor Faustanbehandlung entspricht einem niedrigen Kopplungsgrad von 17% bei großer Auslenkung der Herzfrequenz aus der Ruhelage und einer langen Einschwingzeit eine große Regelfläche von 65,1.

Unter 10 mg Diazepam ist der Ausgangswert der Herzfrequenz charakteristisch herabgesetzt. Mit einem um 14 Herzschläge/Minute niedrigeren Höchstwert und einem stärker gedämpften Einschwingvorgang ist eine kleinere Regelfläche von 30,6 verbunden, was mit einer Erhöhung des Kopplungsgrades auf 67% korreliert. Charakteristisch verändern sich unter der Tranquillizereinwirkung auch die EZ von 5 auf 2,3 und von 0,58 auf 0,33 Minuten. Mit der Zunahme des Kopplungsgrades geht eine Verbesserung der Regelgüte von 1,42 auf 5,34 einher.

Unter vierwöchiger Faustantherapie sind die Parameter wieder in Richtung der Vorbehandlungswerte verändert: EZ = 2,5 Minuten, τ = 0,4 Minuten, RG = 2,47, KG = 33%.

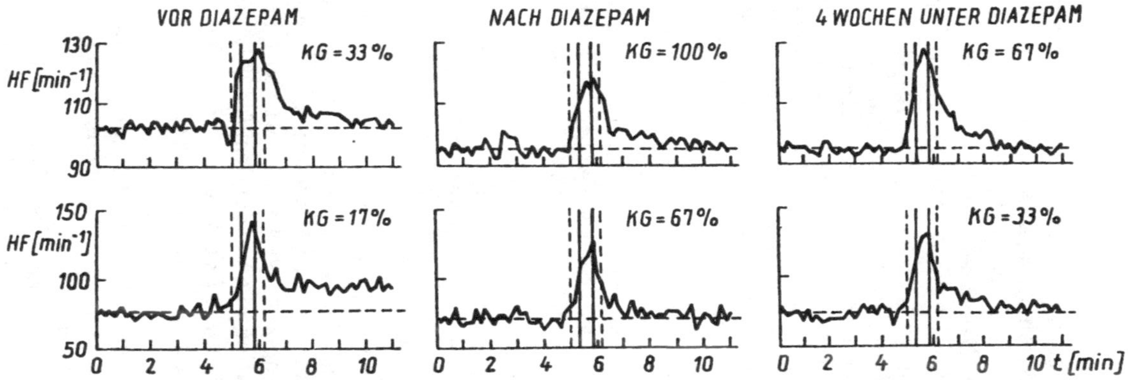

Abb. 83. Herzfrequenzverläufe im Belastungstest von zwei Patienten („Rentenneurose“ – oben, „Kardiophobie“ – unten) vor und nach akuter chronischer Faustantherapie.
Im Intervall zwischen den vertikal durchgezogenen Linien erfolgte die Beanspruchung in Form von 15 Kniebeugen, in den durch gestrichelte Linien begrenzten Intervallen das Aufstehen vom Untersuchungsbett und das Hinlegen (nach Sinz et al. 1975).

Dieser Trend einer Verbesserung des Koordinations- und Regulationsverhaltens nach kurzzeitiger Faustanbehandlung und einer rückläufigen Tendenz bei relativ hoch eingestellter Dauertherapie soll noch an einem zweiten Beispiel erläutert werden (Abb. 83, oberer Teil).

Die Patientin H. H. wurde unter der Diagnose „Rentenneurose“ vom Psychiater überwiesen. Auffallend war eine ausgeprägte Angst vor medizinischen Untersuchungen und Personen männlichen Geschlechts. Sie hatte mit über 100 min^{-1} die höchste Herzfrequenz von allen Patienten. Entsprechend der WILDERschen Ausgangswertregel stieg ihre Herzfrequenz unter der Belastung weitaus weniger als bei anderen Patienten, deren Herzfrequenzen zwischen 55 und 80 min^{-1} in Ruhelage gemessen wurden.

Charakteristische Veränderungen unter akuter Faustanapplikation ergaben wieder die Zeitwerte und die Regelgüte. Die EZ verringerte sich von 3,5 auf 2,5 Minuten und das τ-Intervall von 0,67 auf 0,42 Minuten. Parallel mit einer Zunahme der Regelgüte von 1,06 auf 1,30 stieg der Kopplungsgrad um 67%.

Nach vierwöchiger Faustantherapie waren die Zeitwerte zwar kürzer und die Regelgüte noch besser als ohne Faustanbehandlung, bemerkenswert ist jedoch die Verlängerung der Regelgüte (1,15) und des Kopplungsgrades (67%) gegenüber kurzzeitiger Pharmakotherapie.

Die mittleren Parameterwerte für alle Patienten zeigt Abbildung 84. Unter der Annahme eines linearen Zusammenhanges zwischen Parametern des regelphysiologischen und Kopplungsverhaltens wurden mit einer multiplen Korrelationsanalyse auf dem 5%-Niveau signifikante Korrelationskoeffizienten zwischen dem Kopplungsgrad einerseits und der Regelfläche ($r = -0{,}53$), dem τ-Wert ($r = -0{,}56$) und der Regelgüte ($r = +0{,}46$) andererseits ermittelt, was auf den gleichsinnigen und validen Indikationswert der Kopplungs- und Regulationsanalysen hinweist.

24 Kopplungsgrade der drei Untersuchungsphasen ergaben mit zugehörigen mittleren Befindensdaten einen Korrelationskoeffizienten von 0,52 ($p = 0{,}01$). Befin-

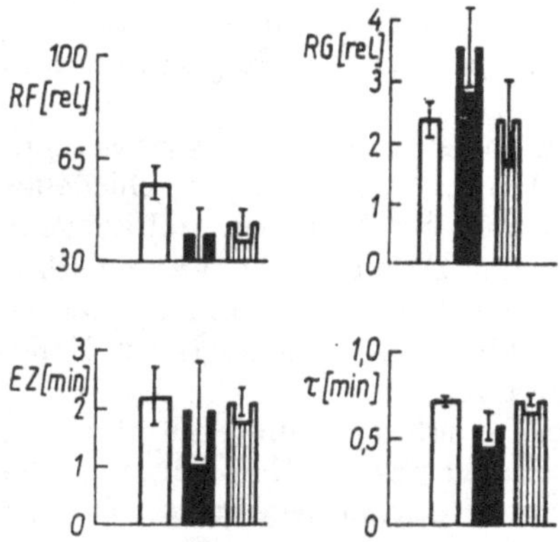

Abb. 84. Signifikante (1. zur 2. Säule) Abnahme der Regelfläche ($p = 0{,}05$) und der „Zeitkonstante" τ ($p = 0{,}01$) und Einwirkung von 10 mg Diazepam. Nach vier Wochen Faustan-Applikation (3. Säule) ist nur die Regelgüte signifikant verändert (2%, WILCOXON-Test). Die Änderungen der Erholungszeit (EZ) lassen sich statistisch nicht sichern (nach SINZ et al. 1975).

densänderungen nach Faustaneinnahme im Sinne von Gelöstheit, Entspannung, Zuversichtlichkeit gehen mit einem höheren Kopplungsgrad einher, während nach vier Wochen wieder eine Tendenz zur Gespanntheit, Erregtheit und Ängstlichkeit angegeben wird. In den Fällen von anankastischer, hypochondrischer und neurastenischer Symptomatik sind diese Veränderungen und Korrelationen nicht repräsentiert.

3.4. *Diskussion der therapieabhängigen Änderungen im Synchronisations- und Regulationsverhalten*

Ein Vergleich der Zunahme des Kopplungsgrades bei gesunden Studenten von 18% (SINZ 1978a) und der Zunahme bei Neurose-Patienten von 40% unter 10 mg Diazepam läßt darauf schließen, daß ein diskoordiniertes und disreguliertes Neurovegetativum auf koordinations- und regulationsfördernde Pharmaka entsprechend der WILDERschen Ausgangswertregel effektiver anspricht.

Diese Systemveränderungen konnten hiermit erstmalig durch Indikatoren der Kopplungs- und Regelgüte erfaßt werden.

Auf Grund biorhythmometrischer und regeltheoretischer Paralleluntersuchungen an drei verschiedenen Personengruppen: Patienten mit Neurosen und kongenitalen Herzmißbildungen und Datenverarbeiterinnen (SINZ 1978a) können gleichsinnige Änderungen der Synchronisations- und Regulationsdynamik physiologischer Funktionssysteme als gesichert gelten.

Die Befunde legen nahe, daß der minutenrhythmische Kopplungsgrad eine diagnostische Einschätzung der zentralnervös-vegetativen Reaktionslage gestattet. Mit der anxiolytischen sedativ-hypnotischen Wirkung von Diazepam (Faustan, Valium) ist eine synchronisierende, systemstabilisierende Wirkung auf die multioszillatorische Funktionsordnung verbunden, die sich auch in den erfragten Befindensdaten ausdrückt.

3.5. *Zusammenfassung*

Unter der Annahme, daß die komplexen pathopsychophysiologischen Veränderungen bei Neurosen Störungen der Regulationsdynamik und multioszillatorischen Kopplungscharakteristik einschließen, wurde bei 10 Patienten mit unterschiedlichen Neurosen eine Systemanalyse des Koordinations- und Regulationsverhaltens vorgenommen.

Eine Zunahme des minutenrhythmischen Kopplungsgrades nach akuter Applikation von 10 mg Diazepam (Faustan) p. o. korreliert mit einer Abnahme der Regelfläche und der Erholungszeit und einer Zunahme der aus beiden Parametern abgeleiteten Regelgüte.

Eine ausschließliche Pharmakotherapie führt wieder zu einer Verschlechterung der Koordinations- und Regulationsgüte, so daß eine hocheingestellte alleinige Langzeittherapie mit Diazepam nicht angezeigt erscheint.

Der Indikationswert des minutenrhythmischen Kopplungsgrades konnte über die Veränderungsmessungen durch innere Validierung an Parametern des Regulationsverhaltens und an Außenkriterien wie Befindensdaten und klinischen Untersuchungsbefunden gesichert werden.

4. Circadiane Modulation psychophysiologischer Leistungsvoraussetzungen

4.1. Einleitung und Problemstellung

Kopplungswirkungen im Sinne der v. HOLSTschen relativen Koordination führen zu einer statistischen Bevorzugung bestimmter Phasen- und ganzzahliger Frequenzverhältnisse, so daß wir von einer dynamischen multioszillatorischen Funktionsordnung sprechen können. Als Strukturmaß des funktionellen Ordnungsgrades haben wir definierte Kopplungsgrade abgeleitet. Ihr Indikationswert für den neurovegetativen Systemzustand wurde über Korrelationen zur empirisch abgeleiteten Regelgüte validiert (III.3.). Von diesen Ergebnissen leiten sich für die weiteren Untersuchungen folgende Hypothesen ab:

a) Sowohl die Modulationsfrequenz der Funktionsrhythmen als auch der hieraus abgeleitete Kopplungsgrad (KG) sind ihrerseits circadianen — also tagesrhythmischen — Modulationen unterworfen.
b) Die Veränderungen des KG sind belastungsabhängig und indizieren somit den Grad der Leistungsvoraussetzungen bzw. der Leistungsfähigkeit.

4.2. Methodik der Tagesganganalyse

Versuchsdurchführung: Komplexe Tagesganganalysen (20-minütige Ableitungen des EKG, Respirogramms und EOG alle 2 Stunden) erfolgten bei 7 Probanden

I. unter den Bedingungen ungestörten Nachtschlafes und

II. in einer Vergleichsuntersuchung bei denselben Probanden, wobei diese zu den nächtlichen Testzeiten geweckt wurden und neben den erwähnten Registrierungen die auditomotorischen Reaktionszeiten (RZ) in 12-Sekunden-Abständen und am Schluß die unmittelbare Wiedergabeleistung 10stelliger Zahlen geprüft wurden.

Auswertung: Die mittlere Herz- und Atemfrequenz (HF, AF) sowie Sakkadenhäufigkeit (EOG) wurden in 12-Sekunden-Intervallen lückenlos integriert und hieraus

a) mittlere Tagesgangkurven gewonnen und
b) mit Hilfe der Autokorrelations- und Spektralanalyse der diskreten Zeitreihen einschließlich der RZ Frequenzen der Modulationsschwingungen im Bereich von 0,3 bis 2 min^{-1} erfaßt. Hieraus wurde nach definierten Kriterien der Kopplungsgrad als Anteil realisierter Frequenzsynchronisationen, bezogen auf die Parameterkombinationen, berechnet.

4.3. *Ergebnisse der Tagesganganalyse*

Die Tagesverläufe der HF, AF, RZ und Kurzspeicherleistung (KS) (vgl. Abb. 1) sind in Tabelle 3 dargestellt. Sie zeigen einen mehr oder weniger ausgeprägten Bigeminus und signifikant belastungsabhängige Schwingungsbreiten in Prozent des Niveaus für HF (I: 12,5; II: 6,7) und AF (I: 20,0; II: 14,1).

Tagesgang der Schwingungsdauer des Circaminutenrhythmus

Es konnte eine circadiane Modulation des Häufigkeitsprofils circaminutenrhythmischer Perioden beanspruchungsabhängig (I, II) nachgewiesen werden (vgl. Sinz 1978a).

Tagesgang des minutenrhythmischen Kopplungsgrades

In Abbildung 85 sind die anforderungsabhängigen Tagesgänge des Kopplungsgrades im Circaminutenbereich dargestellt. Die Beanspruchungswirkungen (II) widerspiegeln sich in einer signifikanten Profilnivellierung,

Tabelle 3

Tagesgänge von Reaktionszeiten, Kurzspeicherleistung, Herz und Atemfrequenz

Uhr-	RZ (ms)	KS (%)	HF (%)		AF (%)	
zeit	II	II	I	II	I	II
7.00	279,4	88,5	100,8	99,5	96,3	94,4
9.00	239,4	89,3	104,6	102,8	101,1	103,0
11.00	258,0	83,8	102,3	100,4	102,5	102,8
13.00	282,2	84,6	100,8	101,8	105,2	104,4
15.00	282,4	85,0	102,1	100,8	106,0	104,7
17.00	270,4	85,0	100,3	99,5	104,0	102,1
19.00	270,2	88,3	103,4	101,1	109,2	107,4
21,00	274,2	88,6	106,5	102,3	108,1	107,6
23.00	297,8	82,6	96,0	97,6	98,8	99,7
1.00	321,6	81,5	94,0	96,1	91,4	94,4
3.00	315,0	83,1	94,4	97,5	91,6	95,3
5.00	309,6	87,0	94,7	101,0	89,2	93,5

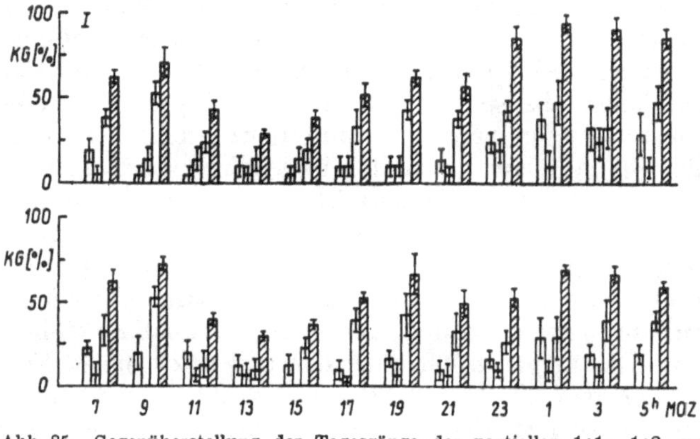

Abb. 85. Gegenüberstellung der Tagesgänge der partiellen 1:1-, 1:2- und multiplen Frequenzverhältnisse (1., 2. und 3. Säule) für die Bedingungen I und II; 4. Säule: Tagesgang des Gesamt-KG. Neben dem Bigeminus fällt eine Phasengegenläufigkeit der relativen 1:1- und multiplen Verhältnisse auf (nach SINZ 1977d).

verminderten Schwingungsbreite (I: 66,5; II: 43,3) und Niveausenkung (I: 64,3; II: 55,3). Wie die Abbildung weiterhin zeigt, repräsentieren auch die aus der differenzierten Koordinationsanalyse gewonnenen partiellen KG — mit zum Teil stärkerer ergotrop-trophotroper Dynamik — die belastungsabhängige Circadianschwingung des Synchronisationsstatus.

4.4. *Diskussion*

Wenn der minutenrhythmische KG neurovegetative Zustandsänderungen bzw. psychophysiologische Leistungsvoraussetzungen repräsentiert, ist zu erwarten, daß er einen korrelierten Tagesgang zum dianen Verlauf kardiorespiratorischer Funktionsgrößen (als Ausdruck „physischer Leistungsfähigkeit") und zur Reaktionszeit und Kurzzeitspeicherung als charakteristische Größen „psychischer Leistungsbereitschaft" aufweist. Weiterhin müßten diese Beziehungen in bestimmter Weise belastungsabhängig variieren. Die experimentellen Befunde bestätigen die Hypothesen. Schwingungsbreite und Niveau korrelieren ebenso wie die einzelnen Tageswerte belastungsabhängig mit dem minutenrhythmischen KG. Dies gilt nicht nur für die HF und AF, sondern auch für die RZ und KS. Für letztere ist jedoch zu erwarten, daß die Korrelationen für die Tag- und Nachtzeit gegenläufig sind, da eine verminderte nächtliche Leistungsbereitschaft mit der trophotropen, die rhythmische Funktionsordnung restituierenden Koordinationszunahme einhergeht. Ein Vergleich der diurnalen und nokturnalen Verläufe zeigt es (Tabelle 3, Abb. 85). Während die auditomotorische Reaktionsgeschwindigkeit (1/RZ) und die KS nachts ihr Minimum haben, liegen ihre Maxima tagsüber konkordant zum KG gegen 9.00 und 19.00 Uhr (diurnale Korrelation: $r_{KG-RG} = 0{,}37$, $p = 0{,}05$; $r_{KG-KS} = 0{,}46$, $p = 0{,}01$). Darüber hinaus besteht auch ein positiv korrelativer Zusammenhang zwischen dem objektiv diurnal ermittelten KG und der skalierten subjektiven

Einschätzung des Vigilanzgrades (VG), die nach einem bipolaren Fragebogen erfolgte ($r_{KG-VG} = 0{,}64$). Die psychophysiologisch-biorhythmometrische Vorgehensweise erweist sich damit als geeignet, Zusammenhänge zwischen Leistungen und komplexen Zustandsvariablen multioszillatorischer Funktionsordnung bzw. psychophysiologischen Leistungsvoraussetzungen zu untersuchen.

4.5. Zusammenfassung

Die Tagesganganalyse physiologischer und psychophysiologischer Funktionen und des Kopplungsgrades ihrer circaminuten-rhythmischen Modulation zeigt eine circadiane Dynamik der multioszillatorischen Funktionsordnung, die belastungsabhängig variiert und in differenzierter Beziehung zu psychophysiologischen Leistungsvoraussetzungen steht. Entsprechend der diurnal-nokturnal ergotrop-trophotropen Umstellung besteht tagsüber eine positive, nachts eine negative Korrelation zwischen Kopplungsgrad und Reaktionsgeschwindigkeit bzw. Kurzspeicherleistung.

5. Psychophysiologische Differenzierung von Musikwirkungen mit Hilfe des minutenrhythmischen Kopplungsgrades

5.1. Einleitung

Wie sich aus früheren Untersuchungen zum Synchronisationsstatus physiologischer Funktionsrhythmen ergab, sind Modulationsschwingungen zentralnervöser und neurovegetativer Prozesse durch exogene Einflüsse via Tranquillizer (III.3) und bestimmte Zeitgeber-Frequenzen (I.1.13) im Sinne einer Steigerung ihrer internen Kopplungsbeziehungen beeinflußbar. Weiterhin konnte festgestellt werden, daß Änderungen des internen Kopplungsgrades mit Variationen von Leistungsdaten und skalierten Befindungsdaten korrelieren (III.4. und Sinz 1978a, Kap. 19).

Das legt die Frage nahe, ob über eine Koordinationsanalyse emotional-ästhetisch vermittelte Musikwirkungen in Korrelation zu subjektiven Urteilen zu objektivieren sind. Eine solche diagnostische Möglichkeit wäre bedeutsam für musiktherapeutische und arbeitsplatzgestalterische Anwendungen und für die Beantwortung der Fragen: dem *ob*, *wie*, *wann* und *welche* Musik.

Folgende Hypothesen sollen geprüft werden:

1. Sinfonische, als angenehm bewertete Musik geht mit einem hohen Kopplungsgrad einher; Aleatorik, die von der Semantik und Lautgebung her als unangenehm empfunden wird, führt zu einer Abnahme der internen Kopplungsbeziehungen physiologischer Funktionsschwingungen.

Für die einzelnen Musikstücke bestanden folgende Teilhypothesen:

a) „Bolero“ von Maurice Ravel: Hinsichtlich der psychophysiologischen Wirkung darf man erwarten, daß die betonte Rhythmisierung, Harmonie und Monotonie der Melodie ausgleichend und trophotrop wirken, während die crescendische Steigerung zu einer Zunahme des Erregungsniveaus führt.

Es wird erwartet, daß der Kopplungsgrad die resultierende Wirkung der postulierten vagotonen, ausgleichenden und sympathikotonen, erregenden Komponente des Orchesterwerkes im Sinne einer Steigerung repräsentiert. Auch von der regelmäßigen Wiederholung der Musikfigur müßte nach früheren Befunden (I.1.13.) eine exogene Synchronisationswirkung ausgehen.

b) „Dies Irae“, Oratorium von Krzysztof Penderecki: Das Oratorium für Solostimmen, Chor und Orchester wurde zur Erinnerung an die Opfer von Auschwitz komponiert. Mit der Darbietung dieses aleatorischen Musikwerkes (mit Lautstärkekontrasten, Sirenengeheul, Kettenrasseln, Vierteltönen und Schrittgeräuschen, mit heftig crescendierenden Klängen bis zur Verdichtung in einem Schrei) verband sich die Erwartung, emotional ambivalente, erregende und desynchronisierende physiologische Effekte auslösen zu können.

c) „C-dur-Sinfonie“ von Wolfgang Amadeus Mozart: Von der „Jupitersinfonie“, KV 551, wurde das Andante und Menuett dargeboten. Man darf von beiden Sätzen eine emotionale koordinationsfördernde Bindung und ausgleichende, beruhigende Wirkung erwarten.

2. Eine von früheren Untersuchungen und auf Grund schwingungstheoretischer Überlegungen abgeleitete Hypothese geht davon aus, daß alle Veränderungen der internen Koordinationsdynamik vorwiegend durch Variation in den höheren Frequenzverhältnissen bewirkt werden. Dabei ist von Interesse, ob eine Komponentenanalyse des Kopplungsgrades zur Differenzierung von Musikwirkungen beitragen kann.

3. Die Koordinationsanalyse stellt den Versuch dar, die hedonistische Bewertungsskala zwischen den Polaritäten „Lust“ und „Unlust“, „angenehm“ und „unangenehm“ (Wundt, Berlyne) durch Ermittlung des Polaritätsprofils von Erlebensdaten mit objektiven Befunden zum Koordinationsverhalten neurovegetativer Funktionsrhythmen zu korrelieren. Lassen sich unsere Gefühlsurteile, so lautet die Frage, mit objektivierten physiologischen Systemveränderungen in Beziehung setzen?

5.2. Methodik

Die Experimente wurden an 10 Medizinstudenten (Alter 20 bis 22 Jahre, Leistungsstand „gut“) über 1,5 Stunden in 5 aufeinanderfolgenden Teiluntersuchungen durchgeführt:

Ruhepause R′ (20 min) — „Bolero“ B — Ruhepause R″ (15 min) — „Dies Irae“ P — „C-dur-Sinfonie“ M (2. und 3. Satz).

Die Probanden verfügten über keine besonderen musikalischen Fähigkeiten oder Ambitionen, spielten kein Instrument, bevorzugten von klassischer Musik Sinfonien von Mozart und Beethoven, hatten 12-Ton-Musik oder Aleatorik nie ausgesprochen bewußt oder gewollt gehört.

In Ruhelage wurden EKG, Respirogramm und EOG registriert, wobei die sakkadischen Augenbewegungen lediglich zur Ermittlung von Modulationsschwingungen ausgewertet wurden. Die Diskretisierung der sakkadischen horizontalen Augapfelbewegungen, der Herz- und Atemfrequenz erfolgte durch lückenlose Integration in 10-Sekunden-Intervallen. Die Zeitreihen wurden einer Autokorrelations- und Spektralanalyse zur Ermittlung von Frequenzen des Circaminutenrhythmus im

Bereich von 0,38 min^{-1} bis 3 min^{-1} unterzogen. Bei Gleichbewertung von 1:1- und höheren Frequenzverhältnissen und unter Berücksichtigung von jeweils nur einer Frequenzsynchronisation pro Parameterbeziehung wurde der minutenrhythmische Kopplungsgrad als Bruchteil realisierter Frequenzsynchronisationen bzw. in Prozent berechnet.

8 Probanden beantworteten darüber hinaus einen bipolaren Fragebogen nach Ertel zum Musik-Erleben, der nach den Dimensionen Potenz, Erregung und Valenz und in Grundqualitäten unterteilt ist.

5.3. Ergebnisse

Herz- und Atemfrequenz

Wie die Ergebnisse in Abbildung 86 zeigen, steigt die Herzfrequenz unter der Einwirkung von „Bolero“ (B) im Vergleich zur Ruhepause *R'* signifikant an (Wil-

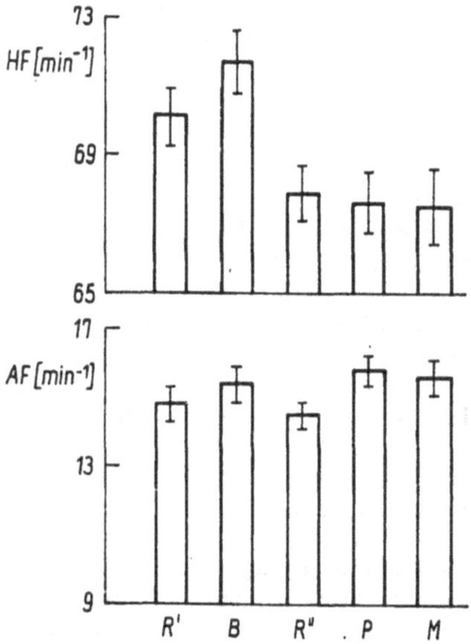

Abb. 86. Mittelwerte und Standardfehler der Herz- und Atemfrequenz (Abkürzungen siehe Text, nach Sinz 1978a).

COXON-Test: $p = 0{,}01$). Während der folgenden Ruhezeit R'', unter der Aleatorik (P) und „Jupitersinfonie“ (M) ist die Herzfrequenz ziemlich gleichbleibend signifikant erniedrigt ($p = 0{,}05$).

Die Atemfrequenz steigt unter der ersten Musikdarbietung nichtsignifikant an; unter dem Einfluß des Oratoriums und der sinfonischen Musik nimmt sie gegenüber der zweiten Ruhepause signifikant zu ($p = 0{,}01$). Die Abnahme der Atemfrequenz während der zweiten Ruhepause (R″) ist gegenüber der Darbietung des „Bolero“ auf dem 1%-Niveau signifikant.

Änderungen der internen Synchronisation in Abhängigkeit vom Musikgenre

Vom insgesamt 50 Versuchsteilen wurden 150 Autokorrelationsfunktionen berechnet. In der Periodenverteilung über den Bereich von 0,33 bis 2,64 Minuten fällt eine Verlängerung unter „Bolero“ und „Dies Irae“ gegenüber dem Andante und Menuett bzw. den Ruhepausen auf. Dabei treten bei Darbietung des „Bolero“ entsprechend der Ostinato-Zyklusdauer über externe

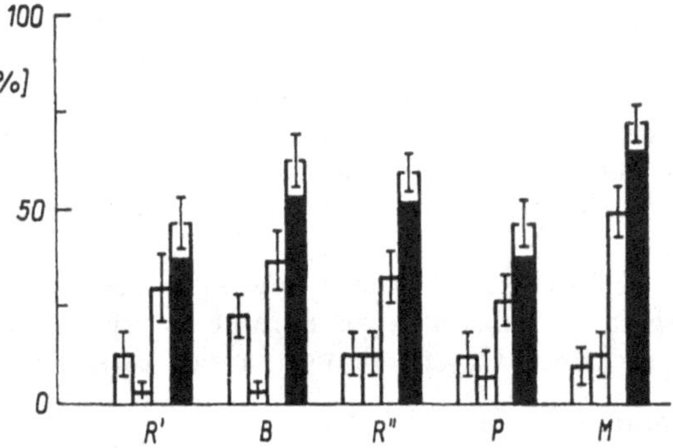

Abb. 87. Gesamtkopplungsgrad (schwarz) und seine Aufschlüsselung nach 1:1-, 1:2- und multiplen Frequenzverhältnissen (jeweils 1., 2. und 3. Säule) für verschiedene Versuchsbedingungen. Bemerkenswert das Anwachsen der Häufigkeit der höheren Frequenzverhältnisse unter der Jupitersinfonie (nach SINZ 1978a).

1:1-Frequenzsynchronisation gehäuft Perioden von ca. 45 Sekunden auf.

Die schwarzen Säulen in Abbildung 87 zeigen die mittleren Kopplungsgrade KG aller Versuche für drei verschiedene Musikdarbietungen und Ruhepausen. Unter Ravels „Bolero" steigt der KG signifikant um 16,6% an. In der folgenden 15minütigen Ruhezeit nimmt er um 3,3% ab; unter „Dies Irae" erniedrigt sich der KG um weitere 13,3%. Bemerkenswert ist eine auf dem 1%-Niveau signifikante Erhöhung des KG unter dem Einfluß der „C-dur-Sinfonie" im Vergleich zum Oratorium. Die Zunahme des KG ist auch gegenüber der ersten Ruhezeit signifikant ($p = 0{,}01$). Die relative Erhöhung in der zweiten Ruhepause ist als Nachwirkung des synchronisierenden Einflusses des „Bolero" zu werten.

Komponentenanalyse des KG

Um die Frage nach dem Anteil der Frequenzverhältnisse (FV) an Veränderungen des KG zu beantworten, wurden die 1:1-, 1:2- und höheren FV (1:3, 2:3, 1:4, 3:4, 1:5, 2:5, 3:5, 4:5) getrennt ausgewertet (Abb. 87, weiße Säulen). Man erkennt, daß die multiplen FV in der Regel stärker das KG-Profil bestimmen als die 1:1-FV. Damit ist auch die zweite Hypothese verifiziert. Für ein repräsentatives Strukturmaß des dynamischen Synchronisationsstatus ist es deshalb angezeigt, die instabileren (sensitiveren) und stärker der relativen Koordination (im Sinne von v. Holst) unterliegenden FV einzubeziehen.

In Tabelle 4 ist der minutenrhythmische KG (%) interparametrisch (jeweils für zwei Parameter) als mittlerer Wert der einzelnen Untersuchungsetappen berechnet.

Polaritätsprofil des Musiklebens

Eine Zusammenfassung aller Erlebnisqualitäten in den drei Dimensionen „Valenz", „Erregung" und „Potenz" ist für jeden Musikvortrag in Tabelle 5 vorgenommen. (Die polaren Erlebensqualitäten für „Valenz"

Tabelle 4

Mittlerer minutenrhythmischer Kopplungsgrad (%) zwischen jeweils 2 Parametern für die einzelnen Untersuchungsphasen

Untersuch.-Phase	HF – AF	HF – EOG	AF – EOG
R'	40	50	60
B	60	60	80
R''	50	70	60
P	30	60	50
M	100	70	60

waren z. B. Finsternis—Helle, Mißklang—Wohlklang, Trübung—Klarheit, Verdruß—Annehmlichkeit, Abstoßung—Anziehung, Freudlosigkeit—Freude.)

Die Korrelationsanalyse zwischen dem minutenrhythmischen Kopplungsgrad und den Daten der Erlebensdimensionen ergab für alle Versuche die folgenden signifikanten Korrelationskoeffizienten:

Valenz: $r = +0{,}765$ ($p = 0{,}01$); Erregung: $r = -0{,}412$ ($p = 0{,}05$); Potenz: $r = -0{,}480$ ($p = 0{,}05$).

Tabelle 5

Mittlere Skalenwerte für die 3 Dimensionen des Musikerlebens

	Valenz	Erregung	Potenz
B	6,18 ± 0,15	5,41 ± 0,20	5,72 ± 0,29
P	2,10 ± 0,23	5,79 ± 0,22	6,23 ± 0,14
M	6,37 ± 0,11	2,33 ± 0,11	2,11 ± 0,01

5.4. *Diskussion*

Musikwahrnehmung und -erleben erfolgen unter Beteiligung des retikulären Aktivierungssystems, bewertender neokortiko-limbischer und mesenzephaler sowie neurovegetativer Systeme unter Einbeziehung von Gedächtnisinformation (Musikerfahrung). Es darf angenommen werden, daß Veränderungen des Kopplungsgrades in charakteristischer Korrelation mit ästhetischen Urteilen funktionelle Änderungen im frontokortikalen-limbisch-emotionalen System mit Auswirkungen auf untergeordnete neurovegetativ gekoppelte Stammhirnsysteme repräsentieren. Dabei ist klar, daß wir mit neurovegetativen Kopplungsmaßen eine Sekundärwirkung der kognitiv-emotionalen Verarbeitungsprozesse und nicht die Prozesse selbst erfassen. Der Kopplungsgrad neurovegetativer Oszillationen repräsentiert jedoch wesentliche, mit der Harmonieempfindung einhergehende Synchronisationswirkungen. Die Untersuchungen von KNEUTGEN (1970) zur Wirkung von Wiegenliedern und von STADLER und SZENDE (1965) zur Koordination motorischer und vegetativer Rhythmen beim Geigenspiel bestätigen die Möglichkeit einer Synchronisationsverbesserung ebenso wie die verstärkte Koordination durch die Musikfigur des „Bolero".

Nach dem Verhalten der Herzfrequenz und den Dimensionen „Erregung" und „Potenz" zu urteilen, wirken der „Bolero" erregend, die „C-dur-Sinfonie" beruhigend; trotzdem läßt sich zwischen Sympathikotonus und Kopplungsgrad keine feste Abhängigkeit finden. Während der Darbietung des Oratoriums sind Herzfrequenz und Kopplungsgrad herabgesetzt. Es kann damit als sicher gelten, daß der Kopplungsgrad mehr als nur Aktivierungseinflüsse repräsentiert. Seine Erniedrigung unter dem Oratorium dürfte mit den auch im Polaritätsprofil zum Ausdruck kommenden „negativen" Emotionen bzw. Aversionen, neurophysiologisch also mit einer Beteiligung des limbischen Motivations- und Bewertungssystems zusammenhängen, was auch die Herzfrequenzabnahme über hemmende Einflüsse auf das Herz-Kreislauf-System verständlich macht. Der Kopplungsgrad, der Projektionen unterschiedlicher Veränderungen auf einer Skala repräsentiert, kann im Zusammenhang mit subjektiven Bewertungen und zusätzlichen physiologischen Parametern zu einer differenzierten Einschätzung von Musikwirkungen beitragen. Bei einer Komponentenanalyse sind weiterführende Interpretationen des Synchronisationsstatus möglich. Im vorliegenden Fall weist die hohe 1:1-Synchronisation von Ostinato-Zyklus und endogener Rhythmik beim „Bolero“ auf exogene Synchronisationswirkungen hin (Mitnahme), während bei der „Jupiter-Sinfonie“ ein geringer partieller $KG_{1:1}$ und gesteigerter partieller Kopplungsgrad multipler Frequenzverhältnisse auf eine semantisch vermittelte Synchronisationszunahme hinweist (Abb. 87).

Hinsichtlich des Musikeinsatzes am Arbeitsplatz ist zu beachten, daß

Tempo und Lautstärke für ein optimales Aktivierungsniveau förderlich sind,

rhythmisierende Wirkungen seitens des Musikstückes nicht mit Arbeitstakt und Maschinenlärm interferieren dürfen,

Auswahl und Anwendung der Musik psychophysiologisch begründet werden (insbesondere hinsichtlich der Koordinationsbeeinflussung).

5.5. Zusammenfassung

Mit Hilfe psychophysiologisch-biorhythmometrischer Diagnostik des Synchronisationsstatus circaminutenrhythmischer Funktionsschwingungen der Herz- und Atemfrequenz sowie der sakkadischen Augenbewegungen wird der Versuch unternommen, das ästhetisch-affektive Erleben verschiedener Musikgenres zu objektivieren und mit subjektiven Urteilen zu korrelieren.

Folgende Hypothesen sind zu prüfen:

- Unter Darbietung der C-dur-Sinfonie (2. und 3. Satz) von Mozart wird eine stärkere interne Koordination als für das von der Semantik und Lautgebung her destruktiv wirkende Oratorium von Penderecki („Dies Irae“) erwartet.
- Auf Grund der in I.1.13. demonstrierten exogenen Synchronisation ist für regelmäßige Repitition der Musikfigur (wie im Falle des „Bolero“ von Ravel) eine Mit-

nahme der Circaminutenperiodik vorstellbar, zumindest aber eine Zunahme des internen Kopplungsgrades wahrscheinlich.

- Auf Grund der Ergebnisse der Tagesganganalyse (III.3.) und arbeitspsychophysiologischer Untersuchungen (Sinz 1978a) wird erwartet, daß Steigerung des Sympathikotonus innerhalb bestimmter Grenzen nicht mit einer Erniedrigung des Kopplungsgrades einhergehen muß.
- Veränderungen in der Kopplungsdynamik erfolgen vorwiegend durch Variation in den höheren Frequenzverhältnissen.
- Es wird eine positive Korrelation zwischen Synchronisationsstatus (Kopplungsgrad) und angenehmen Empfindungen erwartet.

Folgende Ergebnisse wurden erhalten:

Der minutenrhythmische Kopplungsgrad erhöhte sich unter dem Bolero signifikant um 16,6% trotz Herz- und Atemfrequenzsteigerung (Sympathikuserhöhung).

Gleichzeitig traten entsprechend der Ostinato-Zyklusdauer gehäuft Perioden von ca. 45 s über eine 1:1-Synchronisation auf.

Das bezüglich „Valenz“ gleichsinnige und „Erregung“ und „Potenz“ im bipolaren Fragebogen erfaßte gegensinnige Musikerleben geht mit gleicher Synchronisationssteigerung beim „Bolero“ und der „Jupiter-Sinfonie“ einher, ein Hinweis darauf, daß zwischen Kopplungsgrad und Sympathikotonus keine feste Abhängigkeit besteht. Dagegen ist trotz erniedrigter Herzfrequenz während des Oratoriums der Kopplungsgrad herabgesetzt und gegenüber dem Anhören der C-dur-Sinfonie hochsignifikant erniedrigt.

Wie verschiedene Bewertungsmodi bei der Berechnung des Kopplungsgrades zeigen, resultieren die relativ schnellen Veränderungen während der verschiedenen Expositionen aus der Kopplungsdynamik höherer relativ-koordinierter Frequenzverhältnisse.

Es darf angenommen werden, daß Veränderungen des Kopplungsgrades in charakteristischer Korrelation mit ästhetischen Urteilen funktionelle Änderungen im fronto-limbisch-emotionalen System mit Auswirkungen auf untergeordnete neurovegetativ-gekoppelte Stammhirnsysteme repräsentieren.

Die Möglichkeit, kognitiv-emotionale Musikwirkungen zu objektivieren, könnte von Bedeutung für den praktischen Einsatz in der Musiktherapie oder am Arbeitsplatz sein.

6. Schlußbemerkungen zu Teil III

Koordination ist ein Zentralproblem der Integration von Teilprozessen zu umfassenderen Zeitgestalten. So führt die Sukzession von Replikationsprozessen zur Zellteilung und damit zum Gewebewachstum, die Koordination des neuromotorischen Apparates zur gerichteten Fortbewegung, die Koordination efferenter und afferenter Erregungsmuster mit neuronalen Rhythmen von Hirnstammneuronen zur Homöorhese, d. h. Entwicklung und Adaption einschließenden Homöostase des neurovegetativen Systems.

Der Grad funktioneller Kopplung auf biochemischer und physiologischer Ebene über chemische und elektrophysiologische Mediatoren kann als Strukturmaß der Funktionsgüte des neurovegetativen Systems betrachtet werden. Der Kopplungsgrad wurde z. B. für die arbeitsmedizinische Bewertung von Belastungswirkungen (Sinz 1978a) und als Indikator neurovegetativer und neuromotorischer Systemreaktionen von Merinolämmern auf experimentell variierte Umweltfaktoren in der intensiven Lämmermast herangezogen (Sinz und Scheibe 1976).

Die phylogenetisch herausgebildete und ontogenetisch realisierte organismische Zeitstruktur verdient gerade unter anforderungsintensiven zivilisierten Bedingungen eine größere Berücksichtigung für die Prophylaxe. Sie erweist sich jedoch auch als Methode der Synchronisationsanalyse für Diagnostik und Therapieoptimierung als geeignet. Ein Basisproblem der meisten Neurosen, insbesondere aber der sog. Informationsneurose (Chananaschwili), ist eine destabilisierte multioszillatorische Funktionsordnung, was sich in einer verminderten Regel- und Koordinationsgüte psychophysiologischer Funktionsabstimmung repräsentiert.

Die hierarchische Koordination multipler zellulärer Oszillatoren, die anstelle einer unitären „inneren Uhr" das Zeitverhalten und Zeiterleben des Menschen bestimmen, ist eines der erregendsten Probleme gegenwärtiger biologischer Forschung. Für eine Vielzahl selbsterregter Oszillatoren sprechen Oszillatorfrequenzen über ein Spektrum von 10 Größenordnungen, Oszillationen isolierter Zellen und sogar Zellsysteme, unterschiedliche Mitnahmeeigenschaften, die Existenz ganzzahliger neben nichtganzzahligen Frequenzverhältnissen und die Kopplungsdynamik im Sinne relativer Koordination.

Oszillationen und Kopplungseigenschaften sind das Resultat dissipativer Strukturen und diese wiederum die Folge von Instabilitäten und Oszillationen, die zu Strukturen höherer Ordnung führen (vgl. Teil II).

Aus den isomorphen Differentialgleichungen dissipativer Strukturen von der biochemischen bis hin zur kognitiven und interorganismischen (sozialen, ökologischen) Ebene geht die Bedeutung oszillatorischen Verhaltens für die Evolution geordneter Lebensprozesse einschließlich kognitiver Leistungen hervor.

Chronopsychophysiologie als der Wissenschaftszweig, der das Zeitverhalten geistiger Prozesse auf Zeitstrukturen neurophysiologischer Mechanismen und interorganismischer Kommunikation zurückführt, erweist sich damit als eine konsequente Anwendung der jüngst entdeckten Gesetzmäßigkeiten der irreversiblen Thermodynamik und dissipativer Strukturen auf jene Prozesse, die am längsten Refugium des anthropomorphen psychophysischen Dualismus waren.

IV Literatur

ADRIAN, E. D.: Potential changes in the isolated nervous system of Dytiscus marginalis. J. Physiol. **72** (1931) 132

ALLEN, P. M.: Evolution, Population dynamics and stability. Proc. Nat. Acad. Sci. **73** (1976) 655–668

ALLEN, P. M.: Population dynamics and evolution. In: Evolution and Consciousness (JANTSCH, E., u. C. H. WADDINGTON, eds.), pp. 127–130. Addison-Wesley Publ., Co., London–Amsterdam 1977

ALVING, B. O.: Spontaneous activity in isolated somate of Aplysia pacemaker neurons. J. gen. Physiol. **51** (1968) 29–45

ARVANITAKI, A. und N. CHALAZONITIS: Electrical properties and temporal organization in oszillatory neurons. In: Symposium on Neurobiology of Invertebrates, pp. 169–199. Publ. House Hung. Acad. Sci, Budapest 1967

ASCHOFF, J.: Das circadiane System. Grundlagen der Tagesperiodik und ihrer Bedeutung für angewandte Physiologie und Klinik. Verhandl. Dtsch. Ges. inn. Med. **79** (1973) 19–31

BARKER, J. L., und H. GAINER: Studies on bursting pacemaker potential activity in molluscan neurons. III. Effects of hormones. Brain Res. **84** (1975) 501–513

BAUMGARTEN, R. V.: General properties of endogenous rhythms in nerve cells. In: Central Rhythmic and Regulation (UMBACH, W., u. H. P. KOEPCHEN, eds.), pp. 55–38. Hippokrates, Stuttgart 1974

BECKMANN, H.-E. und R. A. CHAPLAIN: Effects of fructose-1,6-diphosphate administration on learning efficiency and time sense of the honey bee, Apis mellifica carnica. Brain Res. **144** (1976) 461–470

BETZ, A.: In: Quantitative Biology in Metabolism (LOCKER, A., Hrsg.), Springer, Berlin 1968

BETZ, A., und J. U. BECKER: Phase dependent shifts induced by pyruvate and acetaldehyde in oscillating NADH of yeast cells. J. interdiscipl. Cycle Res. **6** (1975) 167–173

BIRBAUMER, N.: Physiologische Psychologie, Springer, Berlin 1975

BOITEUX, A. und B. HESS: Control mechanism of glycolytic oscillations. In: Biological and Biochemical Oscillators (CHANCE, B. et al., eds.), pp. 243–252. Academic Press, New York–London 1973

BOLTZMANN, L.: Weitere Studien über das Wärmegleichgewicht unter Gasmolekülen. Ber. Akad. Wiss. Wien **66** (1872) 275

BONHOEFFER, K. F.: Modelle der Nervenerregung. Naturwissenschaften **40** (1953) 301–311

BULLOK, T. H. und C. A. TERZUOLO: Diverse forms of activity in the somata of spontaneous and integrating ganglion cells. J. Physiol. **138** (1957) 341–364

BUSSE, H.-G.: Some experiments of a chemical periodic reaction in liquid phase. In: Biological and Biochemical Oscillators (CHANCE, B. et al., eds.), pp. 63–69, Academic Press, New York–London 1973

CARPENTER, D. und R. GUNN: The dependence of pacemaker discharge of Aplysia neurons upon Na^+ and Ca^{++}. J. cell. comp. Physiol. **75** (1970) 121–127

CHAPLAIN, R. A.: Metabolic regulations of the rhythmic activity in pacemaker neurons. II. Metabolically induced conversions of beating to bursting pacemaker activity in isolated Aplysia neurons. Brain Res. **106** (1976a) 307–319

CHAPLAIN, R. A.: Intracellular recordings from granule cells in the rabbit bulbus olfactorius. Neuroscience Letters **3** (1976b) 133–137

CHAPMAN, R. M.: Kappa waves and intellectual abilities. Electroenceph. clin. Neurophysiol. **33** (1972) 254

CHELIDZE, L. R.: Neuronal reactions of the rabbit's visual cortex as a function of the interval between flashes of light. In: Neuronal mechanisms of the orienting reflex (SOKOLOV, E. N. u. O. S. VINOGRADOVA, eds.), pp. 52–62. Lawrence Erlbaum, Hillsdale, N. J. 1975

CHEN, C. F., R. J. v. BAUMGARTEN und R. TAKEDA: Pacemaker properties of completely isolated neurons in Aplysia californica. Nature New Biol. **233** (1971) 27–29

CHOMSKAJA, J. D.: Grundprobleme der Neuropsychologie. Arbeitsberatung der Psychologen sozialist. Länder, Potsdam, März 1978

COHEN, M. J.: The genesis of respiratory rhythmicity. In:

Central Rhythmic and Regulation (UMBACH, W., u. H. P. KOEPCHEN, eds.), pp. 15—35. Hippokrates, Stuttgart 1974

CREUTZFELDT, O. D., P. M. ARNOLD, D. BECKER, S. LANGENSTEIN, W. TISCH, H. WILHELM und W. WUTTKE: EEG changes during spontaneous and controlled menstrual cycles and their correlation with psychological performance. Electroenceph. clin. Neurophysiol. **40** (1976) 113—131

CREUTZFELDT, O. D., S. WATANABE und H. D. LUX: Relations between EEG phenomena and potentials of single cortical cells. I. u. II. Electroenceph. clin. Neurophysiol. **20** (1966) 1—18 (I) und 19—37 (II)

DAVIS, H., T. MAST, N. YOSHIE und S. ZERLIN: The slow response of human cortex to auditory stimuli: Recovery process. Electroenceph. clin. Neurophysiol. **21** (1966) 105—113

DEGN, H.: Chemiluminescence in oscillatory oxidation reactions catalyzed by horseradish peroxidase. In: Biological and Biochemical Oscillators (CHANCE, B. et al., eds.), pp. 97 to 108. Academic Press, New York—London 1973

DUYSENS, L. N. M. und J. AMESZ: Fluorescence spectrophotometry of reduced phosphoryridine nucleotide in intact yeast cells in the near-ultraviolet and visible region. Biochim. biophys. Acta (Amst.) **24** (1957) 19—26

EDMUNDS, L. N., Jr.: Circadian clock modulation of the cell developmental cycle in mutans of Euglena: coupling effects of sulfur-containing compounds. Proceedings XII. Internat. Conf. Internat. Soc. Chronobiol. Il Ponte, Washington 1977.

ENRIGHT, J. T.: Heavy water slows biological timing processes. Z. vergl. Physiol. **72** (1971) 1—16

FRAZIER, W. T., E. R. KANDEL, I. KUPFERMANN, R. WAZIRI und R. E. COGGESHALL: Morphological and functional properties of identified neurons in the abdominal ganglion of Aplysia Californica. J. Neurophysiol. **30** (1967) 1288—1351

GERISCH, G.: In Current Topics in Developmental Biology (MOSCONA, A. A., u. A. MONROY, eds.) Academic Press, New York 1968

GERISCH, G. und B. HESS: Cyclic-AMP-controlled oscillations in suspended Dyctyostelium cells: Their relation to morphogenetic cell interactions. Proc. Nat. Acad. Sci. **71** (1974) 2118

GLANSDORFF, P. und J. PRIGOGINE: Thermodynamic Theory of Structure, Stability, and Fluctuations. Wiley New York 1971

HALBERG, F.: Chronobiology. Ann. Rev. Physiol. **31**, (1968) 675—725

HAMPRECHT, B.: Tagesrhythmus der Cholesterinsynthese. Umschau **74** (1974) 53–54

HASTINGS, S., J. J. TYSON und D. WEBSTER: J. Diff. Eng. (1975), zit. RAPP, P. E. und BERRIDGE (1977)

HESS, B.: Biochemische Oszillationen. In: Dechema-Monogr. **71** (1972) 261–276

HESS, B., und A. BOITEUX: Oscillatory phenomena in biochemistry. Ann. Rev. Biochem. **40** (1971) 237–258

HILDEBRANDT, G.: Chronobiologische Grundlagen der sogenannten Ordnungstherapie. Therapiewoche **24** (1974) 3883–3901

HILDEBRANDT, G.: Einführungsreferat: Chronobiologische Grundlagen der Leistungsfähigkeit und Chronohygiene. In: Biologische Rhythmen und Arbeit (HILDEBRANDT, G., Hrsg.), S. 1–19. Springer, Berlin 1976

v. HOLST, E.: Die relative Koordination als Phänomen und Methode zentralnervöser Funktionsanalyse. Ergebn. Physiol. **42** (1939) 228–306

HUKUHARA, T., Jr.: Functional organization of brain stem respiratory neurons and rhythmogenesis. In: Central Rhythmic and Regulation (UMBACH, W., und H. P. KOEPCHEN, eds.), pp. 35–49. Hippokrates, Stuttgart 1974

IFSHIN, M. S., H. GAINER und J. L. BARKER: Peptid factor extracted from molluscan ganglia that modulates bursting pacemaker activity. Nature **254** (1975) 72–74

JACKLET, J. W.: Neuronal circadian rhythm: Phase shifting by a protein synthesis inhibitor. Science **198** (1977) 69–71

KELLER, E., und L. A. V. SEGEL: Initiation of slime mold aggregation viewed as an instability. J. theoret. Biol. **26** (1979) 399

KLEE, M. R., und D. S. FABER: Endogeneous mechanisms underlying membrane potential oscillations in bursting aplysia neurons. In: Central Rhythmic and Regulation (UMBACH, W., und H. P. KOEPCHEN, eds.), pp. 35–49. Hippokrates, Stuttgart 1974

KNAUTH, P., und J. RUTENFRANZ: Experimental shift work studies of permanent night, and rapidly rotating, shift systems. Int. Arch. Occup. Environ. Hlth. **37** (1976) 125–137

KNORRE, W. A.: Oscillations in the epigenetic system: biophysical model of the β-galactosidase control system. In: Biological and Biochemical Oscillators (CHANCE, B. et al., eds.) pp. 449–457. Academic Press, New York 1973

KUHNERT, L., und H. LINDE: Die Reaktion von Diazoniumsalz mit Bromat, eine neue oszillierende Reaktion in homogener Phase. Z. Chem. **17** (1977) 19–20

KUHNERT, L., und H. LINDE: Signalantwortverhalten bei autokatalytischen Reaktionssystemen. I. Experimente zur photochemischen Auslösung von Oscillationen, zum Proportional-Differentialantwortverhalten und zur Refraktarität. Z. phys. Chem. 1978

KUHNKE, K.: Phase response and entrainment. Model computations on their relation using Wever's oscillator model. J. interdiscipl. Cycle Res. **8** (1977) 147–160

KUSSKE, J. A., B. L. BURKE, R. C. DILL, R. W. PORTER und M. VERZEANO: Somatosensory evoked responses and slow potential oscillations in human scalp recordings. Physiol. Behav. **15** (1975) 241–244

LABOS, E., und N. CHALAZONITIS: Effects dépressifs par l'eau lourde sur l'autoactivité des neurons d'Helix. C. R. Soc. Biol. (Paris) **163** (1969) 2370–2378

LAUTERBACH, R.: Geophysikalische Einflüsse auf biologische Systeme, ein Überblick. In: Umweltbiophysik (GLASER, R., KLINGER und M. KOCH, Hrsg.). Abh. Akad. Wiss. DDR **74** (1976) 205–214.

LEVEVER, R.: Stabilité des structures dissipatives. Bull. Classe Sci. Acad. Roy. Belg. **54** (1968) 712

LINDE, H.: Dissipative Strukturen der Grenzflächendynamik. In: Dissipative Strukturen (KAHRIG, E., und H. BESSERDICH, Hrsg.). Fortschr. der exp. und theoret. Biophysik, Bd. 21. VEB Georg Thieme, Leipzig 1977

LOTKA, A. J.: Undamped oscillations derived from the law of mass action. J. Amer. Chem. Soc. (1920) 1595–1599

LÜSCHER, H.-R., K. GREEFF und CH. HESS: Die Rhythmogenese der Atmung beschrieben mit Hilfe des LOTKA-VOLTERA-Modells: Experimente und Simulation. Biol. Cybernetics **26** (1977) 81–91

MATHIEU, P. A., und F. A. ROBERGE: Characteristics of pacemaker oscillations in Aplysia neurons. Canad. J. Physiol. Pharmacol. **49** (1971) 787–795

NICOLIS, G., und J. PRIGOGINE: Fluctuations in non-equilibrium systems. Proc. Nat. Acad. Sci. **68** (1971) 2102–2107

PÖPPEL, E.: Time perception. In: Handbook of Sensory Physiology Vol. VIII. Perception (HELD, R., H. W. LEIBOWITZ und

H.-L. TEUBER, eds.), pp. 713—729. Springer, Berlin, New York, Heidelberg 1978

POGGIO, T., und V. TORRE: A Volterra representation for some neuron models. Biol. Cybernetics **27** (1977) 113—124

PRIGOGINE, J.: Thermodynamics of Irreversible Processes, 3d ed., Wiley-Interscience, New York 1967

PRIGOGINE, J.: Order through fluctuations: Self-organization and social system. In: Evolution and Consciousness (JANTSCH, E., und C. H. WADDINGTON, eds.), pp. 93—133. Addison-Wesley Publ. Co., London—Amsterdam 1976

RAPP, P. E., und M. J. BERRIDGE: Oscillations in calcium-cycle AMP control loops form the basis of pacemaker acticity and other high frequency biological rhythms. J. theor. Biol. **66** (1977) 497—525

RENSING, L.: Biologische Rhythmen und Regulation. Gustav Fischer, Jena 1973

RINALDI, P., G. JUHASZ und M. VERZEANO: Analysis of circulation of neuronal activity in the waking cortex. Brain Res. Bull. **1** (1976) 429—435

ROOS, W., C. SCHNEIDEGGER und G. GERISCH: Adenylate cyclase activity oscillations as signals for cell aggregation in Dictyostelium discoideum. Nature **266** (1977) 259—261

ROSSBERG, F., und R. SINZ: Nachweis der Temperaturabhängigkeit von Modulationsrhythmen der Herzfrequenz am isolierten Warmblüterherzen. Acta biol. med. germ. **30** (1973) 883—885

RUSH, J. L., J. A. KUSSKE, R. W. PORTER und M. VERZEANO: Driving of slow oscillations in the human somatosensory system. Electroenceph. clin. Neurophysiol. **41** (1976) 168—178

SCHEVING, L. E.: The dimension of time in biology and medicine — chronobiology. Endeavour **35** (1976) 66—72

SCHEVING, L. E., E. HAUS, J. F. W. KÜHL, J. E. PAULY, F. HALBERG und S. CARDOSO: Close reproduction by different laborities of characteristics of circadian rhythm in 1-β-D-Arabinofuranosylcytosine tolerance by mice. Cancer Res. **36** (1976) 1133—1137

SELKOV, E. E.: Self-oscillations in glycolysis. Europ. J. Biochem. **4** (1968) 79—86

SIMON, O.: Das Elektroenzephalogramm. Urban & Schwarzenberg, München 1977

SINZ, R.: Ausbildung bedingter Reaktionen bei Ratten in

Urethannarkose und ihre Prüfung im Wachszustand. Acta biol. med. german. **26** (1971) 733–746

SINZ, R.: Modulation der Herzfrequenz im Minutenrhythmus beim isolierten Kaltblüterherzen. Acta biol. med. germ. **30** (1973a) 887–893

SINZ, R.: Application of biorhythmic methods in chronopathology. Digest 10th Internat. Conf. Med. Biol. Engin., Dresden, 13.–17. Aug. 1973; **2** (1973a) 155

SINZ, R.: Neuro- und psychophysiologische Aspekte des Gedächtnisses. Z. Psychol. **184** (1976a) 352–381

SINZ, R.: Über die psychophysiologische und phylogenetische Korrespondenz der Zeitstrukturen (Periodizitäten) von Organismus und Umwelt unter biomedizinischem Aspekt. In: Umweltbiophysik (GLASER, R., K. UNGER und M. KOCH, Hrsg.), S. 215–233. Akademie-Verlag, Berlin 1976b.

SINZ, R.: Grundlagen zur Neuropharmakologie der Benzodiazepinderivate. Medicamentum **17** (1976c) 11–15

SINZ, R.: Organismische Ordnung und Stabilität als Resultat phylogenetischer Zeitstrukturen. In: Diskretität und Stetigkeit von Lebensprozessen (GEISSLER, E., J. H. SCHARF und W. SCHELER, Hrsg.), S. 156–182. Akademie-Verlag, Berlin 1977a

SINZ, R.: Circadiane Modulation psychophysiologischer Leistungsvoraussetzungen. Med. u. Sport **17** (1977b) 196–197

SINZ, R.: Zeitstrukturen und organismische Regulation. Akademie-Verlag, Berlin 1978a

SINZ, R.: Tagesgang und Indikationswert des minutenrhythmischen Kopplungsgrades — ein Ansatz zur Systemanalyse der multioszillatorischen Funktionsordnung. In: Die Zeit und das Leben (SCHARF, H.-J., und H. v. MAYERSBACH, Hrsg.), A. Barth, Leipzig 1978b

SINZ, R.: Gehirn und Gedächtnis. Volk und Gesundheit, Berlin 1978c

SINZ, R.: Neurobiologie und Gedächtnis. Volk und Gesundheit, Berlin 1979

SINZ, R., S. GOLDHAHN, A. HENDEL und P. BECKERT-OEHLER: Quantitative Bewertung von neurovegetativen Systemänderungen anhand des minutenrhythmischen Kopplungsgrades und der Regelgüte während akuter und chronischer Diazepamtherapie bei neurotischen Patienten. Acta biol. med. germ. **34** (1975) 289–301

SINZ, R., und G. ISENBERG: Minutenrhythmische Spontandepolarisationen des Ruhe-Membran-Potentials von Skelettmuskelfasern. Acta biol. med. germ. **29** (1972) 247–257

SINZ, R., E. REBENTISCH und F. KLIX: Zur psychophysiologischen Objektivierung gedächtnismäßiger Repräsentation. Arbeitstagung der Psychologen sozial. Länder, Potsdam, März 1978

SINZ, R., und K. SCHEIBE: Systemanalyse der multioszillatorischen Funktionsordnung im circadianen und ultradianen Frequenzbereich und ihr Indikationswert für Belastungswirkungen, dargestellt am Beispiel verschiedener Licht-Dunkel-Verhältnisse bei der Intensivhaltung von Schafen. Acta biol. med. germ. **35** (1976) 465–477

SINZ, R., und J. STEBEL: Periodische Schwankungen in der Reproduktion kurzgespeicherter Gedächtnisinhalte. Naturwissenschaften **57** (1970a) 501–502

SINZ, R., und J. STEBEL: Automatie und zentralnervöse Koordination oszillierender Hirnleistungen mit Periodendauern im Minutenbereich. Wiss. Z. KMU Leipzig, Mat.-Nat. R. **19** (1970b) 295–303

SINZ, R., und G. TOMASELLI: Probleme der Diskretisierung und Anwendung der Korrelations- und Spektralanalyse psychophysiologischer Zeitreihen. Probl. Ergeb. Psychol. **60** (1977) 45–66

SOKOLOV, E. N., G.G. ARAKELOV, E. G. LITVINOV, R. MARTINES-SOLER, V. B. PARTHVANIA, N. N. TAVKHELIDZE, E. D. CHEKHTER und A. J JARMISINA: Pacemaker-Potential. Verlag Akad. Wiss. d. Grus. SSR, Tbilisi 1975

SUSMAN, M.: Growth and Development. Englewood Cliffs., N. J., Prentice-Hall 1964

VERZEANO, M., M. LAUFER, P. SPEAR und S. McDONALD: The activity of neuronal networks in the thalamus of the monkey. In: Biology of Memory (PRIBRAM, K. H., und D. E. BROADBENT, eds.). Academic Press, New York 1970

VINIEGRA-GONZALEZ, G.: Stability properties of metabolic pathways with feedback interactions. In: Biological and Biochemical Oscillators (CHANCE, B. et al., eds.), pp. 41–59. Academic Press, New York 1973

WEVER, R.: Hat der Mensch eine „innere Uhr"? Umschau **73** (1973) 551–558

WINFREE, A. T.: Science **175** (1972) 634; zit. nach RENSING 1973

WINFREE, A. T.: Phase control of neural pacemakers. Science **197** (1977) 761–762

YAMAZAKI, J., und K. YOKOTA: A siphon model for oscillatory reactions in the reduced pyridine nucleotide, O_2 and peroxidase system. In: Biological and Biochemical Oscillators. (CHANCE, B. et al., eds.), pp. 109–114. Academic Press, New York–London 1973

ŽABOTINSKIJ, A. M.: A study of a self-oscillatory chemical reaction. III. Space behavior. In: Biological and Biochemical Oscillators (CHANCE, B. et al., eds.), pp. 89–108. Academic Press, New York–London 1973

V Chronobiologisches Vokabular

Amplitude: Differenz zwischen maximalem (oder minimalem) Funktionswert und dem Gleichwert oder Niveau einer regelmäßigen Schwingung.

Amplitudenmodulation: Zeitvariable Amplitude der Trägerschwingung als Folge von Modulatoreinflüssen.

Chronobiologie: Disziplin der Biowissenschaften, die neben eigener Terminologie und Methodik systemtheoretische, zeitreihenanalytische u. a. Verfahren zur Analyse von Ursachen und Dynamik des Zeit- und Kopplungsverhaltens im Kontext von Funktion und Leistung organismischer, sozialer und ökologischer Systeme nutzt mit dem Ziel einer geschlossenen Theorie biologisch evolvierter dissipativer Strukturen in der Organismus-Umwelt-Anpassung.

Chronogramm: $F = x(t)$, i. e. S.: analysierter Schwingungsverlauf als Funktion der Zeit.

Circadianer Rhythmus: Selbsterregte endogene Schwingung mit einer Frequenz von ungefähr 1/Tag (circa diem).

Desynchronisation: Phasen- bzw. Frequenzentkopplung von Schwingungen (Dyssynchronisation dagegen Zustand längerer abnormaler Entkopplung oder auch noch nicht erreichter Kopplung im Säuglings- bzw. Kleinkindalter).

Dynamische multioszillatorische Funktionsordnung: Relative und absolute Koordination des Schwingungsverhaltens autoaktiver oszillierender dissipativer Strukturen in hierarchischer Organisation organismischer Funktionssysteme im Ergebnis evolvierter Organismus-Umwelt-Anpassung.

Endogene Schwingung: Selbsterregte, erblich-autonome Schwingung.

Erregerschwingung: Periodische Einflußgröße (auch Zeitgeber, Synchronisator, Synchronizer), die eine andere Schwingung mitnehmen und synchronisieren kann.

Erzwungene Schwingung: Durch periodische Energiezufuhr zu einem passiven System erzeugte (exogene) Schwingung.

Exogene Schwingung: Fremderregte, erzwungene Schwingung eines passiven Systems.

Frequenz: Schwingungen pro Zeiteinheit, Kehrwert der Periode.

Frequenzmodulation: Zeitvariable Frequenz der Trägerschwingung durch Modulatoreinflüsse.

Frequenzsynchronisation: Frequenzgleichheit von Schwingungen im Resultat phasensteuernder Wechselwirkungen, i. w. S. auch in kleineren ganzzahligen Frequenzverhältnissen stehende Schwingungen.

Gleichwert: Arithmetisches Mittel aller Augenblickswerte der schwingenden Größe einer Periode (Synonym: Niveau).

Koordination: Wechselwirkung von Rhythmen, die gegenseitige (im Extremfall nur unipolare) Phasen- und Frequenzannäherung (relative Koordination) bzw. völlige Frequenz- und Phasensynchronisation (Koaktion, absolute Koordination) bewirkt.

Kopplung: Unipolare, bipolare, multipolare K. oder Beeinflussung von Schwingungsparametern mit der Tendenz zur Koordination.

Kopplungsgrad (KG): Anteil frequenzsynchronisierter Schwingungen bezogen auf eine Gesamtheit von Schwingungen oder modulierten Parametern; interparametrischer KG: bezogen auf Schwingungen verschiedener Funktionen, intraparametrischer oder hierarchischer KG: bezogen auf verschiedenfrequente Modulationsschwingungen einer organismischen Funktion; leistungsbezogener KG: berücksichtigt die frequenzspezifische Leistung nach Berechnung des Leistungsspektrums. Andere Kopplungsgrade, z. B. zwischen Herz- und Atemrhythmus, können sich auf bevorzugte Phasenkopplungen beziehen, z. B. zwischen R-Zacke im EKG und Inspirationsbeginn.

Mitnahme: Kopplung einer selbsterregten Schwingung an periodische Einflußgrößen (Erregerschwingung, Zeitgeber) mit dem Ergebnis der Frequenzsynchronisation.

Mitnahmebereich: Frequenzbereich, innerhalb dessen selbsterregte Schwingungen von einer Erregerschwingung mitgenommen werden können.

Oszillatoren: Schwinger, Schwingungserzeuger

lineare Oszillatoren: erzeugen Sinusschwingungen mit reiner Frequenz, 1 Spektrallinie, alternierende periodische Ineinanderüberführung zweier Energieformen; die Bewegungsgeschwindigkeit ist eine lineare Funktion der gespeicherten

Energie, nichtlineare Oszillatoren: erzeugen nichtlineare Schwingungen (Grenzzyklen), kein einfaches Linienspektrum, die Energieübertragung erfolgt nichtlinear proportional zur gespeicherten Energiemenge.

Periode: Zeit zwischen zwei korrespondierenden Phasenpunkten, z. B. Maximal- oder Minimalwerten der Schwingung.

Phase oder Phasenwinkel: Momentaner Zeit- oder Winkelwert einer schwingenden Variable innerhalb einer Periode.

Phasenbeziehung: Winkel- oder Zeitbeziehung zwischen gegebenen Schwingungen.

Phasendifferenz- oder Phasenwinkeldifferenz: Differenz zwischen den Phasen oder Phasenwinkeln zweier Schwingungen (in Zeit- oder Winkeleinheiten).

Phasenverzögerung: Zurückbleiben der Phase hinter einer Bezugsphase (Vorzeichen minus).

Phasenvoreilen: Vorausgehende Phase in bezug auf eine Referenzphase (Vorzeichen plus).

Response- oder Phasenantwortkurve: Graphische Darstellung von Ausmaß und Vorzeichen einer durch phasensteuernde Impulse verursachten positiven oder negativen Phasenverschiebung (im stationären bzw. eingeschwungenen Zustand) in Abhängigkeit von der durch den Reiz getroffenen Phase: $\Delta\varphi = f(\varphi)$.

Scheitelwert: Positiver und negativer oder Maximal- und Minimalwert einer vom echten Sinus oder Cosinus abweichenden Schwingung (Schwingung mit von Null abweichendem Niveau).

Spontanaktivität: Zeitvariable endogene Aktivität eines aktiven Systems, die nicht unmittelbar von äußeren Reizen gesteuert wird (z. B. bei konstanter Energiequelle).

Schwingungsbreite: Differenz zwischen positivem und negativem Scheitelwert.

Synchronisation: Zustand zweier oder mehrerer Schwingungen gleicher Frequenz (Frequenzsynchronisation) bzw. übereinstimmender Phase $\varphi(t)$ und $\Delta\varphi = 0$ (Phasensynchronisation).

Zeitgeber: Erregerschwingung, die einen biologischen Rhythmus mitnimmt (phasensteuert, triggert, synchronisiert); dieser Begriff von ASCHOFF wird international deutsch verwendet.

Zeitstruktur, organismische: Komplexe mehrdimensionale erblich und in Wechselwirkung mit der Umwelt evolvierte hierarchische zeitliche Funktionsordnung selbsterregter Funktionsschwingungen auf der Grundlage dissipativer Regulationsstrukturen und der Wechselwirkung von Schwingungsparametern.

VI Sachregister

RAINER SINZ

Zeitstrukturen und organismische Regulation

Chronophysiologische und -psychophysiologische Untersuchungen zur dynamischen multioszillatorischen Funktionsordnung des Organismus

1978. XIX, 688 Seiten — 274 Abbildungen — 42 Tabellen
gr. 8° — Leinen 88,— M
Bestell-Nr. 762 405 6 (6402)

Anhand experimenteller Untersuchungen wird die Bedeutung einer einheitlichen Theorie der Regulation, Oszillation und Koordination für Diagnostik, Therapie und Prophylaxe gestörter zeitlicher Organismus-Umwelt-Anpassungen, neurovegetativer Dysregulationen und Neurosen, für die arbeitswissenschaftliche Analyse von Belastungsmerkmalen und für die Optimierung von Haltungstechnologien in der industriemäßigen Tierproduktion aufgezeigt.

Bestellungen durch eine Buchhandlung erbeten

AKADEMIE-VERLAG · BERLIN

Der Verfasser

- behandelt in diesem Band die Phänomenologie, die Ursachen und die Bedeutung der zentralnervösen Rhythmik bei Lebewesen

- stellt die Oszillationen als ein Merkmal dissipativer (regulativer und schwingender) Strukturen und organismischer Ordnungsbildung dar

- deutet die multioszillatorische Funktionsordnung als Phänomen und Methode der zentralnervösen Funktionsanalyse

- wendet sich mit diesem Taschenbuch an Biologen, Psychologen, Human- und Veterinärmediziner, an Studenten dieser Fachrichtungen sowie an alle Interessierten, die sich einen Einblick in dieses bedeutungsvolle Fachgebiet verschaffen wollen

WISSENSCHAFTLICHE TASCHENBÜCHER

MIX
Papier | Fördert gute Waldnutzung
FSC® C083411

Zeitfracht Medien GmbH
Ferdinand-Jühlke-Straße 7
99095 Erfurt, Deutschland
produktsicherheit@kolibri360.de